先启后 《温疫论》

中国中医药科技发展中心
组编

中医经典
科普读本

中国科学技术出版社

·北　京·

图书在版编目（CIP）数据

承先启后《温疫论》/ 中国中医药科技发展中心组编 . — 北京：中国科学技术出版社，2024.1

（中医经典科普读本）

ISBN 978-7-5046-9999-2

Ⅰ . ①承… Ⅱ . ①中… Ⅲ . ①瘟疫论—中国—明代Ⅳ . ① R254.3

中国国家版本馆 CIP 数据核字 (2023) 第 234004 号

策划编辑	韩　翔　于　雷
责任编辑	于　雷
文字编辑	靳　羽　卢兴苗
装帧设计	佳木水轩
责任印制	李晓霖

出　　版	中国科学技术出版社
发　　行	中国科学技术出版社有限公司发行部
地　　址	北京市海淀区中关村南大街 16 号
邮　　编	100081
发行电话	010-62173865
传　　真	010-62179148
网　　址	http://www.cspbooks.com.cn

开　　本	889mm×1194mm　1/32
字　　数	1054 千字
印　　张	41.75
版　　次	2024 年 1 月第 1 版
印　　次	2024 年 1 月第 1 次印刷
印　　刷	北京盛通印刷股份有限公司
书　　号	ISBN 978-7-5046-9999-2/R・3151
定　　价	128.00 元（全五册）

编著者名单

组　　编　中国中医药科技发展中心

主　　编　胡镜清　中国中医药科技发展中心

副 主 编　范劲松　中国中医药科技发展中心

　　　　　刘陆阳　中国中医药科技发展中心

执行主编　曹东义　河北省中医药科学院

　　　　　许伟明　中国中医药科技发展中心

　　　　　袁　野　河北省中医药文化交流协会

编　　者　（以姓氏笔画为序）

　　　　　马小顺　河北中医学院

　　　　　马京雪　河北省邢台市北鱼台村卫生室

　　　　　马建辉　河北省中医药科学院

　　　　　王巧生　河北省中医药文化交流协会

　　　　　王红霞　河北省中医药科学院

　　　　　王秀民　河北省石家庄市中医医院

　　　　　卢青玉　河北省中医药科学院

　　　　　朱胜君　河北省中医药科学院

　　　　　乔耿浩　河北千曦文化传媒有限公司

　　　　　刘雅茜　河北省石家庄市省乾中西医结合诊所

　　　　　杜省乾　河北省石家庄市省乾中西医结合诊所

　　　　　时小环　河北福妙堂医药科技有限公司

　　　　　张相鹏　山东省日照市岚山区人民医院

　　　　　张海涛　河北省沧州市任丘市中医院

张培红　河北省中医药科学院

陈　鹏　河北医科大学第三医院

武　宁　河北省中医药研究院

采江英　河北省中医药科学院

姜俊峰　富乐瑞河北生物医药有限公司

袁宝玲　河北省中医药文化交流协会

耿保良　河北省石家庄市同仁堂中冀康复医院

倪淑芳　河北省中医药科学院

曹晓芸　河北医科大学第三医院

内容提要

　　著者以吴又可《温疫论》贯通中医药历史，阐释了中医药的优秀与突出贡献。《温疫论》充分吸收了《黄帝内经》《伤寒杂病论》等经典医著的学术经验，深刻启迪了清代的温病学。《温疫论》创立了"异气学说"，提出邪自口鼻而入、邪伏膜原、邪出膜原、疫有九传等传播途径，体现了吴又可的科学预见、临床路径、诊疗方案，以突出的学术成就立于抗击疫情的理论前沿，用丰富的学术内涵影响着未来。全书共20讲，条理清晰，内容非富，对妇女儿童、兼夹疟痢、外感转杂病、真假虚实、阴阳交错、误治补救等复杂情况，都有详细的理论讲解和案例分析，值得广大中医师及中医爱好者研习、参考。

丛书前言

为贯彻落实《中共中央国务院关于促进中医药传承创新发展的意见》提出的"挖掘和传承中医药宝库中的精华精髓，加强典籍研究利用"相关精神，中国中医药科技发展中心（国家中医药管理局人才交流中心）于成立之初启动了"中医药古典医籍讲释课件制作示范研究项目"，希望组织中医药行业内高水平专家，对代表性中医古籍进行准确、权威的还原与规范化、通俗化、现代化的解读，充分挖掘和传承这些中医古籍的精华精髓。

在"中医药古典医籍讲释课件制作示范研究项目"支持下，本套丛书选择了文字浅近、内容简要、说理明白、易记易诵的四部中医入门古籍开展了示范研究，涵盖了医理、中药、方剂等方面。其中，《〈医学三字经〉科普解读》是对清代著名医家陈修园著《医学三字经》的科普解读读本，该读本从中、西医两个维度，介绍了常见疾病的病因和治疗概况，并借鉴《黄帝内经》黄帝、岐伯一问一答的形式，将原书中的疑问逐一展开并详细解答。《趣解〈药性歌括四百味〉》摘取了明代医家龚廷贤所著《药性歌括四百味》书中381味常用中药，通过药物故事、文化典故、名人轶事等活泼多样的形式，从药名、药性、药物功效、药物形态等角度，生动阐释了每味中药的典型特征。《趣说千古流"方"》是对清代医家汪昂所著《汤头歌诀》的现代解读，对常用方剂的组成、功效、主治、方解、临床应用和方歌等内容进行了系统整合，并以故事对话的形式进行了编写，以期让方剂更生动、形象、简单、实用。《承先启后〈温疫论〉》则是对明代著名医家吴有性所著的《温疫论》的深入解读和阐发，尤其是对中医药在非典型性肺炎、新冠肺炎诊治中的独特作用，依据事实详细论述其学术原理。

　　在组织编撰科普读本的同时，丛书编委会还将上述图书制作成音视频，在科学普及出版社同期出版。在本书付梓之际，衷心感谢国家中医药管理局有关部门的指导和大力支持，感谢各位专家编委的艰辛努力，感谢中国科学技术出版社的辛勤工作。

　　由于时间、精力有限，本书疏漏在所难免，希望得到广大中医药工作者、爱好者的关注和指正。也希望本套丛书的出版，对弘扬中医药经典、传播中医药文化有所裨益。

丛书编委会

2024 年 1 月

本书前言

从 SARS（严重急性呼吸综合征）到 COVID-19（新型冠状病毒病），中医药从备选之一逐渐成为首选必用，在全球 COVID-19 大流行的背景下，以其独特的优势发挥着无可替代的作用。

中医药独特的学术特质，使其成为中华文化自信的重要载体，已经传播到世界 100 多个国家和地区，与中华美食、中国功夫一起，受到各民族人民的喜爱与认可。

在后疫情时代，面对慢性病高发难治、治疗费用高昂、药物滥用严重等现状，中医药以其善解复杂问题的大智慧，发挥更大作用，并跟随文化传播的脚步而声名远扬。为进一步讲好中医药故事，向世界展示中医药魅力，中国中医药科技发展中心组织相关专家通过对《温疫论》等古代医著的解读与传播，让更多普通大众了解中医药。

吴又可的《温疫论》具有丰富的学术内涵，不仅继承了《黄帝内经》《伤寒杂病论》等经典医著的学术思想，还为清代温病学的形成奠定了基础。

吴又可创立的"异气学说"来源于实际观测，即所谓"牛病而羊不病，鸡病而鸭不病，人病而禽兽不病，究其所伤不同，因其气各异也"。

《黄帝内经》《伤寒杂病论》遵循外感寒邪从皮毛内传的感邪途径，六经辨证论述邪气逐渐深入脏腑，分成在经、在腑的不同证候。吴氏曰："盖温疫之来，邪自口鼻而入，感于膜原，伏而未发者，不知不觉。已发之后，渐加发热，脉洪而数，此众人相同，宜达原饮疏之。"从皮毛而入的风寒邪气，需要"蛰虫深藏，君子固密"，以躲避外邪的侵袭；从口鼻而入的瘟疫传染病，则需要注意呼吸道、消化道的传播渠道。这一发现，被叶天士概括为"温邪上受，首先犯肺"。因此，戴口罩预防疫情，与吴又可的发现亦有密切联系，只是"百姓日用而不知"罢了。

吴氏又曰："继而，邪气一离膜原，察其传变，众人不同者，以其表里各异耳。有但表而不里者，有但里而不表者，有表而再表者，有里而再里者，有表里分传者，有表里分传而再分传者，有表胜于里者，有里胜于表者，有先表而后里者，有先里而后表者，凡此九传，其去病一也。医者不知九传之法，不知邪之所在，如盲者之不任杖，聋者之听宫商，无音可求，无路可适，未免当汗不汗，当下不下，或颠倒误用，或寻枝摘叶，但治其证，不治其邪，同归于误，一也。"面对各种传染病的复杂临床表现，吴又可提出"邪出膜原""疫有九传"，虽然临床表现纷然杂陈，但并非毫无规律，究其根本均"不离表里"。治疗大法无非是已有的汗法和下法，并将《伤寒杂病论》"三百九十七法"进行了高度概括，并做成了"阳明乃温病之渊薮"的案例教学。

《温疫论》虽文字不多，内容却极为丰富，不仅有理论方法，而且有案例故事，还包含下而再下、下后不可再下、气虚津亏、四损峻补、病后调养、因病致虚、因虚致病、妇女儿童、兼夹疟痢、外感转杂病、真假虚实、阴阳交错、误治补救等复杂情况。

笔者希望通过书中的这20讲贯通中医药历史，并结合当下"抗击疫情"的背景，向更多普通大众展现中医药的优秀与贡献。

笔者曾在余瀛鳌先生指导下进行了"宋金元伤寒学术源流"研究，于"非典"时期完成了《中医外感热病学史》，2004年出版了《温疫论译注》，2005年拜邓铁涛先生、朱良春先生为师，并陆续出版了几部有关研究著作。此次得到中国中医药科技发展中心胡镜清主任、许伟明博士的邀约，在几个月的时间里对《温疫论》条分缕析，将其中有关中医药防治传染病的内容拆开揉碎再重建。期间经历了前所未有的考验，幸得王巧生、袁野、马小顺、马京雪、张培红、王红霞、马建辉、张海涛、王秀民、采江英、耿保良、朱胜君、张相鹏、武宁、曹晓芸、陈鹏、袁宝玲、乔浩、杜省乾、刘雅茜、姜俊峰等同道的帮助，顺利完成本书的撰写工作。

"有论必争。"在即将付梓之际，笔者心情很是复杂，希望各位朋友、同道及广大读者不吝指正，得闻至道，有缘就正，幸之甚也。

河北中医药大学扁鹊文化研究院　曹东义
河北省中医药科学院

于求石得玉书屋

目　录

第1讲
在全世界背景下，看中国抗疫

《温疫论》既继承了《黄帝内经》《伤寒杂病论》的学术思想，又启迪了清代温病学派的思想形成，故言其承先启后，贯通中医药历史，其中所讲的内容充分展现了中医药的优秀。

《温疫论》一书共有四大成就，我们在之后会一一讲到。

其中较为重要的成就便是预见。吴又可发现了致病微生物，并发现不同于《黄帝内经》和《伤寒杂病论》所说的致病途径，不是"从皮毛而入"，而是"从口鼻而入"。瘟疫邪气（传染病微生物）的致病途径是从口鼻而入，可以说是医学史上的一个伟大发现。

关于瘟疫邪气（传染病微生物）致病，吴又可不是笼统的谈论，而是以病种的特异性来讲，牛病，马不病；鸡病，羊不病。他认为猪流感、禽流感二者病原体是不一样的。

对于确诊为瘟疫的临床路径，先是邪伏膜原，进一步发展后，邪气从膜原再出来时，或是向"表"，或是向"里"。书中论"疫有九传"，这九种传变都不离"表"和"里"，即为"大道从简"的临床路径。

后世所说"阳明乃温病之渊薮"，是以阳明病总括温病整个的变化。吴又可在《温疫论》中，就张仲景《伤寒杂病论》"六经辨证"梳理归纳，重点突出在"阳明"阶段，将"阳明乃温病之渊薮"论述为事实，而不是后世的《温病学》。

吴又可应用了很多的事例，论述抗击瘟疫的复杂过程，并由此展现和证明中医药的优秀。中医学免疫思想所哺育的免疫技术"人痘疫苗"，经土耳其传到英国。英国医学家爱德华·詹纳又经过研究免疫技术，推广了改良后的"牛痘疫苗"接种，为人类治疗天花提供了思路和技术。

中医学的免疫思想，化毒为药，变废为宝，故有后来可用的免疫技术。现在接种的疫苗，或者这些免疫技术理论，很可能是来源于中医。在新中国成立前，中医的免疫思想和免疫技术，传向了世界，为人类治疗天花、预防传染病，作出了贡献。在新中国成立后，对于治疗"流行性乙型脑炎""麻疹后的肺炎""流行性出血热""甲肝合并乙肝""非典"及本次"COVID-19"，中医药都作出了突出的贡献，并展现在世人面前。这不仅证明了中医药的优秀，也是中医人抗击瘟疫不可磨灭的事实。

中医药与中华民族血脉相连，共同走过了几千年。中医药虽有这些优秀特质，但仍落在人们的目光之外，当今中医人更要深入研究和学习中医学理论，发扬中医药文化。

本书用 20 讲的内容，来说明承先启后的《温疫论》丰富的内容及其具体而伟大的贡献。

一、处于中西医共存的时代

在全世界的背景下，来谈中国的抗疫，是因现在处于"中西医共存"的时代。中医和西医，都可以治疗病毒性疾病，而现在所说的"COVID-19"就是病毒感染的疾病。面对病毒性疾病或者反复的呼吸道感染，中医应该是"首选"，是"必治"，是"必用"。

中医发展至今，有数千年的历史，其中对于瘟疫的治疗，尤其是经历突发的"非典"（SARS）后，更是积累了丰富的经验。邓铁涛先生说："历经突发的 SARS 之战后，世人开始正确认识中医。"

"COVID-19"疫情出现后，中医的地位有一个比较大的变化，即从"备选"到"必用"。《新型冠状病毒肺炎诊疗方案》前两版中并没有中医治疗部分。当时或是编著者没有考虑清楚如何使中医药发挥作用，或是中医药被遗忘了，或是有些人认为中医药可有可无，直到第三版才有了中医的身影。这时中医才正式上场。

2020年疫情发现之初，黄璐琦院士便组织并带领中医团队前往武汉金银潭医院支援，但由于当时中药资源储备不足，只有血必净一种注射液，没有其他抗病毒注射液，中药饮片也有限，所以中医药未能发挥其优势。后来通过大家共同克服困难，中医药才逐渐地发挥作用。

2020年4月，虽然武汉的疫情得到控制，但这场"战争"仍没有结束。全国各地疫情频发，如2021年1月，石家庄藁城小果庄村出现疫情反复，并有传播到千万人口省会的趋势。这时防治尤为重要，此时的专家们就使用了中医药治疗，用中医药预防传播，让大家喝"大锅汤"，又称之为"大水漫灌"。

"大水漫灌"进一步发挥了中药的预防作用，降低了高风险区发病率，形象地比喻"高风险区"为"耐火材料"，同时减少了轻症患者发展为重症的概率。这次防治是沿用了武汉疫情用中医的"治疗作用"为主，从而"截断"轻症到重症的转变，并在该经验的基础上加以深化、扩展，用中医药预防和治疗并举，后各地疫情反复，医护人员都尽量发挥中医药作用，在"第一时间"使用中医药。

从这两年的临床应用可以看出，中医药已从"备选"逐渐升级到"必用"，甚至成了"首选"。一有疫情，大家首先想到的是中医药。这是一个重大的转变。

中国疫情之所以控制得相对较好，首先是"举国体制"，全民万众一心。其次，戴口罩代表一种预防的理念，一种隔离的思想，坚持从源头切断"传播途径"。再次，用服汤药来达到预防和治疗的目的。又次，核酸检测，与流调相结合，坚持动态清零。最后，研发"疫苗"，提倡全民接种，增加健康保障。这些相互配合，共同发挥作用。

我之所以与大家共同交流"瘟疫"这件事，是因我做该方面的学术研究时间较久。37年前，我在中国中医科学院中国医史文献研究所攻读硕士研究生时，导师余瀛鳌先生指导我做该方面的科研题目，毕业论文方向就是"宋金元伤寒学术源流"，主要研究宋金元时期的伤寒学术是如何承接张仲景的《伤寒杂病论》，又是如何启迪明清的温病学。

当时我对明清的温病学，尤其是明代吴又可的《温疫论》就进行了关注。2003年，我又完成了《中医外感热病学史》的撰写，并在非典期间，为中医临床提过三次建议。后国家中医药管理局来信告知，已将我提的建议收至数据库。2021年COVID-19暴发后，我也提了一些相关的建议。2004年出版了《温疫论译注》，后面还出版了很多图文并茂的科普读本。因为我原先做了一些基础性的工作，对温病学也相对熟知，故今天通过《温疫论》切入中医，谈中医抗疫的历史，并将围绕"中国为什么行，中医为什么能，中医如何能"展开论述，即中医如何做到抗疫，其中特点、特色是从何而来。从《温疫论》中，我们可以找到一些根据。

二、《温疫论》的作者及其成就

提到《温疫论》，必然要提及作者吴又可。他虽然是一个明朝的人，但在《明史》里并没有吴又可的传记，反而在《清史稿》里的"艺术传"里发现"吴有性传"。

《清史稿·艺术传·吴有性》云："吴有性，字又可，江南吴县人。生于明季，居太湖中洞庭山。当崇祯辛巳岁（公元1641年），南北直隶、山东、浙江大疫，医以伤寒法治之不效。有性推究病源，就所历验，著《温疫论》。谓伤寒自毫窍入，中于脉络，从表入里，故其传经有六，自阳至阴，以次而深。温疫自口鼻入，伏于膜原，其邪在不表不里之间。其传有九，或表或里，各自为病。有但表而不里者，有表而再表者，有但里而不表者，有里而再里者，有表里分传者，有表里分传而再分传者，有表胜于里者，有先表后里者，有先里后表者。其间有与伤寒相反十一事，又有变证兼证种种不同，并著论制方，一一辨别。古无温疫专书，自有性书出，始有发明。其后有戴天章、余霖、刘奎皆以治温疫名。"

史书对于吴又可的介绍及其评述影响后世观点，其中既有很多可取的地方，也有不准确和系统的缺陷。

吴又可名"有性"，字"又可"，江苏人。现在大家多说其字，而非其名。《温疫论》成书于1641年或1642年，正值明朝末年。明朝在1644年灭亡，也就是在此之前吴又可已经写好了《温疫论》。

史书言崇祯时期"辛巳岁"，即公元1641年南北直隶、山东、浙江大疫，"以伤寒法治之不效"，即用伤寒的方法治疗没有取得效验。这话未必正确，要看用什么、如何用。吴又可也是用了大量的伤寒方，但行之有效。吴有性"推究病源，就所历验"，根据他所治疗的经验，著成《温疫论》。

对于《温疫论》突出的成就，《清史稿》"谓伤寒自毫窍入，中于脉络，从表入里，故其传经有六。自阳至阴，依次而深"，说的就是张仲景《伤寒杂病论》里边的六经辨证，是从太阳到阳明、少阳、太阴、少阴、厥阴的"六经传变"的顺序。张仲景论述的"六经传变"，出自《素问·热论》并在其基础上将有关论述进行了完善、发展。

但吴又可不这样认为，言自己所论述的疾病与伤寒不一样，说"瘟疫自口鼻入"。邪气从口鼻而来，是对于瘟疫传播途径的一个新发现。

《温疫论》曰："邪自口鼻而入，则其所客，内不在脏腑，外不在经络，舍于伏脊之内，去表不远，附近于胃，乃表里之分界，是为半表半里，即《针经》所谓横连膜原是也。胃为十二经之海，十二经皆都会于胃，故胃气能敷布于十二经中，而荣养百骸、毫发之间，弥所不贯。凡邪在经为表，在胃为里，今邪在膜原者，正当经胃交关之所，故为半表半里。"

"邪自口鼻而入"，意思是呼吸道和消化道是传染病邪气侵入人体的主要途径。邪气"伏于膜原"，是指邪气侵入人体后藏在"膜原"。膜原存在于"半表半里"，指这时的邪气既不在表，也不在里，而是在半表半里。邪气从膜原发出后，其传变的方向有九个，"或表，或里，各自为病"。

总体而言，吴又可认为邪气从口鼻而入后，传变要么在表，要么在里，要么在半表半里。对于治疗，吴又可有一系列的论述，内容丰富，后续慢慢讲解。

三、举国体制与中医药的作用

2020 年初，为了积极抗疫，火神山医院、雷神山医院等在武汉被迅速建设起来的，彰显了政府抗疫的决心，体现了"生命至上""生命重于泰山，疫情就是命令，防控就是责任"的民族精神。

随后采取的一系列中医治疗措施，对于疫情防控和患者治疗取得了积极作用，彰显了中医药治疗瘟疫的优势。

战胜疫情，要靠"举国体制"。其中包括交通管制、日常生活物资的供应等，如果没有这些保障，我们就很难进行隔离措施。

除了"举国体制"，还要说戴口罩的问题。这看起来似乎很简单，却能够解决大问题。关于口罩的作用，又回到了吴又可所说的"邪气从口鼻而入"，戴口罩不仅能避免瘟疫邪气从口鼻而入，也可以防止患者体内的病毒从口鼻传出。换句话说，戴口罩既可以防止外来的邪气侵犯，又可以防止患者体内的病毒"疫气"通过口鼻传播。

病毒通过口鼻传播，故进行核酸检测时主要采用咽拭子或鼻拭子。我们意识到邪气可从口鼻而入，也可从口鼻而出，这对于防止疫情传播有很大作用。

呼吸道有"自洁"的功能，能够防御疾病。咳痰、咳嗽或者咯痰，实际上是人体的自我清洁、自我保护。但同时，说话、咳嗽、打喷嚏等也可使口鼻中的病毒或者细菌喷出，或者通过咳嗽，将包裹细菌、病毒的黏液脓痰咳出，造成细菌或病毒传播。

呼吸道是一个开放系统，细菌病毒可以通过呼吸道侵入人体。口罩可以在一定程度上，解决人群互相传播的大问题，故戴口罩是非常重要的一个防护措施。现在大家都自觉地在做，既保护了自己，也保护了他人。

"应急喝汤药"，是预防和治疗的关键措施。服用汤药后，能够起到预防作用，且治疗作用也发挥得很快，治疗当天就能见效，或退热，或减轻不适，或改善咳嗽、胃肠功能等的效果。当出现"突破性的感染"时，中医药能一次次地发挥治疗优势，一次次地发挥治疗作用，足以证明中医药的优越性。

病毒扩散后，我们也有对策，即倡导大家服用"群体免疫的大锅汤"。以河北省邢台市和石家庄市暴发的疫情，总结中医药用大锅汤来预防的经验，即"大水漫灌"能减少发病。

"大水漫灌"要看体质，并不是说千万人都是同一个方。例如，有人容易上火，再让其服用那些大热之药就不合适；也有人脾胃虚寒，经常腹泻，服用寒凉药物后容易出现身体不适或腹泻，那让其服用清热解毒药亦不可。因此，中医进行"大水漫灌"需根据体质处方用药。对此，中医通过探索，有非常丰富的经验。邓铁涛先生曾说："战胜非典，我们有个武器库。"

中医药的作用优势突出，治疗力量较强，对于疫情防控，功不可没。中医学有大智慧，但抗击疫情并不是简单的事。经过多年的学术积累，加之现在核酸检测能力逐步增强，速度逐渐增快。按需进行核酸检测可以监测人群中是否有核酸阳性存在者，以达到共同防疫的目的。因此，核酸检测也是一个非常重要的防疫措施。

四、吴又可的科学预见与核酸检测

核酸检测看似与中医学无关，但其实，吴又可早就说明了有关的学术理论。

病毒，有的是核酸病毒（RNA 病毒），有的是脱氧核酸病毒（DNA 病毒）。不管是哪一种病毒，都有一个遗传密码，遗传物质多为 RNA 或 DNA，且在外面包着一个蛋白质的壳，这些是病原微生物标志性的东西。一般来说，普通感冒病毒的核酸，与"非典"病毒和新冠肺炎病毒的核酸是不一样的。因此，核酸检测就相当于"人脸识别"。

关于这点，吴又可有相似的论述。《温疫论》自序曰："夫温疫之为病，非风、非寒、非暑、非湿，乃天地间别有一种异气所感。其传有九，此治疫紧要关节。奈何自古迄今，从未有发明者。"

《温疫论·杂气论》曰："万物各有善恶不等，是知杂气之毒有优劣也。然气无所可求，无象可见，况无声，复无臭，何能得睹、得闻？人恶得而知气？又恶得而知其气之不一也？是气也，其来无时，其着无方，众人有触之者，各随其气，而为诸病焉。其为病也，或时众人发颐；或时众人头面浮肿，俗名为大头瘟是也；或时众人咽痛，或时音哑，俗名为虾蟆瘟是也；或时众人疟痢；或为痹气，或为痘疮，或为斑疹，或为疮疥疔肿，或时众人目赤肿痛；或时众人呕血暴下，俗名为瓜瓤瘟、探头瘟是也；或时众人瘿痎、俗名为疙瘩瘟是也。为病种种，难以枚举。大约病偏于一方，延门阖户，众人相同，皆时行之气，即杂气为病也。为病种种，是知气之不一也。盖当时，适有某气，专入某脏腑其经络，专发为某病，故众人之病相同，是知气之不一，非关脏腑经络或为之证也。"

"夫瘟疫之为病，非风，非寒，非暑，非湿，乃天地间别有一种异气所感"中的"别有一种异气"，就是说发病的疫气是致病因素。他还说，不同的疫气可以引起不同的疾病。患者咽喉痛、音哑，甚至说话不出音，是虾蟆瘟；有的是大头瘟；有的是泄利、疟疾，或者痢疾；有的是出斑、出疹、出痘；有的是疙瘩瘟。这些人的病是不一样的，故有不同的名称，代表不同的邪气。这些就是"杂气为病"，即不同的杂气，分别造成了这些疾病。

"为病种种，是知气之不一"，表明各种疾病不同，是有不同的气。可以是鸡病，鸭不病；牛病，猪不病；动物有病，人不病，说明这些是有特异性的病原体。这些特异性是吴又可通过实际观测发现并提出的科学预见。

吴又可对于致病微生物，称为"异气"，又称"戾气"，或称"疫气"。言其为"异气"，就是指其是不同于风、寒、暑、湿的一种气；言其为"戾气"，就是指其攻击性强，对人体损伤大；言其为"杂气"，是指其种类很多，可有很多不同的名称。

吴又可在《温疫论·论气所伤不同》曰："至于无形之气，偏中于动物，如牛瘟、羊瘟、鸡瘟、鸭瘟，岂但人疫而已哉？然牛病而羊不病，鸡病而鸭不病，人病而禽兽不病，究其所伤不同，因其气各异也。知其气各异，故谓之杂气。"

吴又可是一位伟大的科学家，通过观察，发现了这些不同的致病因素，也就是现代的致病微生物。至于致病因素名称不同，只要表示的是同一问题，这没有关系。

吴又可将其称为杂气，认为其与外感伤寒的因素是不一样的。关于伤寒，《黄帝内经》言今夫热病者，皆伤寒之类也；张仲景《伤寒杂病论》言四时之气，都能让人得病，唯独寒气最成"杀厉"之气，认为寒与其他气不一样。

吴又可虽然发现了很多的杂气，但其治疗并不是一个气只用一方或一药。他追求的不是病原的特异性，而是病症的共性，故而寻求临床路径、诊疗方案。

呼吸道是开放系统，容易被病原微生物侵入，关于此我们不展开说。仪器检测病毒，有时也有假阴性、假阳性的情况出现，这是因为病毒很狡猾，相比之下仪器则"一根筋"。

值得提出来的是，发病病毒是生物体按照病毒核酸的要求，制造的病毒。我们将输入的病毒称作"原始病毒"，接受"原始病毒"感染的患者打喷嚏或者咳嗽时，容易将病毒传播出去。但如果一个人不接纳、不按照病毒的要求去复制，那么这个人就不会发病。

所有的感冒、肝炎、艾滋病，或者 COVID-19、非典等，都是身体中被称作病毒的宿主细胞，接受了病毒，并按照病毒的要求，产生了大量新的病毒，"再生病毒"造成了感染。因此，发病病毒，实际上是生物体自行制造的。

发病后，这些病毒都是由该生物体"再造的病毒"，或可能是变异的病毒，而不是原来传入的病毒，并且仍具有传染性，可出现"人传人"或者"动物传人"。无论如何变化，都是病毒"再造"的过程。因此，冠状病毒、新型的冠状病毒都是 RNA 病毒，具有蛋白质的外壳，壳内是核酸。

疫苗是抑制病毒的科学探索。虽然现在疫苗的研发，大部分是由西医或生物制药人员来进行，但早在宋代就有关于疫苗创造发明的记载。当时中医发明的疫苗，即人痘疫苗。人痘疫苗作为中医免疫思想所哺育的技术，接种后具有预防作用，其走向世界，造福人类，最终消灭天花。因此，研究新冠疫苗是预防措施、科学探索，更是必要探索。

因而抗疫经验，可以初步总结为举国体制好，万众一条心；平时戴口罩，隔离很重要；应急喝汤药，预防与治疗；按需测核酸，流调很重要。

五、需要道术并重看待中医

面对历史，总结中医经验。中医学是"道术并重"的学术体系，其中的很多学术理论，目前还落在众人的目光之外。中医学不光是有"术"，还有"道"。《黄帝内经》曰："夫道者，上知天文，下知地理，中知人事，可以长久，此之谓也。"中医的医道，就是要把人放在大自然中进行研究，中医学认为天地万物与人类是统一的整体，如同老子所说的"人法地，地法天，天法道，道法自然。"

中医的道吸收了中华文化优秀的部分，但"道术并重，复兴中医"是一个很沉重的话题。很多人接受中医治疗后，因对中医的学术理论不了解，而用西医的观念认识中医，就如同"道不同，不相为谋"。以西医理论为标准来衡量中医是行不通的，西医跟中医不是同一个学术体系。因此，如果不了解中医的学术理论，就容易对中医产生怀疑、排斥，甚至成为"中医黑"。

我师父邓铁涛为《中医群英战SARS》题词时，说："历经突发的SARS之战后，世人开始正确认识中医。"他说世人经历了非典后，都认为中医效果很好，从而喜欢中医、选择中医。

但反中医思潮和事件仍不断在上演。为了缓解众人对中医的误解及更好地普及和解读中医知识，维护中医的原创性，我出版了《捍卫中医》一书。中医有很多创新性理论，与西医的理论是不一样的。

现代医学是"构成论"科学，讲究根据结构，来决定功能。在学习西医时，先学解剖；然后根据器官、组织、细胞，来阐述各自的功能。由此认为西医学是结构决定功能的学问，而中医不是这样的。

六、重视有无相生的中医学

"结构决定功能"在一定程度上是正确的，但只通过构成来研究生命是不够的，不能把有形的结构作为出发点。

中华文化哺育了中医。中医学术不是从"有"开始，而是从"无"开始的；不是从解剖开始，而是从"有无相生"研究人体开始的。天地之间最初就是从"无"开始的。

中医讲道时，就是按照老子所说的"道生一，一生二，二生三，三生万物"或"有物混成，先天地而生"。在天地还没出现之前，无阴无阳，也无万物，后来逐渐地道生一，一生二，二生三，三生万物，或者是开天辟地，"天地之大德曰生"是指有天地后，出现阴阳，产生万物。人也是万物之一，是从无开始。

中医学研究都是从无开始，然后有无相生，春生，夏长，秋收，冬藏，是一个如环无端的完整过程。自然界是这样，人亦是如此，从无到有，然后再到生、长、壮、老、已，是一个自然的过程。因此，中医是从无开始，而西医是从"有"开始。

中医特别讲究精、气、神，而精、气、神在解剖刀下则找不到任何踪迹。中医研究在言人时，是"形神一体"的，是天地之间与万物"共生共容"的生命体。人与天地万物是"并生而不相害"的状态。这就是中医的道。

做一名好中医，就是要上知天文，下知地理，中知人事，将人放在生态环境中研究。但这些学术理论，西方医学不太重视。当代物理学告诉我们，世界上的明物质约占6%，更多的是暗物质、暗能量，占90%以上。西方科学或者西医研究"有"，从结构出发，有其优点，但从宏观角度来看也有局限性。

中医既研究"有"，也研究"无"，是按照从无到有的过程研究，即"有无相生"。从无到有，从有又到无，是闭环的研究。西方医学讲究从结构出发，先学解剖，再根据结构解释生理；学组织，找病灶，再在病灶处找原因。例如，冠状动脉粥样硬化，发现脂类斑块，血脂高可能就是致病因素；发现糖类物质，血糖高就可能是致病因素。

西方医学从有出发，即从结构研究明物质，由结果回溯源头，更强调"有"，难免会忽略一些还没有发现的物质。中医学，既从"有"出发，又从"无"出发，因此中医的视野更大。

以前使用电话，必须有电线，才能相互通话；现在一部智能手机不仅能通话，而且依靠与外界有密切联系的网络、软件实现了更多功能。这一切都要依靠云端的信息支撑，手机才能实现这么多功能。手机信号是跟天地之间的信息、物质互相交换着。

中医学理论是将人放在天地之间，万物之中，进行研究。中医讲究的道是天、地、人相关，与万物相关，且认为"形神一体"，精神和肉体是不分离的。因此，大家要坚持中医的原创性，道术并重，复兴中医。

中医药学，凝聚着深邃的哲学智慧。哲学就是道，如果没有哲学，何来谈道？道就是天文、地理、人事包含在一起，尤其是"时间"和"空间"融为一体。时空是一个整体，不能分开看。而西医学主要强调空间结构，对于时间往往不太重视，也没有与空间结构紧密结合。

第2讲
《黄帝内经》之前的中医热病防治

关于《温疫论》如何承接前人经验，需从《黄帝内经》及其之前的中医药治疗热病谈起。中医和传染病斗争的历史悠久，对其进行系统总结、理论概括，是从《黄帝内经》开始的。

我所著《中医外感热病学史》认为瘟疫的流行有悠久的历史，有人类就有传染病。人类的历史悠久，但是把地球45亿年比作一昼夜，人类的出现远不及病毒出现得早。生命起源应该是在早晨5点，主要就是有蛋白质、核酸，也就出现了病毒和细菌。猴和猿猴这些灵长类，是到晚上11点半左右才登场。人类出现得最晚，在24时最后的6.5秒。相比地球45亿年，人类的历史相当短，可以说是刚站在历史舞台上的。

虽然在地球45亿年中人类历史的占比很少，但是纵观整个人类的历史，也有几百万年。人类与传染病的斗争历史，需要用"万年"来计数，而其中中医和传染病的斗争历史，可以追溯到几千年以前。

一、甲骨文记载"御疫"

甲骨文中多次出现"疫"字，是最早的记载。在这些占卜的甲骨文，如罗振玉的《殷墟书契后编》提到："杞侯热，弗其祸凡（风）有疾？"意思是说杞侯发热，推测其致病原因，难道不是受风了吗？

甲骨文不仅记载了发热，还进行了病因的猜测，怀疑是受风引起的，并将这引起人祸的风称为"祸风"。因此，"祸风"一词，在甲骨文里边反复出现。

《黄帝内经》所讲"风为百病之长"便与甲骨文中凉风、寒风吹过，易致人发热或生病有关。该认识出现很早，从甲骨文到《黄帝内经》都多次提到，还提到"疫"。甲骨文中不仅言"疫""疾疫"，还提到"御疫"，即很早以前人类就在抵御疫病，与疫病做斗争。

所谓疫情，是指人人都可能患病，与人人都可能服徭役是一个意思，人人有份。所以"疫"是让多人患病，群体发病。探索如何不让群体发病，大家共同来抵御疫病，就是"御疫"。

中医药抗击疫情在甲骨文中就有记载，可见其历史之悠久。不管是过去还是现在治疗传染病，都采用一个古老的方法，即"切断传播途径，保护易感人群"，并研究有效的治疗药物。现在的很多措施，都是由古时沿用而来，在先秦时就有，如"疫室"的设置，就是隔离措施。

《说文解字》言："疫，民皆疾也"，即是指疫情。《论语·雍也》言："伯牛有疾，子问之，自牖执其手，曰：亡之，命矣夫！斯人也而有斯疾也！斯人也而有斯疾也！"朱熹集注："伯牛，孔子弟子，姓冉，名耕。'有疾'，先儒以为癞也……'自牖执其手'，盖与之永诀也。"后代诗文中以"伯牛之疾"指不治的恶疾。

这个故事是说孔子学生伯牛患了重病。老师去看生病的学生，学生卧床不起，或说非常不适。孔子是儒家的代表人物之一，特别讲究礼节，按理说他去看望患者应该进屋，但是孔子未进屋，而是"自牖执其手"。"牖"是窗户。孔子在窗边握着伯牛的手，非常感慨地说："亡之，命矣夫！斯人也而有斯疾也；斯人也而有斯疾也！"此话是说不能治了，大约是命。你这么好的人竟患如此不治之病！"亡之""命矣夫"表现出在疾病面前，任何人也是无可奈何。

再说孔子，仅在窗边握手，而不入室探望，是不符合礼节的，必定有他的原因。伯牛说："老师，你不能进来。我这病能传人！"伯牛不让他进去，是一方面原因，另一方面同去的学生也阻拦，说："老师，你不能进去，伯牛所患之病能传人，您不能进去。"学生要保护老师，故不让老师进去。这个故事反映了古时的隔离思想，或者称之为安全隔离意识。

二、古人进入"疫室"举措

伯牛住的屋子，可以称为"疫室"。《素问·刺法论》中明确提到了"疫室"，即"黄帝曰：余闻五疫之至，皆相染易，无问大小，病状相似，不施救疗，如何可得不相移易者？岐伯曰：不相染者，正气存内，邪气可干，避其毒气，天牝从来，复得其往，气出于脑，即不邪干。气出于脑，即室先想心如日，欲将入于疫室，先想青气自肝而出，左行于东，化作林木；次想白气自肺而出，右行于西，化作戈甲；次想赤气自心而出，南行于上，化作焰明；次想黑气自肾而出，北行于下，化作水；次想黄气自脾而出，存于中央，化作土。五气护身之毕，以想头上如北斗之煌煌，然后可入于疫室。又一法，于春分之日，日未出而吐之。又一法，于雨水日后，三浴以药泄汗。又一法，小金丹方：辰砂二两，水磨雄黄一两，叶子雌黄一两，紫金半两，同入合中，外固，了地一尺筑地实，不用炉，不须药制，用火二十斤煅了也；七日终，候冷七日取，次日出合子埋药地中，七日取出，顺日研之三日，炼白沙蜜为丸，如梧桐子大，每日望东吸日华气一口，冰水一下丸，和气咽之，服十粒，无疫干也。"

"五疫之至，皆相染易，无问大小，病状相似，不施救疗，如何可得不相移易者？"是黄帝对岐伯的明确询问，《黄帝内经》按风、寒、暑、湿、燥将传染病分成五疫，面对不同的疫情，记载应该如何预防相互传染。

岐伯答："不相染者，正气存内，邪不可干，避其毒气。"岐伯认为要做到不被传染，首先要"正气存内"。正气充足，就不容易感染疾病，即"正气存内，邪不可干"。其次要"避其毒气"。

在"疫室"虽有感染者，但也需他人进去。一是家属照顾患者，或是照顾他的父母，或是照顾他的子女，或是照顾他的兄弟；二是医生需要诊病。

古代不像现在擅长隔离，可以穿防疫服，再到疫室。如果是麻风患者，在打饭的时候，还要穿上"麻风服"。虽然古代没有这些外在条件，但也有应对之策。中医让人"五气护身"来抵御疫病。"欲将入于疫室，先想青气自肝而出，左行于东，化作林木；次想白气自肺而出，右行于西，化作甲戈。因为东方属木，西方属金，再想赤气自心而出，南行于上，化作焰明。南方属火，再次想黑气自肾而出，北行于下，化作水；次想，黄气自脾而出，存于中央，化作土。五气护身之毕，以想头上，如北斗之煌煌，然后可以入于疫室。"

正气存内，有五气护身，这样方可进入"疫室"照顾或治疗患者。精神强大也是"正气存内"的表现。首先要在精神上，做到正气存内，一身正气地到"疫室"里去，就可以避免出现自觉无能为力、消极的情况。因此，五气护身实际上是精神胜利法，也是尤其重要的。

古人除了精神胜利法，还有"又一法，于春分之日，日未出而吐之"，就是在春分这日，练习呼吸吐纳（练气功）的方法，也可让人身体正气强，不得病。"又一法，于雨水日后，三浴以药泄汗"，活雨水后，天气暖和，多次使用药浴排毒、排汗，增强正气。除春分时用气功吐纳，雨水后用药浴，增强正气，还可以服药。"又一法，小金丹方"，内服小金丹方，可进行预防，但其炼制、服用的论述，仅供大家参考。

此处重点是"又一法"，说明不是唯一之法，可见所列都是方法之一。从人们用甲骨文记载时，便有了对热病的认识，并且防疫的很多方法源于甲骨文，成熟于《黄帝内经》。

除了最早的甲骨片，古代还有很多医学著作，如迄今发现最早的、较全面记载人体十一条经脉循行路线及所主疾病的脉学著作《足臂十一脉灸经》和《阴阳十一脉灸经》，于1973年自湖南长沙马王堆汉墓出土的帛书，都是非常重要的医学著作。

三、《十一脉灸经》记载的热病

马王堆汉墓出土了很多帛书和竹简的著作，其中医书有十多种，尤为重要的是关于脉学的两部文献，即《足臂十一脉灸经》和《阴阳十一脉灸经》，统称为《十一脉灸经》。《十一脉灸经》属于早期的医学著作，当时还没有提出手厥阴心包经，故是"十一脉"。是后世才有的三阴三阳，即手三阴、手三阳、足三阴、足三阳十二脉之说。医学者认为，灸法著作《十一脉灸经》大约成书于春秋时期，提出人患病后，要"灸某某脉"，不同疾病要与经络相对应。在此之前，医家治疗传染病，是不分经络的，也就是说与经络没太大关系，后来逐渐发展，可以通过艾灸不同的经脉治疗疾病。就全身药浴而言，只是单纯的药物治疗。所以任何的理论发现都是一个研究和探索的过程。

《足臂十一脉灸经》和《阴阳十一脉灸经》，记载了很多的证候。对这些证候的研究，除了马王堆汉墓出土的医书，湖北张家山汉墓出土的《脉书》，也有很多关于热病的论述与《十一脉灸经》相似。研究认为二者属于同一个时代。

《脉书》在疾病总论的部分描述了外感热病名称"火灾",谓:"在身,炙痛以行身,为火灾。"其描述病情情况,即浑身疼,烫热,称之为火灾。

又言"火灾,赤气也。"这是说火灾,就是热气在身体中,像一团火一样,即热病。《脉书》还言:"头身痛,汗不出而渴,为温。"温疫及温病的"温",在《脉书》中开始出现。头痛,身体痛,不出汗,还口渴,未言恶寒,故是温病。这与张仲景所说的"太阳病,发热而渴,不恶寒者,为温病"是一样的。

关于瘟疫,在中医药历史之中,是前有继承、后有发展的关系,是不断地进行研究探索并发展的。在历史上,关于外来邪气,最早被人们认识的就是寒风致病。甲骨文记载因天气凉容易生病,故人们了解到受风寒的病因。

张仲景在《伤寒杂病论》的序言中写道"建安纪元以来,犹未十稔,其死亡者,三分有二,伤寒十居其七",意思是不到 10 年,其宗族人口便有 2/3 死亡,其中死于伤寒者约占 7 成。《金匮要略》曰:"夫人禀五常,因风气而生长,风气虽能生万物,亦能害万物,如水能浮舟,亦能覆舟。"张仲景认为主要是风邪、寒气,造成人患病的情况。

关于病因,春秋时期的《左传》有一些描述。《左传·昭公元年》提出了六淫的概念,名阴阳、风雨、晦明,与后世所说的六淫有所区别,但也提到了"阴淫,寒疾;阳淫,热疾",认为让人又冷又热的病跟阴阳有关系。

《史记·扁鹊仓公列传》中记载了一则病案,即仓公淳于意治疗齐国一位叫长信的人。长信冬天掉到了水里,后来发热,患了一场大病,仓公根据古《脉法》所言"热病,阴阳交者死"认为长信的病不重,不是"阴阳交"。仓公为长信开方诊病,服药后愈。史书记载用的是发汗法,三剂药愈。

故事发生在汉代，因仓公是西汉文帝和景帝时期的人，在文帝之前就学习了公孙光和公乘阳庆的学术著作，并进行了传承。在《黄帝内经》以前，所述之病均为"热病"、温病，或者是瘟疫，并没有见到"伤寒病"的记载。

四、《黄帝内经》论热病传变

伤寒病在《黄帝内经》之前全部归为热病一类，故《黄帝内经》中有几篇专门讨论热病。

《素问·热论》曰："黄帝问曰：今夫热病者，皆伤寒之类也，或愈或死，其死皆以六七日之间，其愈皆以十日以上者，何也？不知其解，愿闻其故。岐伯对曰：巨阳者，诸阳之属也。其脉连于风府，故为诸阳主气也。人之伤于寒也，则为病热，热虽甚不死，其两感于寒而病者，必不免于死。帝曰：愿闻其状。岐伯曰：伤寒一日，巨阳受之，故头项痛，腰脊强。二日阳明受之。阳明主肉，其脉挟鼻，络于目，故身热目痛而鼻干，不得卧也。三日少阳受之，少阳主胆，其脉循胁络于耳，故胸胁痛而耳聋。三阳经络，皆受其病，而未入于脏者，故可汗而已。四日太阴受之，太阴脉布胃中，络于嗌，故腹满而嗌干。五日少阴受之。少阴脉贯肾，络于肺，系舌本，故口燥舌干而渴。六日厥阴受之。厥阴脉循阴器而络于肝，故烦满而囊缩。三阴三阳，五脏六腑皆受病，荣卫不行，五脏不通，则死矣。其不两感于寒者，七日巨阳病衰，头痛少愈；八日阳明病衰，身热少愈；九日少阳病衰，耳聋微闻；十日太阴病衰，腹减如故，则思饮食，十一日少阴病衰，渴止不满，舌干已而嚏，十二日厥阴病衰，囊纵，少腹微下，大气皆去，病日已矣。帝曰：治之奈何？岐伯曰：治之各通其脏脉，病日衰已矣。其未满三日者，可汗而已；其满三日者，可泄而已。"

《素问·热论》的论述，有几个观点值得大家重视，即"今夫热病者，皆伤寒之类也""人之伤于寒也，则为热病""伤寒一日，巨阳受之"。此处"伤寒"不是病名，是"伤于寒"。人伤于寒后的第一天，巨阳（太阳）受病，是足太阳膀胱经受邪气，人出现头痛、颈项僵硬，腰背也僵硬，故言发病第一日是"巨阳受之"。邪气在足太阳膀胱经，从头走背，再走到足，在十二经之中最长，因此太阳又叫"巨阳"。

"二日阳明受之"，第二日，邪气从太阳膀胱经传到阳明，也就是阳明经。"阳明受之"后人体有相应的变化。"阳明主肉，其脉挟鼻，络于目，故身热目痛而鼻干，不得卧也。"阳明主肌肉，脉位于鼻子两侧，络于目，邪气传至阳明出现鼻干不适，眼睛也热痛。经脉相联络，人患病后，很难受，不得卧，第二日患者就不能够安稳地休息。

"三日少阳受之，少阳主胆，其脉循胁络于耳，故胸胁痛而耳聋。"少阳经脉，在人的两肋，络耳朵，故邪气至少阳经后，耳朵、胸胁也受影响。

"三阳经络皆受病，而未入于脏者"，这是说虽然三阳均受邪气影响致病，但还未深入内脏，"故可汗而已"，就是说在伤于寒的前三日，都可用汗法治疗。

第四日太阴受之，太阴是指足太阴脾经，其脉布胃中，络嗌。"嗌"就是咽喉，与胃相连、胃相络属，故腹满而咽干。

第五日少阴受之，少阴脉既与肾、肺相联系，也与舌根相连，故口燥舌干而渴。

第六日厥阴受之，"厥阴脉循阴器，而络于肝，故烦满而囊缩"。厥阴脉连络阴器，若人心烦，腹部胀满，而且阴囊收缩，一般这时，需用"泄法"。

根据经络分类证候的方法，是按照张仲景《伤寒杂病论》六经传变的顺序。三日前要用汗法，三日后要用泄法。

《黄帝内经》只用"热论""评热病论""刺热"，而没有用"伤寒"做篇名的，书中所提到的"伤寒"不是病名，而是"伤于寒"的病因。因此，《素问》说热病，却没有伤寒病一说。《黄帝内经》的外感热病学说有几项成就，我们先说《素问·热论》的"日传一经"学说，其他的以后慢慢展开。

一日巨阳，二日阳明，三日少阳，按照次序传变，是《素问》的一大成就。人患传染病后，会有很多症状，从开始的症状逐渐变化，需要放在一个体系中看，而不是将众多证候割裂开。

六经的证候，是按照次序逐渐传变的，《黄帝内经》将不同证候的演化，看成一个发展变化的过程。这个传变的思想，就是"六经辨证"。张仲景觉得该思想很重要，故在《伤寒杂病论》中收纳发展。

《伤寒论·伤寒例》说："凡伤于寒，则为病热，热虽甚，不死。若两感于寒而病者，必死。尺寸俱浮者，太阳受病也，当一二日发。以其脉上连风府，故头项痛，腰脊强。尺寸俱长者，阳明受病也，当二三日发。以其脉侠鼻、络于目，故身热、目疼、鼻干、不得卧。尺寸俱弦者，少阳受病也，当三四日发。以其脉循胁络于耳，故胸胁痛而耳聋。此三经皆受病，未入于府者，可汗而已。尺寸俱沉细者，太阴受病也，当四五日发。以其脉布胃中，络于嗌，故腹满而嗌干。尺寸俱沉者，少阴受病也，当五六日发。以其脉贯肾，络于肺，系舌本，故口燥舌干而渴。尺寸俱微缓者，厥阴受病也，当六七日发。以其脉循阴器、络于肝，故烦满而囊缩。此三经皆受病，已入于府，可下而已。"

关于"传经"的思想，《黄帝内经》提出一日传一经，其后的著作均受其影响，如《千金方》《外台秘要》《圣济总录》《诸病源候论》等。张仲景也受其影响，但又没有完全按照日传一经的思想来描述。他在著作中经常使用"或然"一词，言"伤寒一二日""二三日"，或"伤寒三四日""四五日""五六日"，或"中风四五日"等，再描述传变的症状。他没有局限具体日期，而是按照证候，判断病情，作为治疗的标准。换句话说，张仲景突出的是辨证论治，而不是按传变时间治疗。

《黄帝内经》严格地按照时间治疗，即三日前用汗法；三日后用泄法。《黄帝内经》与后世所理解的不一样，所以有人说《黄帝内经》之"热论"跟张仲景的《伤寒杂病论》完全没关系，我认为不是，二者不仅有关系，而且是后者继承和发展前者的关系。张仲景是守正创新的典范，虽学习《黄帝内经》的理论内容，但并非食古不化，而是在古人的说法上有所创新。

《素问》还告诉我们"正气存内，邪不可干"，强调了正气在发病过程当中的重要作用，积极预防思想，就来源于大家熟知的《黄帝内经》。

《黄帝内经》分《灵枢》和《素问》两部分，内容及理论丰富，除了讲"五疫之至"，还讲了"百病始生"。

《灵枢·百病始生》曰："风雨寒热，不得虚，邪不能独伤人。"天气有风雨寒热，如果人身体不虚，外来的风气，如哈尔滨的冬天再冷，海南岛的夏天再热，都不能对其身体造成损伤。

只有人体正气虚，才得病；正气不虚，即使在哈尔滨冬泳，也不会伤寒，即使在海南岛的夏天户外也不会中暑。患病的必需条件是"虚邪之风，与其身形，两虚相得，乃客其形"。外有邪气，内正气亦虚，两个不正常的因素加在一起，才宜使人患病。

"两实相逢，众人肉坚"，就是不得病。"其中于虚邪也，必也因于天时，与其身形，参以虚实，大病乃成"。《黄帝内经》强调了内因在发病过程当中的重要作用。

《素问·金匮真言论》也提到这个问题："夫精者，身之本也，故藏于精者，春不病温。"虽然"冬伤于寒，春必病温"，但是，藏精之人，春天不病温。这就强调了正气是非常重要的，且要避免邪气。"谨候虚风而避之，故圣人日避虚邪之道，如避矢石然，邪弗能害，此之谓也。"这是说有修养的圣人，不仅有文化素养，还懂得医学素养。躲避邪气，这就好像躲避别人投掷的箭矢、石头，躲避后"邪弗能害"。在《阴阳大论》里，也有一些相似条文，在此不一一论述了。

五、吴又可说温、瘟、疫都是传染病

吴又可对于古今瘟疫概念的演变，有一个总体的说明，非常重要。《温疫论·正名》云："《伤寒论》曰：发热而渴，不恶寒者为温病，后人省'氵'加'疒'为瘟，即温也。如病症之证，后人省文作'证'，嗣后省'言'加'疒'为症。又如滞下，古人为下利脓血，盖以泻为下利，后人加'疒'为'痢'。要之，古无瘟、痢、症三字，皆后人之自为变易耳，不可因易其文，以温、瘟为两病，各指受病之原，乃指冬之伏寒，至春至夏发为温热，又以非节之暖为温疫。果尔，又当异证、异脉，不然临治之际，何以知受病之原不同也。设使脉病不同，病原各异，又当另立方论治法，然则脉证治法，又何立哉？所谓枝节愈繁，而意愈乱，学人未免有多岐之惑矣。夫温者热之始，热者温之终，温热首尾一体，故又为热病即温病也。又名疫者，以其延门阖户，如徭役之役，众人均等之谓也。今省文作'殳'加'疒'为疫。时疫、时气者，因其感时行戾气所发也，因其恶厉，又为之疫疠，终有得汗而解，故燕冀名为汗病。此外，又有风温、湿温，即温病挟外感之兼证，名各不同，究其病则一。然近世称疫者众，书以温疫者，弗遗其言也。后以《伤寒例》及诸家所议，凡有关于温疫，其中多有误者，恐致惑于来学，悉采以正焉。"

吴又可首论《伤寒论》所言"发热而渴，不恶寒，则为温病"。《伤寒杂病论》成书于汉代，吴又可说后人省去了"温"字的"氵"，加"疒"，由"温"变成"瘟"。瘟疫的瘟，即温也。书中举例辨证论治的"证"，到底是"证"，还是"症"？吴又可言："如病症之证，后人省文"作"证"，繁体字是"證"，又变成"症"，就是去"言"，加"疒"，写成症状的"症"。他又举例痢疾的"痢"，认为古人说下利脓血，用顺利的"利"就是痢疾的"痢"，是因以泻下为下利，就是拉得很多、很顺利。平时有人排便不是那么快，但腹泻排便特别快，特别顺利，然后加了"疒"，变成痢疾的"痢"。

因此，吴又可进行了总结，"要之"就是概括地说，古代没有瘟、痢、症三个字，这些字皆为后人经变异而成。后人为这些字加"疒"，大概是用来强调它们是病或与病相关。

所以说，不可因为"异其文"，以为"温"和"瘟"是两个病。这强调了温疫、瘟疫是一个病。例如，《温疫论》的书名，有的时候写"温"，作《温疫论》；也有的时候写"瘟"，作《瘟疫论》，但都是吴又可著的同一本书，内容一样。

关于温与瘟，大家不要强行区分，认为表达意思不一样，"温"病没有传染性；"瘟"病具有传染性，吴又可认为这是一种错误的说法，二者是一样的。

因此，温又称瘟疫。但"疫"是怎么来的呢？

吴又可说"温者热之始""热者温之终，温热首尾一体，故又为热病，即温病也"，故既可称温病，也可称"热病"。又说"又名疫者，以其延门阖户，如徭役之役，众人均等之谓也。"另一个名字叫"疫"，因"疫气"能延门阖户，如徭役之役，就是说这一带发生了感染，家家户户都患病，也就是涉及社区传播或者聚集性病例。这种病具有传染性，或一家或一村感染，就好像服"徭役"之意。古之"徭役"就是为国家出公差，不是抓壮丁，而是派丁，都是要交税的。"众人均等"，是指每个人都有份，人们把这项义务称为役。"省文作'殳'，加'疒'为疫。"这是说"疫",写成"役"也对,但瘟疫的"疫"有强调之意。

"又为时疫时气者,因其感时行戾气所发也。"吴又可说有时不称瘟疫、温病,而称"时疫"或"时气",是"因感时行戾气所发也"。这是指疾病根据季节不同或天气变化所流行的,称"时疫"。"时"可以是时辰,可以是时候,也可以是四时。"时气"是说当时流行的邪气,故称"时气、时疫"。这些病名,是从不同侧面命名的,都是可以放在一起进行治疗。近世都称为"疫",我们不要认为这是不同的病,其表达的是同一个意思。

六、《黄帝内经》热病的五大成就

中医学研究传染病的共有规律由来已早,在此总结一下《黄帝内经》中热病的五项成就。

第一项成就,是确立热病的病因是伤于寒,"今夫热病者,皆伤寒之类也"。《素问》和《灵枢》里没有一篇命名为"伤寒篇",也不可能有"伤寒篇",其文中论述的伤寒是"伤于寒",是病因而不是病名,但正因此才有了后来不断研究创新的伤寒的病名。

第二项成就,是《素问》《灵枢》提出了不同季节发病是有所区别的。"冬伤于寒,春必病温",冬季感受寒邪,潜伏于体内,郁而化热,遇春季天气温暖之时,伏热外发,或为时令之邪所诱,里热自内外发,而成温病。温病初期与冬天受寒的病,是不一样的。

"凡病伤寒而成温者,先夏至日为病温;后夏至日为病暑。"冬天伤于寒而成为发热的病,在夏至这一天之前,叫温病;在夏至之后,叫暑病。"暑必夹湿"解释了两者的区别,在夏至之前发病,因那时雨水小,以发热为主;而夏至后发病,因雨水增多,湿气容易入体，故"暑必夹湿"。

第三项成就，《黄帝内经》第一次提出"六经辨证"，提出外感热病根据每日传一经的变化规律不断地演化。这个演化过程非常重要，是把传染病从开始得病到最后的阶段，都放在同一体系中研究。这不是一个零碎的、碎片的知识，也不是一个固定状态，说明自患病之初，症状一直在不断变化，有些症状消失了，又会有新的症状出现。将这些症状变化及其规律放在六经体系中进行研究，是非常重要的，这个成就不可低估。

《素问》和《灵枢》提出"两感于寒""阴阳交"的概念，说这是传染病最严重的情况，是热病中的重症。六经又分"表里"两经，两两相互关联，阳经在表和阴经在里，具体来说就是太阳和少阴是"互为表里"，阳明和太阴互为表里，少阳和厥阴互为表里，是表里双方相互联系。病变时表里两条经脉同时发病，其病情就比较重，甚至会死亡。

出现这种重症的患者，往往很难救治，或大多数都死亡。《素问》提出"其死亡者，皆六七日之间，其痊愈者，皆十日之上"，是指患这两种热病重症后，平素身体较差者大多六七天死亡，身体强壮者多十天以上才能痊愈。《素问》还探讨其原因，认为"两感"患者不是都能痊愈，"两感伤寒"多会死亡。虽然如此，但文中提到"体若燔炭，汗出而散"，一汗出退热，则邪气散，易痊愈。

"阴阳交"概念也很重要，阴阳交是一种状态，表示一种不好的情况。一是精神状态，阴阳交的患者神志昏迷；二是这类患者食欲不振；三是患者汗出后仍不退热。这几个症状加起来，就判断为"阴阳交"，是一个危险的综合征。阴阳交就是阴阳胶着在一起，不易痊愈，而对其预后状态的判断，亦是不佳。

第四项成就，《黄帝内经》提出治疗热病的方法有汗法和泄法。对于病症比较重的患者，基本上是用针刺治疗，可用"五十九刺"。"五十九刺"是说刺的穴位比较多，手上有穴位，头上有穴位，身上也有穴位，大约用 59 个穴位来退热。

在这里我们只是简单讲一些很重要的原则和方法，至于如何具体治疗，包括伤寒三日前怎么治，三日后怎么治，都有很多问题需要注意，后续慢慢展开说明。

第五项成就，《素问》和《灵枢》还提出一个原则，即"发表不远热，攻里不远寒。"这是说让人汗出要用热药，"发表"就是发汗，要用热药，来组方治疗。"泻下"或者"攻里"，要用凉药。在"刺热篇"也提出治热病要喝点寒凉的水，穿衣服要薄一点，不要穿太厚，"居止寒处"指住的屋子环境温度不要太高，这样有利于控制热病。

以上都是《黄帝内经》中关于热病的主要成就。

"刺热篇"还提出脏腑辨证的问题，根据五脏来归类，提出肺热病、心热病、脾热病、肝热病、肾热病。这可以说是脏腑辨证的思想萌芽。故《黄帝内经》非常重要，因其提出了很多大智慧的认识。

中医主要是一个状态控制，疾病就好像是个移动靶，或者说是一只活跃的兔子，但不管兔子往哪跑，老鹰都能将其抓住。中医治病不是打一个固定靶，中医理论也不是两点一线，不会把目光固定在一处。中医学理论是辨证论治，就是状态控制，比只瞄准一个形态更重要，更符合临床实际。

中医是低碳环保的国医，中医药有很多的原创思想，除了药物治疗，还有针灸、按摩、拔罐、气功、心理治疗等。这些治疗方法对于传染病防治有很好的疗效，不仅能避免邪气侵入，还可以增强人体正气。

调整人体的微观机制，调理阴阳，畅行气血，恢复脏腑功能都离不开中医学的理论指导。中医学是道术并重体系，不仅有一系列外用方法，也有丰富的内治方法，可以内外结合；且提倡治病养生，一定要注意预防保健。"治未病"是一个非常重要的方法，只有回归中医原创，重视道、术，才能够迎来中医药的复兴，才能够挺起中医的脊梁，才能促使中医药走向世界，造福人类。

第 3 讲
伤寒学派的崛起与成就

　　《温疫论》之所以能承先启后，是因其承接了《黄帝内经》的热病和张仲景所说的"伤寒学"。对此，我们谈论《温疫论》以及伤寒学家的历史贡献。

一、中医诊治疾病有"模式"

　　中医诊治有一个"模式"的转化，诊治疾病先是需要病名，然后需要诊疗体系——辨证论治体系，最后是用方、用药。

　　模式是用来处理复杂性问题的，并有一套固定的程序。这就像小蜜蜂去采蜜，又像蚂蚁把东西搬到蚁洞里，都是有模式的。据说，蚂蚁为保证能把食物用最短的时间拖到洞里，一路上都在释放信息素。距离洞穴最短的线路，信息素的浓度最高，就能够保证少走弯路，不再重复其他路径。比较方便的解决问题，拿过来就可以用，就叫模式。

　　中医治疗传染病的模式，在《黄帝内经》及其之前，称为"热病"，并没有用伤寒做病名的篇章。以伤寒为病名的经典著作，最早出现在《难经·五十八难》，即"伤寒有几，其脉有变不……伤寒有五"，从而建立了广义的伤寒学说。

　　《难经·五十八难》云："难曰：伤寒有几？其脉有变不？然：伤寒有五，有中风，有伤寒，有湿温，有热病，有温病，其所苦各不同。中风之脉，阳浮而滑，阴濡而弱；湿温之脉，阳濡而弱，阴小而急；伤寒之脉，阴阳俱盛而紧涩；热病之脉，阴阳俱浮，浮之而滑，沉之散涩；温病之脉，行在诸经，不拘何经之动也，各随其经之所在而取之。伤寒有汗出而愈，下之而死者；有汗之则死，下之即愈者，何也？然：阳虚阴盛，汗出而愈，下之即死；阳盛阴虚，汗之则死，下之即愈。寒热之病，候之如何也？然：皮寒热者，皮不可近席，毛发焦，鼻槁，不得汗；肌寒热者，肌痛，唇舌槁，无汗；骨寒热者，病无所安，汗注不休，齿本槁痛。"

"伤寒有五"，不是单纯指病的原因、诱因，而是指广义的伤寒病，是作为一个病名来论述伤寒类病，一共有五种伤寒病。

五种伤寒中有中风、狭义伤寒、湿温、热病、温病，"其所苦各不同"。由此，建立了广义的伤寒学。在《黄帝内经》中，伤寒是"伤于寒"，是病因概念，而不是病名或者病症的概念。现在为病名概念，这就是模式的转化。

《难经》中分别论述总结了广义伤寒之下的这几个病，包括中风的脉以及伤寒的脉、湿温的脉、温病的脉、热病的脉。不同的病，主要是发生在不同季节。还有《阴阳大论》也提到了伤寒。

张仲景在写《伤寒杂病论》时，撰用了《素问》《九卷》《八十一难》《阴阳大论》《胎胪药录》，并平脉辨证。由此可见，《阴阳大论》在那个时代还在传承且仲景读过，但现已缺失。

《阴阳大论》与《难经》一样，特别重视寒气。《阴阳大论》言"春气温和，夏气暑热，秋气清凉，冬气冷冽，此则四时正气之序也"，提到四时之气的温度是不一样的，即春天温暖，夏天热，秋天凉，冬天冷。书中还提到"冬时严寒，万类深藏，君子固密，则不伤于寒"，在这里用的"伤于寒"。在冬天的时候，天气寒冷，万类万物都藏起来了，有修养、有条件的人，都在室内休息，不到室外，即户外活动比较少，这样就不容易得伤寒病。

"触冒之者，乃名伤寒耳"，人们外出受寒后发热的病，名伤寒病。并说到"其伤于四时之气，皆能为病，以伤寒为毒者，以其最成杀厉之气也"，这说明热气、湿气、风气都能让人得病，但都没"伤于寒"严重。冬天万物不生不长，"以伤寒为毒"，毒可理解为猛烈。

《说文解字》言："毒，草厚也。"意思是草长得很茂密，其中可能藏有好物，也可能有物扎脚，还可能藏有毒蛇猛兽。"毒"就是茂密的一片草，不知道其中到底有何物，要多加小心。

二、伏气与时气不同，是远期病因

《阴阳大论》认为伤寒对人的伤害是最厉害、最成杀厉之气，故"中而即病者，名曰伤寒"，就是受了寒气后马上发病的，名伤寒病，大部分在冬天。

又说"不即病者，寒毒藏于肌肤"，受了寒气即使不马上发病，寒毒对人的伤害也还是存在的，而且邪气藏在肌肤里，如果没有及时地排出去，到了春天，就变成温病，"至夏变为暑病"。

有人说，这不可能。一股寒气能够在身体里待几个月吗？我想这是致病因素有远期的原因，是有可能的，就像有人说"坐月子受风"，也就是大家常说的月子病，可能延续多年，一直让人感觉不适。

再如有些传染病，潜伏期也可以很长。大家都知道艾滋病是感染艾滋病毒（HIV）而发病的，其病毒在人体内的潜伏期平均为8～9年，在潜伏期内，患者可以没有任何症状地生活和工作多年。感染 HIV 发病周期又长又短，但大多有潜伏期，可见传染病大多数不是当即发病。艾滋病发病有一个过程，一般是第一次感染艾滋病病毒，在身体里不断地复制，持续存在，将人体的正气慢慢地消耗掉，而且从感染到成为艾滋病患者，因个人体质不同，潜伏期也长短不一。

古人所说"至春变为温病""至夏变为暑病"，就说明传染病有潜伏期。潜伏期有长有短，并不一样。这也是《阴阳大论》提出的。

"暑病者，热极重于温也。"暑病，是比春天的温病发热程度更高。因此，辛苦之人"春夏多温热病，皆由冬时触寒所致，非时行之气也"。春天、夏天发热的病，都是冬天受寒后引起的，或寒也是诱因。

现在看来，"非时行之气"根据吴又可的说法，是非风、非寒的异气，潜伏在体内。"时行之气"则是根据时令流行的传染病。

《伤寒杂病论》曰："凡时行者，春时应暖，而复大寒；夏时应大热，而反大凉；秋时应凉，而反大热；冬时应寒，而反大温。此非其时而有其气，是以一岁之中，长幼之病多相似者，此则时行之气也。"

这是指春天本应该暖和，反而很寒冷，就是时行的疠气；夏天应该热，反而出现了大凉，是不应该有而有的，也叫时行之气；秋天应该凉反而大热，冬天应该寒冷反而大温，"此非其时，而有其气"，也是"时行之气"。换句话说，不应流行该气时，出现该气，则易致病。人们将"非时的"、不是这个时令的气，叫"时行之气"，认为其是一个致病因素，并且进行了很深的研究。

在该季节应出现的气被遮盖，是因为来了一股更强的气，即"非时之气"。我们研究"五运六气"，也是依据这个理论。"时行之气"的出现可能导致"一岁之中，长幼之病，多相似者"，一年中的流行病，如很多人咳嗽，或腹泻，或黄疸，或脑炎，头痛，呕吐。

《阴阳大论》的这个说法非常重要，告诉了后世关于寒毒、时气、温、暑的含义及各自与伤寒的关系，并引起了历代医家的重视。

《难经》提到广义伤寒，《阴阳大论》提到"寒毒"，但都没有写成一部专著。张仲景编写了《伤寒杂病论》，创立了伤寒体系，因此提到"伤寒学"就要提到张仲景。

三、张仲景创立了伤寒临床体系

张仲景所处的时代是一个大动荡的时代，汉代末年，经过几百年的社会稳定，儒家的传统政治被黄巾军起义打乱，造成了社会大动荡。有书记载，张仲景应该是一位政府官员，主业长沙太守，业余看病。过去的官员有几天值班，处理一些行政事务，也有一天来休息，处理自己的私事。张仲景用处理私事的假日时间，在大堂上给百姓看诊。坐堂行医看诊的传统便来源于此。

其实我们常说的"行医"是行走到各地出诊、为人诊病。扁鹊开创"行医"是最早的记录，而张仲景"坐堂"比较晚。扁鹊是春秋末期的人，与孔子周游列国一样，扁鹊是"闻名天下"。在张仲景时代，他作为一个政府官员，之所以编写《伤寒杂病论》，原因之一就是当时的传染病流行很广，危害很大。

同时期，还有一位医学家名华佗。华佗受到了《难经》和《阴阳大论》的影响，也对伤寒病提出了认识和诊疗的方法。

孙思邈《备急千金要方·伤寒例》引华佗曰："夫伤寒始得，一日在皮，当摩膏火灸之即愈。若不解者，二日在肤，可依法针，服解肌散发汗，汗出即愈。若不解，至三日在肌，复一发汗即愈。若不解者，止，勿复发汗也。至四日在胸，宜服藜芦丸，微吐之则愈。若病困，藜芦丸不能吐者，服小豆瓜蒂散，吐之则愈也。视病尚未醒，醒者，复一法针之。五日在腹，六日入胃。入胃乃可下也。若热毒在外，未入于胃，而先下之者，其热乘虚入胃，即胃烂也。然热入胃，要须下去之，不可留于胃中也。胃若实热为病，三死一生，皆不愈。胃虚热入烂胃也，其热微者，赤斑出。此候五死一生；剧者黑斑出，此候十死一生。但论人有强弱，病有难易，得效相倍也。"

华佗是根据六部传变与汗、吐、下"三法"治疗。伤寒一日在皮，二日在肤，三日在肌，需要发汗治疗，都是在"三日之前"；到第四日"在胸"，这时候要用吐法，说"微吐之则愈"；如果没治好，到第五日，就到了腹部；到第六日则"入胃"，入胃后要用下法。

华佗提出的"六部"辨证，是按皮、肤、肌、胸、腹、胃"六步（部）传变"，而不是按照太阳、阳明、少阳、太阴、少阴、厥阴"六经"辨证。

"六部传变"的思想主要影响了王叔和。《备急千金要方·伤寒例》引王叔和言："伤寒病者，起自风寒，入于腠里，与精气分争，荣卫痞隔，周行不通。病一日至二日气在孔窍皮肤之间，故病者头疼恶寒、腰背强重。此邪气在表，发汗则愈。三日以上气浮在上部，填塞胸心，故头痛心中满，当吐之则愈。五日以上气沉结在脏，故腹胀身重、骨节烦疼，当下之则愈。明当消息病之状候，不可乱投汤药，虚其胃气也。"

王叔和此论源于华佗，又有所阐发，使汗吐下三法更明晰易施，同时，论明邪气在胸与入腹，为气之浮沉所致，实为吴鞠通外感温病三焦辨证之雏形。

王叔和学习关于华佗的论述原著已失传，但在《备急千金要方》和《外台秘要》中，都有华佗的有关论述，我们也可以到书中查阅。

张仲景写《伤寒杂病论》时，有自己的初心。张仲景不管是当官也好，还是当医生也好，为的都是利天下百姓。因此，他在《伤寒杂病论·序》第一句便说"余每览越人入虢之诊，望齐侯之色，未尝不慨然叹其才秀也"，序言最后"余宿尚方技"并不是接着第一句说的。《伤寒杂病论》序言第一句是说扁鹊到虢国救虢太子；为齐侯望诊，诊断其病正逐渐加深，想为其治疗，感叹扁鹊医术高超。张仲景觉着扁鹊有这么高的本领，就想学习扁鹊。

但是东汉末年社会混乱，建安纪元（公元 196 年）后不到十年，仲景家族死亡人口占整个家族的 2/3。张仲景说"宗族素多，向余二百"，这里说的应该是户（宗族），不是人口，他们二百多户的宗族，或者二百多家人口，不到十年就死了 2/3，而伤寒引起的占了 7 成。因此，他开始探索，勤求古训，博采众方，引用"《素问》《九卷》（即《灵枢》）《八十一难》《阴阳大论》《胎胪药录》，并平脉辨证，为《伤寒杂病论》合十六卷"，最终编写为《伤寒杂病论》。

其实，按照后人的说法，仲景写成《伤寒杂病论》主要引用的还有一本书，即书中的方剂来源《汤液经》，但是他却没提这本书。反而魏晋时期的皇甫谧在《甲乙经序》里提出来，张仲景用过《汤液经》。

《汤液经》这本书非常重要，是《汉书·艺文志》提到的"经方十一家"之一。《汉书·艺文志》将医学著作分为四大类，即"医经家""经方家"。"医经七家"共七本书，有《扁鹊内经》《扁鹊外经》《黄帝内经》《黄帝外经》《白氏内经》《白氏外经》《旁篇》。

"经方"就是方剂的书，当时方剂学有"十一家"，其中一本叫《汤液经》。张仲景主要是引用《汤液经》中的方药写成了《伤寒杂病论》，但他却没有说引用过这本书，这值得我们探讨。

四、张仲景利用和改造《汤液经》

《辅行诀脏腑用药法要》，简称《辅行诀》。王雪苔先生出版的《辅行诀脏腑用药法要校注考证》，说《辅行诀》是敦煌古书卷子。河北省威县有一位老先生名张大昌，他的爷爷张偓南当年是军医，在辛亥革命以后到敦煌去买马，通过一位道士买了一本卷子，卷中字数不多，内容首尾比较完整的，就是《辅行诀脏腑用药法要》。

"辅行"就是辅助修行，道家要修行；"诀"是一种"书体"，是一种书籍体例。这部书论述如何按照脏腑用药治疗杂病，按照"六合辨证"治疗天性热病，还保留了《汤液经》的方子，即有60首方来自《汤液经》。

《汤液经》记载360个方剂，《辅行诀》里边的方剂就占了它的 1/6，《辅行诀》里就提到了张仲景与《汤液经》两者之间的关系。陶弘景说："汉晋以还诸名医辈"，张机（张仲景）、华佗，还有葛洪、范汪等，"皆当代名贤"，都"师式此"，就是说他们都学习《汤液经》。张仲景故意不说，是有很深的原因，这一点我们在此就不展开说明。

关于《辅行诀》的由来，是1974年，威县的赤脚医生张大昌给中国中医研究院献书而来。张大昌在1974年抄写了一次，他不知道这个抄本受重视还是没受重视，并没有收到回音，于是在1975年又写了一次，分两次把卷本手抄后，寄给中国中医研究院。《辅行诀》就这样进入了学术界的视野。也因此，社会上各界人士了解到了《辅行诀脏腑用药法要》，也逐渐被专家们认可。

它首先受到马继兴先生和王雪苔先生重视，王雪苔先生是著名学者，世界针灸学会联合会的第二任主席，也是中医研究院的原副院长。他接受了这个任务就进行了考证，认为这是一本很好的古籍。

之所以引起一些人的疑问，就是在传承的过程当中，弟子们抄录的卷本不一样，导致出来了20多个不同的抄本。关于其原因，王雪苔先生做了一个校注，提出了他的见解。

东汉末年的道教与道家是不一样的。道家想着让人健康长寿、得道成仙，其修的是长生不老之术，渴望长生不老。而一般的人都是为了健康。所以道家说，你要是想成神仙就不能带着一身病，得先把病治好。

道家认为治病是个小事，能成神仙才是大事，而神仙不是病者，要是想成神仙就不能带着一身病，所以一定要把病看好，之后才能修仙。

所以，我认为道家重视医学，并把医学作为一个手段来研究和使用，其绝对是养生治病的经典。我们都知道四大名著，而《辅行诀》就像中医界的红楼梦一样。其记载了《汤液经》中的60个方子，而这60个方子也是张仲景编著《伤寒杂病论》中所应用的方子，它们都出于《汤液经》。

《汤液经》有两个"传本"系统，一个是通过张仲景的《伤寒杂病论》，另一个则是通过《辅行诀》，分别沿着这两条路径传播下来。所以《辅行诀》虽然出土得晚，但其价值不可小觑。

《辅行诀脏腑用药法要》治疗传染病"六合辨证"的原文如下。

弘景曰：外感天行，经方之治，有二旦、六神大小等汤。昔南阳张机，依此诸方，撰为《伤寒论》一部，疗治明悉，后学咸尊奉之。山林僻居，仓卒难防，外感之疾，日数传变，生死往往在三五日间，岂可疏而不识也！若能深明此数方者，则庶无蹈险之虞也，今亦录其要者如下。

小阳旦汤：治天行发热，自汗出而恶风，鼻鸣干呕者。桂枝三两，芍药三两，甘草（炙，又方无炙字有切字）二两，生姜二两（又方为三两切），大枣十二枚。上五味，以水七升，煮取三升，温服一升。服已，即啜热粥饭一器，以助药力。稍令汗出，不可大汗淋漓，汗出则病不除也，日三服，取瘥止。若加饴一升，为正阳旦汤也。

小阴旦汤：治天行身热，汗出，头目痛，腹中痛，干呕，下利者。黄芩三两，芍药三两，生姜（切）二两，甘草（炙，又本无炙字）二两，大枣十二枚。上五味，以水七升，煮取三升，温服一升，日三服。服汤已，如人行三四里时，又本为少时令病者啜白酨浆一器，以助药力。身热去，自愈也。

大阳旦汤：治凡病汗出不止，气息惙惙，身劳力怯，恶风凉，腹中拘急，不欲饮食，皆宜此方。若脉虚大者，为更切证也。黄芪五两，人参、桂枝、生姜各三两，甘草（炙）二两，芍药六两，大枣十二枚，饴一升。上七味，以水一斗，煮取四升，去滓。内（纳）饴，更上火，令炜已。每服一升，日三夜一服。

大阴旦汤：治凡病头目眩晕（又本无晕字），咽中干，每喜干呕（又本无每喜二字），食不下，心中烦满，胸胁支满（又本为痛），往来寒热者方。柴胡八两，人参、黄芩、生姜各三两，甘草（炙）二两，芍药四两，大枣十二枚，半夏（洗）一升（又方为清夏一升）。上八味，以水（又本以浆水）一斗二升，煮取六升，去滓。重上火，缓缓煎之，取三升，温服一升，日三服。

小青龙汤：治天行发热，恶寒，汗不出而喘，身（又本为周身）疼痛，脉紧者方。麻黄（去节）三两，杏仁（熬）半升，桂枝二两，甘草（炙）一两半。上四味，以水七升，先煮麻黄，减二升，掠上沫，内诸药，煮取三升，去滓，温服八合。必令汗出彻身，不然，恐邪不尽散也。

大青龙汤：治天行，表不解，心下有水气，干呕，发热而喘咳不已者。麻黄（去节）、细辛、芍药、甘草（炙）、桂枝各三两，五味子半升，半夏半升，干姜三两（又方无干姜）。上八味，以水一斗，先煮麻黄，减二升，掠去上沫。内（纳）诸药，煮取三升，温服一升，日三服。

小白虎汤：治天行热病，大汗出不止，口舌干燥，饮水数升不已，脉洪大者方。石膏（绵裹）如鸡子大，知母六两，甘草炙二两，粳米六合。上四味，先以水一斗，煮（熬）粳米，熟讫去米。内（纳）诸药，煮取六升，温服二升，日三服。

大白虎汤：治天行热病，心中烦热，时自汗出，舌干，渴欲饮水，时呷嗽不已，久不解者方。石膏（打）如鸡子大一枚，麦门冬半升，甘草（炙）二两，粳米六合，半夏半升，生姜（切）二两，竹叶三大握。上七味，以水一斗二升，先煮粳米，米熟讫去米。内（纳）诸药，煮至六升，去滓，温服二升，日三服。

小朱鸟汤：治天行热病，心气不足，内生烦热，坐卧不安，时下利纯血如鸡鸭肝者方。鸡子黄二枚，阿胶三锭，黄连四两，黄芩、芍药各二两。上五味，以水（又本为浆水）六升，先煮连、芩、芍三物，取三升，去滓。内（纳）胶，更上火，令烊尽。取下待小冷，下鸡子黄，搅令相得。温服七合，日三服。

大朱鸟汤：治天行热病，重下恶毒痢（一本无热病重下），痢下纯血，日数十行，羸瘦如柴，心中不安，腹中绞急（一本无绞急），痛如刀刺者方。鸡子黄二枚，阿胶三锭，黄连四两，黄芩、芍药各二两，人参二两，干姜二两。上七味，以水一斗，先煮连、芩、姜等五物，得四升讫，内醇苦酒二升，再煮至四升（一本为五升，无后讫去滓），讫去滓。次内（纳）胶于内，更上火，令烊。取下，待小冷，内（纳）鸡子黄，搅令相得即成。每服一升，日三夜一服。一方为次内（纳）胶及鸡子黄，服如上法。

小玄武汤：治天行病，肾气不足，内生虚寒，小便不利，腹中痛，四肢冷者方。茯苓三两，芍药三两，白术二两，干姜三两，附子（炮，去皮）一枚。上五味，以水八升，煮取三升，去滓，温服七合，日三服。

大玄武汤：治肾气虚疲，少腹中冷，腰背沉重，四肢冷清，其后有小便不利，大便鸭溏，日十余行，气惙力弱者方。茯苓三两，芍药三两，白术二两，干姜三两，附子（炮，去皮）一枚，人参二两，甘草（炙）二两。上七味，以水一斗，煮取四升，温服一升，日三夜一服。

弘景曰：阳旦者，升阳之方，以黄芪为主；阴旦者，扶阴之方，柴胡为主；青龙者，宣发之方，麻黄为主；白虎者，收重之方，石膏为主；朱鸟者，清滋之方，鸡子黄为主；玄武者，温渗之方，附子为主。此六方者，为六合之正精，升降阴阳，交互金木，既济水火，乃神明之剂也。张机撰《伤寒杂病论》，避道家之称，故其方皆非正名也，但以某药名之，以推主为识耳。（上述

引文，来于衣之彪先生所抄录其师父张大昌的版本）

《汤液经》治病是一个体系，经方也是有体系的。经方里治一般的内科病用脏腑辨证，治传染病用"六合辨证"。

对于脏腑的病，按五脏来说，如从肝论治，肝的本性"散"，用辛味药补肝，用酸味药泻肝，这些思想、医经体系与《黄帝内经》的提法有所不同。比如《黄帝内经》说心脏病变，《辅行诀》有对应的方子，有"小泻心汤"，有"大泻心汤"；有"小补心汤"，有"大补心汤"。"小补心汤"就是张仲景的《金匮要略》的瓜蒌薤白半夏汤，在《辅行诀》里边变成了"小补心汤"。《辅行诀》里有些方子跟《伤寒杂病论》是相同的组成，这是另一套"补心""泻心"方，大黄黄连泻心汤也在《辅行诀》里。

对于脾，《辅行诀》说用甘味药来补脾，所以小补脾汤药物的组成是人参、甘草、干姜、白术，这就是《伤寒杂病论》中我们熟悉的理中汤。用辛味的药来泻脾，所以"小泻脾汤"组成就是附子、干姜、甘草，是《伤寒杂病论》的四逆汤，在这里也可见。

张仲景虽然没说他的方子来源于《汤液经》，但是实际上他确实用了《汤液经》中的方子，在这里都能够看出来。

再看治疗肺病的方，张仲景在《金匮要略》里有个方剂是"葶苈大枣泻肺汤"，用了葶苈子等药。虽然与《辅行诀》的方子中部分用法不一样，但是其方剂的源头我们可以追溯。

《辅行诀》治疗肾的方剂说"以苦补之，甘泻之"等，这些理论与教材不一样，有兴趣的读者可以查验，一一地去验证。

治传染病的时候，张仲景用的是六经辨证，在他之前的《汤液经》采用"六合辨证"。六合就是左青龙、右白虎、前朱雀、后玄武，青龙有大青龙汤、小青龙汤，白虎有小白虎汤、大白虎汤，还有朱鸟或者朱雀，有小朱鸟汤、大朱鸟汤，还有玄武，有小玄武汤、大玄武汤。四神兽就是代表四季，代表了四方，中央就用阴旦汤、阳旦汤。有小阴旦汤、大阴旦汤，有小阳旦汤、大阳旦汤。

陶弘景在《辅行诀》中指出张仲景用了《汤液经》的方子。小阳旦汤"治天行发热，自汗出而恶风，鼻鸣、干呕者方"，用桂枝、芍药、甘草、生姜、大枣，学过《伤寒杂病论》的都知道该组成是其第一方桂枝汤。小阴旦汤的方剂，是黄芪桂枝五物汤，大阴旦汤方子里的柴胡、人参、黄芩、生姜、甘草、芍药、大枣、半夏，去芍药就是《伤寒杂病论》的小柴胡汤。

这些方子主治"天行热病"，《汤液经》治的传染病叫天行热病，它里面没有一个方说是治伤寒的，由此可见《汤液经》的方子成书于汉代以前，是张仲景之前成书。张仲景叫"治伤寒"，《汤液经》里不说治伤寒。

小青龙汤"治天行发热"，大青龙汤"治天行表不解……发热而喘咳不已者"，《汤液经》里的小青龙汤，麻黄、杏仁、桂枝、甘草，就是张仲景《伤寒杂病论》的麻黄汤，而《汤液经》叫小青龙汤。

青龙白虎，金木之象；朱雀玄武，水火之兆，"升降阴阳，交互金木，既济水火"，这是以四神兽为出发点的四合辨证。

再看大青龙汤，组成是麻黄、细辛、芍药、甘草、桂枝、五味子、半夏、干姜，就是现在《伤寒杂病论》所说的小青龙汤。《汤液经》的小白虎汤就是张仲景《伤寒杂病论》中的白虎汤，组成为石膏、知母、甘草、粳米；《汤液经》的大白虎汤，就是《伤寒杂病论》的竹叶石膏汤。

张仲景治疗伤寒用六经辨证，《汤液经》用"六合辨证"，所以有小朱鸟汤、大朱鸟汤，朱鸟也叫朱雀。南方的是朱雀，北方的是玄武，南方属于火，北方属于水，所以说六合辨证。

"小朱鸟汤"就是张仲景《伤寒杂病论》的黄连阿胶鸡子黄汤；《汤液经》的小玄武汤，组成是茯苓、芍药、白术、干姜、附子，就是《伤寒杂病论》的真武汤，只是张仲景把干姜改成了生姜。

张仲景把它们在《伤寒杂病论》里都进行了加减运用，创立了六经辨证体系。

五、张仲景论述的是四季广义伤寒病

张仲景对于热病学说，也可以说对伤寒热病学说情有独钟。在治疗方面他有一些自己的特色，是其独特的体会和发明创造，他继承了《素问·热论》，并有所改造，如《黄帝内经》讲的是每日传一经，而张仲景在《伤寒杂病论》都是用"一二日发"或"三四日发""五六日发"，把它改成"或然"之词。《伤寒杂病论》中还有其他一些创造，后面会详细介绍。

在《素问》之前"伤寒"是"伤于寒"，这个伤寒是病因，没有把它做成病名。张仲景所出《伤寒杂病论》，属于专著，就是专门论述伤寒病。

这是一个"模式转化"，原来医家重视的是病因，而张仲景重视的是病症，这是不一样的，所以命名的重点是不一样的，着眼点不一样。这种转移，就是模式的转化，代表了学术创新。

这个过程很重要，我在《中医外感热病学史》里边也对此进行了总结。张仲景认识到外感热病的多样性，仅用"广义伤寒"一句话就都概括了，然后在《伤寒论·伤寒例》里提到了外感热病，既广泛又多样。

《伤寒论·伤寒例》云："从霜降以后，至春分以前，凡有触冒霜露，体中寒即病者，谓之伤寒也。九月十月，寒气尚微，为病则轻；十一月十二月，寒冽已严，为病则重；正月二月，寒渐将解，为病亦轻。此以冬时不调，适有伤寒之人，即为病也。"

其中说到伤寒病的广泛性，比如说九月、十月，这时候的特点，他就认为"寒气尚微，为病则轻"，十一、十二月寒气"凛冽"，这时候得病就重，所以正月、二月"寒气将解"，为病也轻。这里就提到了九月、十月、十一月、十二月、一月、二月，也就说明这六个月之中都有伤寒。然后到三月、四月，或有寒气，或有暴寒，还说七月、八月也有寒气，等于一年里都有伤寒病，所以说四季都有伤寒。

他认为伤寒病是很广泛的，四季的热病都可以用伤寒来概括，是一个广义的伤寒。

张仲景在《伤寒论·伤寒例》里还说到："若更感异气，变为他病者，当依坏病症法而治之。若脉阴阳俱盛，重感于寒者，变为温疟。阳脉浮滑，阴脉濡弱者，更伤于风者，变为风温。阳脉洪数，阴脉实大，更遇温热者，变为温毒，温毒，病之最重者也。阳脉濡弱，阴脉弦紧，更遇温气者，变为温疫。以此冬伤于寒，发为温病，脉之变证，方治如说。"这就强调了伤寒病的广泛性和多样性，是守正创新的典范。

六、张仲景表里证概念启迪了吴又可

从唐宋开始，很多人都为《伤寒杂病论》作注解，直到现在也有很多人研究张仲景的学问。张仲景独创的东西，我认为有个非常重要的概念，就是"半表半里"。这个概念对于吴又可的"邪伏膜原"有着很好的启迪作用，也就是吴又可所说的"疫有九传"，离不开"表里"。

《黄帝内经》讲"表"，是指肌肤体、表皮、脉筋、骨肉，都在外部或四肢上，"里"指的是脏腑或者说经络，吴又可也遵循这些概念。

阳经属于表，阴经属于里。如足太阳膀胱经和足少阴肾经，这两条经脉是"互为表里"。太阳和少阴，阳明和太阴，还有少阳和厥阴经，都是互为表里。六经有表里，而张仲景论述治疗的时候，所用的"表证"就是有恶寒的，发热恶寒就是有表证，不恶寒就离开了表，进入到里。里证当然也分不同情况，有虚、有实、有寒、有热。

张仲景所说表证，主要是用来说"解表"，需要解表治疗表证。表证的概念是邪气在表，要用麻黄汤、桂枝汤，或者麻桂各半汤，或者青龙汤来治疗。

《伤寒杂病论》说："伤寒脉浮，发热无汗，其表不解者，不可与白虎汤。渴欲饮水，无表证者，白虎加人参汤主之。"

"伤寒表不解，心下有水气，干呕发热而咳，或渴，或利，或噎，或小便不利，少腹满，或喘者，小青龙汤主之。"

"伤寒医下之，续得下利，清谷不止，身疼痛者，急当救里；后身疼痛，清便自调者，急当救表。救里宜四逆汤；救表宜桂枝汤。"

因此，张仲景所说的表，跟恶寒有很大关系，不恶寒就代表邪气不是在表。

当然，张仲景也提到了温病，在《伤寒杂病论》里，他是这样定义的："太阳病，发热而渴，不恶寒者，为温病。"

发热口渴、不恶寒，不恶寒就没有表证，有一份恶寒才有一份表证。有恶寒了才需要用解表，用麻黄汤、桂枝汤之类的方子来解表。如果没有恶寒，就不需要解表。

"太阳病"三个字，不是太阳经的提纲证。太阳病"提纲证"很明确，《伤寒杂病论》说"太阳之为病，脉浮、头项强痛而恶寒"。

太阳病的提纲证有恶寒，这里说"不恶寒"。"太阳病"就是发病第一日的意思，也就是"一日太阳，二日阳明"发病第一日，出现发热，口渴又不恶寒，称"温病"。

温病是里热外发，而不是从体表向里传变，与伤寒不一样，所以不需要辛温解表。像麻黄汤、桂枝汤这些方子，属辛温解表剂。

辛温解表的方药，张仲景是根据前人的认识制定的。如出土了汉代一个竹简，竹简所记载的药方里有"伤寒四物方"，用的都是热药，如乌头、肉桂、蜀椒、白术等来发汗。

张仲景用的是"经方"，借用了《汤液经》的方子，用的是辛温解表，与热药发汗不一样。

后世的医学家在张仲景表和里的概念基础上，进一步延伸并创新了温病的概念，引起了温病概念的变化，也造成了伤寒和温病之间出现分歧和争论。

七、广义狭义温病之争关键是恶寒

广义狭义温病之争关键是恶寒。狭义的温病，发热而渴不恶寒，没有表证，不需要解表；而广义的温病，是有恶寒表证，有表证就需要解表。

叶天士说"在卫汗之可也"，卫分证就是需要解表的证。这种温病与张仲景所说的不一样，这些概念变化是逐渐发生的演化，所以广义的温病不取张仲景的定义。

如《温病条辨》就明确说温病泛发于四季，即四季都有可能发生温病，与张仲景所说的"四季伤寒"是重叠的。

张仲景所说温病只发生在春夏，春夏以后就变成热病、暑病，秋天就为秋燥，但是吴鞠通改变了这个概念，认为四季都有温病。吴鞠通将温病的病种扩大，包括风温、温热、温疫、温毒、暑温、湿温、秋燥、冬温、温热。

吴鞠通所说的温病是广义的，包括的病种很多。这些温病的治疗需要解表，其《温病条辨》里列出的第一个方就是桂枝汤。

他对张仲景关于温病"不恶寒"的说法持否定的态度，从文词上也可明确看出。他认为"仲景所云（温病）不恶寒者，非全不恶风寒也，其先也恶风寒，既热之后，乃不恶风寒。古文质简，且对太阳中风热时亦恶风寒，故不暇详耳。"

吴鞠通直接否定了张仲景关于温病初期不恶寒的观点，造成了伤寒和温病之间的学术交叉。实际上，是因为吴鞠通说的是广义温病，与张仲景时代所说的广义伤寒在病症上重叠了，所以就容易产生一些争论。

不管是伤寒，还是温病，到了疾病后期，其证候不一定都像温病学家所说的都是热证。

叶天士所说的卫气营血四阶段，营分证、血分证都是伤阴的。临床上的传染病，如非典到了疾病后期衰竭死亡时，并不是叶天士说的营分证、血分证，而是阳气衰竭。患者出现了休克，或者弥散性血管内凝血（DIC），人体出现休克的时候，就测不到血压，也不会发热，各脏器有可能是衰竭的状态，所以疾病到最后往往是一个虚寒、衰竭而死的过程，应该用张仲景的四逆汤来进行治疗，而不能再用温病学的养阴清热，不能用凉血的方法来治疗。

如果疾病"突变虚寒，转为内伤"，就要想到这一点，但一般人是不容易了解这些情况。这是说有这样一个过程，患者从一开始得病，然后到高热，高热后神昏谵语，闹得很严重，发展到中期、末期，往往血压突然下降，浑身凉了，各脏器衰竭了，这时候治疗，要用张仲景三阴死证之法，要回阳救逆。

我们说诊治模式的转化，是理论进步的形式。《黄帝内经》叫"热病"，张仲景叫伤寒，吴又可叫瘟疫，到了清代叫温病，这就是"诊治模式的转化"。这些变化，是理论的进步。

到了现阶段，我们怎么应对COVID-19，需要有理论的创新。我们提出一个思路，病、证、方、药之间的关系，用一个比喻简单说来，就像一条河一样，这个病有开头和结尾，最后流到东海，它就完成了整个过程。

把病当成一个过程来看，"证候"像河里的小船一样，可以逆流而上，也可顺流而下，也可原地不动，所以"证"是不断在变化，第一天和最后一天，船到底在哪，这是不一定的，是随机的。在这过程中，患者好像要过河上岸，又像是要坐船过河似的，他从哪个码头上岸，就看那船在哪儿。

"病像河流，证如舟，系列方药似码头"，这是《热病新论》里提出来的。按照这个学说，它阐述的是病症结合、分级诊疗，正确处理好古代经典和现代辨证论治的关系，就是要说明病是什么，证是什么，其与方药的关系，需要有一系列的新思想来讨论这些学术的发展。

中医能治疗未病，治疗早期病，这是中医学的长处。不论是亚健康，还是"非典"，或是 COVID–19，中医都是依据"证候"，而不是盯着病毒，或者盯着细菌来治疗，中医强调辨证论治。

辨证论治有大智慧，中医学有非常大的智慧，能维持生命，维护健康，也能够养生，即维生、卫生、养生，是一个不断提升的过程。

维持生命是最低需求，中医药的养生保健是最终目标。养生成就生命的健康，把养生当作最高的追求，所以养生才是最高境界。在这个目标里边，我们的治疗，都是为了健康。

中医人只有坚守道术并重，才能复兴中医。中医药学凝聚着深邃的哲学智慧，是中华民族几千年来的健康养生理念及其实践经验，是古代科学的瑰宝，是打开中华文明宝库的钥匙。多年前在我编写的《挺起中医的脊梁》中提到，废医验药危害中医，一定要坚持中医原创的学术理念，这样才能不断把中医事业一步一步地发展壮大，突出特点。

中医药预防疾病的历史很悠久，也取得了显著的成果。

第4讲
中医重视预防传染病

中医学重视治未病和预防传染病。我们学习《温疫论》发现好像只强调疫气，或是戾气，讲的都是"外因"，这样理解不全面。吴又可在书中非常好地处理了外因和内因的关系。

预防的内容讲的就是如何扶助正气，帮助正气，如何对付邪气。吴又可总的原则，实际上是扶正祛邪，处理好正和邪的关系。

预防的内容一个是"正气存内，邪不可干"，另一个是"邪之所凑，其气必虚"。中医学中"五疫之至"的治疗就是让外来的邪气不伤害人。

中医学讲究"治未病"，预防传染病。治未病，并不是说在没有病的时候吃药，而是调理没有病的身体，这是中医的健康管理学。在生命的过程中，我们要做到不得病，让人不得病，让人能够不得病的医学才是最好的医学，而不是说病后再去治疗的医学。

一、世卫组织融入中华健康元素

世界卫生组织，是中国人发起成立的，而不是欧美人发起的。1945年，中国和巴西在联合国成立的时候，共同发起并成立了世界卫生组织，实际上主要是以中国人为主。

当时的国民政府外交部部长宋子文，到美国参加联合国成立大会的时候，带了一个助手叫施思明。施思明的父亲做过驻英大使，也当过驻美大使，所以施思明英文很棒。他在英国学的是医学，在医学方面有比较深厚的素养。他发现联合国成立了很多世界性的组织，但是没有一个关于医药卫生的组织，于是提出要建立一个世界性的卫生组织。为了获得多数国家的支持，就拉上了巴西共同发起，然后投票，就这样世界卫生组织成立了。创立世界卫生组织是中国人发起成立的，且世卫组织关于健康的概念，也融入了中国的元素。

世卫组织关于健康的概念是健康不仅是没有病，还要有良好的、完满的精神状态，有很好的社会适应性，也就是说这个人如果心理不健康，身体再棒也不行。健康不光是重视形体的问题，而是身心和社会都要和谐，有一个很好的状态。

这样的概念就融入了中华文化的"天行健，君子以自强不息；地势坤，君子以厚德载物"的理念。"健"指的是形体，"康"往往指的是心态，是身心的安宁，有康泰、安宁的意思，讲的是和谐。

中国人又率先提出了"亚健康"的概念，主张在没有形成有形的病灶之前，或可诊断的疾病之前，有一种状态叫亚健康。这个不健康的状态，符合中医辨证论治的思想，只要出现状况，有状态了，中医药就可以进行干预，就可以进行调理。亚健康概念，也是中国人提出来的重要理念之一。

二、中医学凝聚着深邃哲学智慧

中国人之所以能够提出这些理念，跟中国的传统文化有密切的关系。比如，中国最早睁眼看世界的人，是两个伟大的古人，一位是女娲，另一位是伏羲。女娲、伏羲为中华民族留下了两个神话，一个是炼五色石补天，另一个是伏羲画卦。天如果有了漏洞，可以用地上的五色石冶炼后，去弥补天的漏洞。人在天地之间，可以大有作为，天地人是有关系的，这个理念就来源于女娲。

那么，伏羲将女娲天地人相关的思想，上升为哲学，而伏羲的八卦就是哲学。八卦中最上边的一爻代表天，最下一爻代表地，中间一爻代表人，提出了天地人这样的哲学思想。八卦"易以道阴阳""一阴一阳之为易"，对中医学的启迪及发展有非常重要的影响。"易"是讲阴阳的。

女娲讲"天人相关"，我们说有了阴阳，才有了天地。那万物是从哪来的呢？

从《河图》《洛书》来看，这两本就像是无字天书，只有图画。河图和洛书就是数字组合。10个数字，或者9个数字，组成了两个图画，其有天有地、有阴有阳、有五行、有四方、有四季。

白点、白圈代表的是阳，黑点、黑圈代表的是阴。阴就像地，白就像天，所以这个图是讲生成，天生的，地来成；地生的，天来成。

河图的理论叫"天一生水，地六成之""地二生火，天七成之"。生的数字在里边，成的数字在外边；生的数字小，成的数字大。"天三生木，地八成之""地四生金，天九成之""天五生土，地十成之"。

生在内，成在外。"生"还是"不生"，要看内在有没有生命力；成不成，要看环境允许不允许。

在《河图》和《洛书》里，把中医有关内和外是一个整体的相关思想，融入进文化。它是中华文化的精华，是根脉所在。所讲的生成，是一个自然生成模型。这里的思想是木、火、土、金、水，有天地、有阴阳、有北方、有南方，或者代表冬至、夏至、春分、秋分，或代表东方、西方。

这就是《汤液经》里所说的"交互金木，既济水火，升降阴阳"，涉及"六合"。

"六合"非常重要，《河图》是四面，《洛书》是八方。

《洛书》的八方为"履一戴九""左三右七""二四为肩""六八为股"。相当于脚底下是"涌泉穴"，脚下阳气最少，头顶"百会穴"阳气最多，"肝气生于左，肺气降于右""中央是脾胃"，中央为枢是"中焦"。

我们讲的《洛书》，相当于一个人的身体，有胳膊、腿，二、四、六、八代表四肢，肾、心、肝、肺、脾构成"五脏"，五脏藏精气，是无形的；四肢是有形的肢体，相对来说属阴。

因此，《河图》和《洛书》讲述了人体和环境，阴阳天地和四时、五方的关系。所以《易经》有大智慧。

《易经》（即《周易》）为周初周人所作，记载了伏羲画八卦，文王创"重卦"，由周公系辞，孔子及其弟子注解传于后世。《易经》讲的是阴阳，讲的是变化，其大智慧，跟中医有关，在思想上是一致的。

《易经》曰："夫大人者，与天地合其德，与日月合其明，与四时合其序，先天而天弗违，后天而奉天时。""天弗违"，就是不能违背了天的自然变化，不能够违背时令，而要按照时令的变化进行养生、保养生命，这是《易经》的智慧。

老子《道德经》说"人法地，地法天，天法道，道法自然"，这个法则就是道法自然。"自然"是最高的准则，不能违背自然，违背自然就要受惩罚，这是古人的大智慧。

三、五运六气让人"知常达变"

在《黄帝内经》里有很多"五运六气"的内容。"五运"是按木、火、土、金、水的顺序，每年有一个"运"，就是说每年的气候不一样，这一年要么偏于风、木，要么偏于火、热，要么偏于湿、土。

湿、土，或者凉、燥，或者寒、水。

　　五运有太过、不及，每年或是太过，或是不及，五运"太少相生"，一年一年推算，每年一运。

　　"六气"，是一年里的气候分成六个阶段，就是把二十四节气分六组，一气有两个月，每两个月算一气。有"初之气""二之气""三之气""四之气""五之气"，最后一段是"终之气"。这六个阶段的气，又分成了主气和客气。主气研究的是常态、常规。客气研究的是变化因素、气候变化，即到了季节，该热的时候，有可能不热，也有可能热得过分；该冷的时候，有可能冷，也有可能不冷。这就是研究"主客加临"，其方法是"知常达变"。

　　五运六气就是说外界的气候，是会经常发生变化的。所以不能只知道常规，死守着节气，认为春天一定是什么气候，夏天一定是什么气候。有时候夏天也可能不热，一旦下了雨就可能很冷，有了非时的凉气；冬天也可能不冷，所以根据气候的变化，根据五运六气的规律，研究天地人之间的关系，又根据天地之气的变化，研究如何引起人体疾病的变化。故疾病的变化也是有规律的。

　　引起疫病的"五疫之至"和"六气"的变化，可以形成不同的疾病流行，这是在吴又可之前有的"五运六气"理论。

　　关于"避邪气""养正气"，古代的中医都有论述相应的理论和措施，且是非常丰富的。如《黄帝内经》里提到，一定要避"虚风""邪气""养正气"。

四、外避邪气内养正气"治未病"

　　《素问·上古天真论》曰："上古之人其知道者，法于阴阳，和于术数，饮食有节，起居有常，不妄作劳，故能形与神俱，而尽终其天年，度百岁乃去。"这讲的就是养生之道，即养正气、辟邪气，和"圣人不治已病，治未病；不治已乱，治未乱"说的是一个道理，都是重视预防，预防大于治疗，不要消极等着发病。

这就像防火，救火是英雄，防火则堪比"神仙"。重视预防、治未病，是非常重要的事情。古人一直在强调预防，强调不要等病起来了再去治疗。

治未病措施很早就有了，在石器时代，人们用火来预防。"燎于室"就是室内烤火，到时候就把住的窝棚用火烤一烤（那时候古人住的屋子是半地穴式，这样的房子容易潮湿），去除潮湿病因，把疾病预防住了，就能减少疾病的流行。

古人有了预防思想并逐渐积累，《黄帝内经》里也有一些记载。

关于传染病，或者热病的治疗，或者是早期的治疗，除了在没有病时要管理身体、养正气、辟邪气，还有针刺等方法。《素问·刺热篇》说"肝热病，左颊先赤；心热病，颜先赤；脾热病者，鼻先赤；肺热病者，右颊先赤；肾热病，颐先赤。"我们可以把这些跟《河图》配着来看，"病虽未发，见赤色者刺之，名曰治未病"。小孩经常有这样发红的情况，脸红发生在面部五官，有不同的位置，发红了用针刺，刺一刺相应的经脉、穴位，这就是"治未病"。

《黄帝内经》治未病的措施，并不是都用针刺，针刺是治未病的一部分。至于肝在左颊、肺在右颊，《素问·刺禁论》曰："肝生于左，肺藏于右，心部于表，肾治于里。"这是讲的人体气机升降，是根据《河图》所说的五行位置，左青龙、右白虎、前朱雀、后玄武，配脏腑、配时空。

《难经》里也有"治未病"记载，如第七十七难曰"经言，上工治未病，中工治已病"。高明的医生才能治未病，能发现苗头；水平不高的医生，在人没得病的时候看不出来苗头，也就提不出治未病的思想。只有那些高明的医生、大医，才能够提出治未病。

为了回答这个问题，《黄帝内经·素问》里有一个询问和对答，也可以说是讨论。

"所谓治未病者，见肝之病，则知肝当传之于脾，故先实其脾气，无令得受肝之邪，故曰治未病焉。"上工、好医生看见有人肝有病了，就知道肝属木，木克土，脾属土，肝病就容易引起脾病。

日常生活里，也经常见到这样的例子，有的人爱生气，生气后腹胀，不想吃饭，原因是肝气郁结，影响了脾胃（脾土）的运化。"见肝之病，知肝传脾"，应先"实脾"，这样做就是"治未病"。

也有人问，已经患病了，那还是治未病吗？这也是治未病，按这个思想，有病以后防止传变，也是治未病的一种内容，所以延伸出"不同层次的治未病"。

东汉张仲景在《伤寒杂病论》里有论述，即"千般疢难，不越三条"。其一，"经络受邪，入于脏腑，为内所因也"，经络受到外来的风寒邪气，邪气后来到了脏腑内部。这是因为内里脏腑的正气虚，虚处留邪。这就好像下雨以后的积水一样，积水的地方是地势太低洼了，低洼的地方就容易积水，这就是"为内所因"。

其二，"四肢九窍，血脉相传，壅塞不通，为外皮肤所中也"，有的邪气不入脏腑，只在体表传动，这个传变就叫在表、在外。吴又可直接继承了张仲景的思想。四肢九窍，血脉相传，壅塞不通，叫"外皮肤所中"，不论是在经脉、在筋、在肉，他说都是"在表"。

邪入脏腑是"为内所因"。"内"是脏腑，就是"里"；"外"是四肢，就是"表"。吴又可的表、里概念与张仲景是有关系的，其继承了张仲景的思想。《金匮要略》所说"上工治未病"和"见肝之病，知肝传脾"，是张仲景继承了《难经》的思想。吴又可继承张仲景，张仲景继承前人，他们是一个连贯的传承。

继承与创新的关系，在前文也提过。疫气来了以后，接触传染病时"五气护身"，然后才"可以入于疫室"。"五气护身"，讲的是"内扶正气""外避邪气"，这是相互联系的两个方面，而不是单纯强调一个方面。现在有的人不说"兼顾"，往往是一点论，只知其一而不知其二，这是不正确的。

五、中医"大免疫"思想哺育免疫技术

中医学关于预防疾病，免疫的概念、思想很宽泛，虽未明确提出细胞免疫、体液免疫，但又不局限于这两种免疫体系。西医学的免疫概念说人的免疫系统有抗体、免疫细胞等，这个当然没错，不过它只是中医学免疫的一部分。

免疫，就是免于得疫病，吃得好、休息得好、心情好，都可以让人避免得疫病。中医学强调的是不得疫病，有这样的能力，就叫免疫力，而不是说一定要局限于细胞上，局限到抗体上。所以，我们可以把细胞和抗体的免疫，理解为狭隘的"免疫"。

中医学认为提高抗病能力有的时候是要靠饮食，有时候要通过别的方式，如练功、导引、气功、推拿，来达到扶正祛邪。所以免疫预防疾病，一个就是在内要"五气护身"，强调自身正气的修养；另一个就是在外要预防邪气的侵犯。

所以免疫无非是抗邪气、提正气这么两条治疗思路。扶正气就是向内求，中医特别擅长于扶助正气。

有的人比较长寿，可以活到八九十岁，甚至一百岁都很少去医院，或者根本没去过医院，也有的人说一辈子没吃过一粒药片。我们不能说这样的人不讲科学、不懂预防，这是不对的。

不是经常去体检，才懂得科学，才懂得预防，我认为科学养生应该是人体顺应天地阴阳的变化，或者说按照中医养生的规律来养正气。我们身体就带着一个"制药厂"，百药都能制造。然而，因为个体差异化，并非所有人什么药都能制造，有些人患高血压、高血糖，就需要去买药，这是因为他们身体里边所产生的降压药、降糖药不足。如果体内生产足量，也就无须去药店买药了。这就要"向内求"，通过一些方法向内求药。这是《黄帝内

经》的重要思想，也是防疫的大智慧。它提出每个人要把内在的"卫生资源"最大化地利用好。这就是中医学的智慧——"要向内求"。

中医学的免疫思想哺育出了人痘疫苗，因为有了"化毒为药"的思想，才能够有这样的技术。人痘疫苗得来的过程是不容易的，并不是谁一拍脑袋就创造出的。其过程虽然复杂，但很有意义，这是中医向世界奉献的一门技术，下面我们将其进行一下梳理。

针对传染病，西方跟东方是采用不一样的方法，西方强调的是隔离，是一个"检疫"措施。西方国家和欧洲地中海沿岸的国家善于海运、航海，航海有"检疫"措施，即人靠岸以后，不能随便活动，要在特定地点休息观察。如果确诊有病，就进行治疗，如果健康，也要经过检疫期、隔离期，才能够自由活动。

西方医学强调的是要阻断传播途径，是把患者与健康人分开。比如麻风患者，出去打饭，得穿上"麻风服"；医生看病，要穿上"防护服"，强调的是"隔离"。西方的修道院有的也是为了隔离患者而建造，曾经也是隔离肺结核患者的场所。

这样的措施，将健康的人与有病的人之间划一条鸿沟，把他们隔离开，互相不接触。如果一直是这样的做法，人类就不可能发明疫苗，或者说可能性很小。

疫苗是怎么发明的呢？疫苗有痘痂法、痘衣法。痘痂法就是把患者的痘疮痂弄下来，再研成末，有"干"苗法，有"湿"苗法。天花患者结成的疱疮起了一个泡，泡里有浆液（浆汁）的时候，我们把它叫"湿苗"；痂干巴了以后，叫"干苗"。还有熟苗法，就是把患者的痘疮汁，或者痘疮的痂，弄下来以后，粘到棉花上，再放到健康人鼻子里，让健康的人发一次热，或者得一次轻症，或者不发热，这样健康人就有了抗病能力，这个过程就叫"种痘"，疫苗就叫人痘疫苗。

健康的人本来没有病，把患者的一个痘疮痂，想办法弄到健康人的身上，这个过程就是主动地"化毒为药"，把有毒的天花在病毒很弱的时候，接种到一个健康的人身上。这个技术的发明是非常不容易的，是经历了千百年的探索才有的，其关键是中医的大智慧。

"疫苗"两个字，名字起得非常好。"疫"是传染病，"苗"是小苗、幼苗。即使毒苗是一个毒物，如制鸦片的罂粟，但在幼苗的时候，不会产生罂粟碱，也就不会造成上瘾的危害。再如扎脚的蒺藜，在幼苗的时候不扎手、也不扎脚，而且在幼苗阶段，最容易将它去掉，所以它不是"疫毒"。"瘟疫"的苗，也不是毒，而是苗，或者称之为毒苗。这个毒苗能够被人所用，就是"疫苗"，这对于预防非常重要。中医能够分清这个界限，能够化毒为药、变废为宝，就是大智慧。

古人提出"疫""疫毒""疫室""疫苗""防疫""免疫"等不同的概念，经历了几千年，在这过程中有一系列的学术探索。

甲骨文里记载"御疫"，用占卜来避免"疫"。防疫的措施也是很多，"燎于室"，佩戴香囊，药包洗浴，喝屠苏酒等，这些预防措施逐渐发展，到宋朝的时候，就发明出了疫苗。然后在清朝，传到了俄罗斯、日本、土耳其等国。

六、中医向世界奉献了疫苗技术

德国的一位学者，在其编写的《药物简史》中，将"近代以来延续人类生命的伟大发现"作为开篇第一章。他说"当种牛痘来到欧洲时"，这个说法是错误的，一开始到欧洲去的不是牛痘，而是人痘疫苗。文章中说，"一位贵夫人、一位英国的乡村医生和一位法国的化学家为人类立了功，他们的辛勤努力，为世界卫生组织能够在 1977 年宣布世界上已经没有天花，作出了贡献，世界卫生组织还希望，不久也能为其他几种古老的痼疾，致一篇相似的悼词。"

在他的叙述里边，尽管一句也没提到中医，但是疫苗技术确实是来源于中医的，来源于中国。他们是学习的中医，是引进的过程。

英国驻土耳其大使的夫人玛丽，当时从书中记载了解到疫苗是中国传来的技术，并了解到种人痘的过程。英国内科专家爱德华·詹纳受到启发，发明并普及了疫苗接种。

说到"疫苗"，就会牵扯到"疫"的毒气和这个"苗"，有"疫苗"才能预防疫毒、化毒为药，这条思路在我们的"元典"里有。

几千年来的中医学，与西方医学是不一样的。中医学认为毒和药是不分的。而西方医学的观念中"毒"与"药"是势不两立的。希伯格拉底在《誓言》里说："不把任何有毒的东西，不把毒药给任何人，也绝不授意别人使用毒。"他认为毒就是毒，药是药，两者之间没有互相转化的关系，是势不两立的，不可能把毒变成药。

因此，在公元846年，入侵法国的诺曼人中间暴发了天花，诺曼人的首领"只好"下令将所有的患者和看护患者的人统统杀掉。

有资料说1519年西班牙军队入侵墨西哥的时候，将天花这种致命的病毒带到了美洲大陆，而美洲原住民并没有察觉，于是造成了疫病流行，两三百万墨西哥印第安人死亡。这个事说明，天花是一个有毒的病。

要想说明天花的流行途径，及控制方法，就不得不先谈种痘。人痘疫苗传到欧洲的时候，是转折点。

有这样的介绍，法国的启蒙学家伏尔泰在《哲学通讯》里说，我听说一百年来（这是指清朝时期），中国人一直就有这种习惯（种痘），他们被认为是全世界最聪明的、最讲礼貌的一个民族，是伟大的先例和榜样。在这里他提到了种痘。

玛丽夫人在给友人的一封信中谈到了人痘疫苗种痘，叙述土耳其人接种人痘的详细步骤过程，并十分称赞，后来经过她的大胆和努力，将疫苗从土耳其介绍到了英国。

英国有一位医学家爱德华·詹纳，出生在一位牧师家里，是一位村医，在他小的时候也接种过从中国传过去的人痘。

他在接种了人痘疫苗多年以后，也就是中国的种人痘技术已经传到英国 75 年之后，才将其改良成功，把它变成了牛痘。人痘疫苗，逐渐改良成了牛痘。

在天花流行期间，詹纳听说挤牛奶的女工不得天花病。据说牛也生痘，这种痘可以使人畜共患病，人感染牛痘病毒后大多数只是轻微不适，并且这一类人就不会再感染天花病毒。于是他就想到了牛患病以后，体内有了抗体，那么它的抗原就可以产生痘苗。于是他大胆猜想，将牛痘疫苗种到人的身上，可以有跟种人痘一样的效果。

所以，詹纳将人痘疫苗改良成牛痘疫苗，是一个引进、再创新的过程。他所改良的牛痘疫苗，向世界各地传播，同时也传播到法国的巴斯德那里。这种疫苗的思想经过推广，又应用到鸡霍乱、牛炭疽杆菌、狂犬病等领域。纵观整个的接种疫苗、种痘的免疫思想，实际上还是原创于中医，继承了中医的思想。

通过种痘，激发内在的正气，提高了抗病的能力，这是内外相关、邪正斗争的过程，是提高人体抗病能力的一种措施。

就是这样，中国的种痘传到了俄罗斯、日本、土耳其，又从土耳其传到英国，从英国改良以后，引进再创新，传到了法国，从法国又传向了世界，对很多病都进行了这样的研发。

我认为中医的原始创新，不应该被埋没，疫苗的发明，不仅属于技术，并且承载着思想。

在西方医学强调把患者和健康人隔离开的思想指导下，人们发明不出疫苗。只有中医学具有这样的智慧，就是化毒为药，强调扶正祛邪，以人为本的主体性原则。

七、中医原创智慧值得发扬

在疫苗之外，中医还有一些跟西方医学不一样的原始创新，强调邪正斗争，强调升降出入、和谐平衡。所以，中医原创思想里，有多元并存、整体和谐的思想，也可以称为综合治疗。

中医的治疗，不强调一个元素对抗一个元素，一个化学成分对一个化学成分。分子靶点的这种对抗，不是中医的特点。中医往往强调"杂合以治"，一个病症可以用完全不同的方法，可以用砭石、刮痧来治疗，可以用九针针刺来治疗，也可以服汤药，还可以用艾灸，或者用导引等。这些方法在《黄帝内经》中都可以见到，《素问·异法方宜论》也说"圣人杂合以治"，可见中医有很多的大智慧。

除了疫苗预防的思想，中医学还有很多内容。中医学的其中一个思想是动态调整，即调整是随时随机的、生态性的治疗原则。不是从一开始用这个方，到最后还是用这个方，不是"随机入组"，更不是到最后"拆盲"。中医的辨证论治，是针对移动靶的治疗，而且是多靶点，这个治疗是一系列的大智慧。

我在《永远的大道国医》里提了很多这样的思想。中医是一个与西医不同的学术体系。中医主张的是"生成论"，强调整体生成，这是说生命不是合成的，而是生成的。

我们说生命，比如所有的动物都来源于一个细胞或一个受精卵，植物来源于一粒种子，因此生命是根据需要进行结构的分化，并在功能上"合化"的过程。

西方的医学强调是结构的分化，而忽略的内容，或者说研究不足的是功能的合化。

中医特别强调功能合化，在《黄帝内经》里说"人以天地之气生、四时之法成"，有"五脏生成"，而不是"五脏构成"。从来不说具体结构，也不说心房、心室、室间隔、房间隔、三尖瓣、二尖瓣这类名词，中医说心主神明、主血脉，属火，配南方，配红色，配苦味。当然，医学是不断进步的，西医的细化也是值得肯定的。

中医学讲的是把人的脏腑与其他整体联系起来，与天地万物联系起来，与精神联系起来，把自然界当成一个整体来研究。中医学主张生成，西医学强调的是构成，而生物进化的本质是结构分化和功能合化。

中医学强调功能的合化，讲究有升、有降，有出、有入。这是中医特别强调的，把健康融入所有的政策，中医将来会发挥重大的作用。

西方医学传过来以后，带来了很多的变化，对医药卫生的发展有促进作用，但是也有一些弊端，不容易纠正。如慢病高发、难治，费用高昂难付，化学制药滥用成灾，这是世界医改的难题。我想如果用中医的理念，或许可以解决这一世界性难题。

让人不得病的医学，才是最高明的医学，我们要把健康融入所有的政策，以人为本，而人之本就是健康。

让人健康的措施很多，药食同源的食材就可以预防传染病。经常容易上火的人，可吃一些清火，有利于人们清除郁热的食物，如萝卜、苦瓜、大白菜等。如果是寒性体质的人，就要多吃姜，也可以吃牛羊肉这类温暖的、让人发暖的食物。我们说"外求内养找健康"，就是把有利于治疗疾病的措施做好。对传染病预防也是这样的原则，外避邪气、内养正气。

中医探索人类长寿和健康的历史，是非常悠久的。对于健康的探索，从甲骨文就有记载。《黄帝内经》里就有很多关于养生的论述。

《神农本草经》把药物按照上品、中品、下品进行分类，这是把健康理念放到了非常重要的位置，说"上品无毒，久服轻身、益气、延年；下品有毒，来治病；中品有毒或无毒来养性"。且中医所用的药物中有一些草根、树皮，虽然看上去不起眼，也不知道里边含有的成分，但却是可以治病的好药。

中医治病不是用某一成分，也不是用某一味药，而是开方治病。这些天然药物，不是人工合成的，是天地自然所生。

中医学认为，"天地精华聚成药，四气五味入脏腑"，人体的正气非常充足，就能战胜邪气，预防邪气，不得病或者是少得病。中医学这样的思想还有很多，如"五色五味入脏腑"，又如饮食养生、运动养生、心理养生等，认为精华都聚于一身，体内自有大药。

药食同源研究的是一些养生的食物，如哪些是寒性食物，哪些是热性食物，哪些对补肾有帮助，哪些利肺，哪些健脾，这也是养生的意义，即强调养正气。药食同源帮助人体养正气，"百药"都能制造，只要把内在的卫生资源最大化，人就不得病或者少得病。

我们强调的内容，是善于内养。向内养，养正气。养生是硬道理，治未病是为了预防，是养生的一种手段。

八、养生成就健康，体内自有百药

接种疫苗，也是预防措施之一，虽然目前还在探索，但是不管它有没有副作用，或者成熟不成熟，这都是一个科学研究。

养生是硬道理，违背了就容易受惩罚。所以说爱上火的人，就不能吃，或者不多吃热性食物，也不能吃过补的食物；容易着凉的、体虚的人，就需要少吃凉性食物，穿衣服要穿暖和点，不要暴露，不要喝冰的，冰箱里拿出来不加热就吃容易"形寒饮冷则伤肺"。

中医讲养生，是根据身体的需要进食。"寓药于食"，充分发挥食疗的作用，尽量不用药，或者少用药，通过饮食调节，就能预防疾病。

中医药有很多的大智慧，厨房里就有很多药。例如，感冒喝姜糖水；便秘多吃萝卜、苦瓜；上火喝绿豆汤，这都是生活常识。由此可见，中医的知识，已经融入了生活。所以，生活需要中医化，中医需要生活化。

养生，是一个非常重要的理念，我们要尊重生命，要善待生命，要善于养生，保持我们的健康从而不得病。

生命是一个整体，施治于外，神应于中。内和外是相互作用、相互关联的，内因是变化的根据，外因是变化的条件，外因通过内因而起作用。

《素问·五常政大论》："根于中者，命曰神机，神去则机息；根于外者，命曰气立，气止则化绝。"这是讲生成；《素问·六微旨大论》："出入废，则神机化灭；升降息，则气立孤危。故非出入，则无以生、长、壮、老、已；非升降，则无以生、长、化、收、藏。"这是讲身体代谢，肝气升于左，肺气降于右，有升有降、有出有入，才能够健康；同时中医极重视人的精神状态，把患者的自我感知，作为医生的客观依据。中医辨证论治，就会经常问患者吃得怎么样，睡得怎么样，体力如何，精气神如何。

中医治疗、预防疾病，特别强调精气神。中医有其独特的大智慧，我们一定要遵循中医的原则，把健康真正地融入所有政策。

生活当中的衣食住行，都和人的健康有关系。中医学是道术并重的体系，不能光有术，或者光有道。我的两位师父，一位是邓铁涛先生，一位是朱良春国医大师。朱老先生跟我讲过，"术无道不远，道无术不行"。我们既不能坐而论道，不能是空手道，也不能只讲技术，不说中医的指导理论，我们要道术并重，才能走向世界，造福于人类，为人类健康作出贡献。

第 5 讲
吴又可守正创新说瘟疫

　　走近吴又可，守正创新说瘟疫。前边介绍到了中医与传染病的斗争，有几千年的历史，而吴又可作为一位明朝的医学家，其创新的历史机遇从何而来值得我们探讨。在这几千年的历史里，他继承了前人的理论，首先是《黄帝内经》热病的理论，《素问·热论》中用"六经分证"治疗；其次又对张仲景的《伤寒杂病论》加以继承，《伤寒杂病论》到现在已经传承了近两千年，是非常重要的一部学术著作。最后张仲景还继承了《汤液经》的方剂，当时叫"六合辨证"，用青龙汤、白虎汤、朱鸟汤、玄武汤、阴旦汤、阳旦汤来治疗传染病。这是一直在发展的学术，从张仲景到吴又可，经历上千年的历史。

　　吴又可创新的机会来源于那些对张仲景《伤寒杂病论》有不同理解的人，如非常有名的一位医学家葛洪，其在《肘后备急方》里说："伤寒、时行、瘟疫，三名同一种耳。"他认为这三个名称是在说同一个病。"时行"就是时行疫气，时行的瘟疫，都是传染病。

一、《肘后备急方》《小品方》谈瘟疫

　　《肘后备急方》希望把不同的名称用同一种简单的方法治疗："伤寒有数种，人不能别之，令一药尽治之者……"这就是说伤寒有好多种，一般的人不能够完全了解，所以他想用一个药方来

065

治疗这些传染病。

他说："若初觉头痛肉热，脉洪起，一二日，便作葱豉汤。"即刚发病一两日，就制作一个药方来治疗，就是葱豉汤，大葱豆豉为主。用葱白一虎口，就是说大葱的葱白用量为抓一满把，然后用豆豉一升，当时的一升相当于二百毫升，再用水三升煎药，煮取一升。这是说用三升的水熬药剩一升就可以了。顿服，取汗，不是分两次、三次喝，而是一次喝下去，如果没有汗出就"不汗更作"，而"更作"的时候不是原方照用，不是只用葱白和豆豉了，要加葛根二两，升麻三两，然后用五升水，取一升。取了药汤以后，"分再服，必得汗"，这是说分两次喝，一定要让患者出汗，因为这时出汗了才能退热。

第二次喝了药以后，如果还没有出汗的话，葛洪说"若不汗更加麻黄二两"，麻黄是加到第二个方子里，现将麻黄用葱汤研米二合，水一升煮之。这就是说煮麻黄时要加上葱和米，用一升的水煮，煮了以后，"少时下盐豉"，时间不长再加上盐豉。

豆豉，又叫"盐豉"，是发酵以后，加盐的豆豉。葱白四物加上葛根、升麻，令火煎取三升，分次服用，取汗。这个方法是从葱豉汤开始，然后逐渐加药味，直到最后加用麻黄，一定要让他出汗，只有出汗了，这个病才能够退热，才能够好，属于消除发热。

时隔不久，有人质疑葛洪。这个人就是医学家陈延之，其著作为《小品方》。

葛洪的《肘后备急方》，就有很多简单的小方子。因古人穿长袍大袖的衣服，当时的书多为竹简，所以将其放到袖子里边，随时都能带着，又称为《肘后方》。《小品方》也是小方为主，方子里药物的数量很少。

《小品方》作者陈延之是非常有名的医学家，他在书里对葛洪《肘后方》关于外感热病"伤寒瘟疫时行都是一个病"的观点提出不同意见。

陈延之说："古今相传，称伤寒为难治之病，天行温疫是毒病之气，而论治者，不别伤寒与天行温疫为异气耳。云伤寒是雅士之辞，天行瘟疫是田舍间号耳，不说病之异同也。考之众经，其实殊矣。"陈延之说他并不同意葛洪的说法。

他通过对不同经典论述的考察，认为这些病不能够混称。稀里糊涂地就说它们是一个病，这样是不对的。他说："所宜不同，方说宜辨，是以略述其要。"然后引《阴阳大论》"春气温和，夏气暑热，秋气清凉，冬气冰冽"，来展开论述不同意葛洪的观点原因，把不同的热病或伤寒，按不同季节进行区分。他坚持广义伤寒，认为这个疾病有几种，不同季节的疾病是不一样的，冬天和夏天发病是不一样的，也不是每年都流行一样的传染病。

二、孙思邈反对用凉药治伤寒

唐代非常有名的医学家孙思邈，在《千金要方》和《千金翼方》中收入了大量伤寒病的内容，包括张仲景的论述。其在《千金翼方》言："伤寒热病，自古有之。名贤睿哲，多所防御，至于仲景，特有神功，寻思旨趣，莫测其致。所以医人未能钻仰。"他说张仲景对伤寒热病，是特别地有研究，比别的人超越了很多。

他说读了《伤寒杂病论》很久，但对于其中的要领、主旨和趣味，或是思想大义，还不能完全理解透彻。因此，他只说方药，把它当成一本方书来研究。

他说："寻方之大意，不过三种：一则桂枝，二则麻黄，三则青龙；此之三方，凡疗伤寒不出之也。"因此，后来有人治疗伤寒，说治太阳病有"三纲"：就是表虚有汗，用桂枝汤；表实无汗，用麻黄汤；表有寒、里有热，或者里有饮，用青龙汤。

三纲学说，实际上来源于孙思邈。孙思邈解释张仲景的主旨，不强调六经辨证，强调的是方剂，说方子如何如何。

孙思邈强调的是用热药来治疗伤寒，而不能用凉药。比如现在所说的板蓝根和大青叶的提取物。板蓝根是根，它的叶叫大青叶。板蓝根冲剂就是凉药。

孙思邈说"尝见太医疗伤寒，惟大青知母等诸冷物投之"，太医治疗伤寒都是用的大青叶、板蓝根、知母这些凉药，认为这"极与仲景本意相反"。

他说太医与张仲景的本意是不一样的，因为张仲景要用桂枝，要用麻黄治疗。"汤药虽行，百无一效。"汤药虽然是喝下去了，但是，治了一百个人里边没有一个人见效，所以这个就是失败的治疗手段。

因此，孙思邈就说："伤其如此，遂披《伤寒大论》，鸠集要妙，以为其方行之以来，未有不验。旧法方证，意义幽隐。乃令近智所迷览之者，造次难悟；中庸之士，绝而不思。"他见到太医等治伤寒，都用凉药来治，但没有效果才开始研究和学习张仲景的《伤寒杂病论》。并说用了以后，效果都非常好。这是孙思邈的说法。他说得比较谦虚，"寻思旨趣，莫测其致"，这是非常重要的一个论述。

由此也证明张仲景《伤寒杂病论》的重要性。

三、韩祗和发汗解表不用仲景方

到北宋的韩祗和，在《伤寒微旨论》里，就提出了不同的观点。韩祗和说："夫伤寒之病，医者多不审病之本源，但只云病伤寒，即不知其始自阳气内郁结，而后为热病矣。"他说人们都知道是伤寒，强调了外来的寒邪，却没注意病症。对于病机，也不太了解。

实际上，要按照《黄帝内经》所说，伤寒后，得的是热病，而不是寒病。因为寒气主收引，毛窍闭塞，人就不汗出。不汗出导致里边的热出不来，所以叫"阳气郁结"，并由此开始发热。

关于伤寒的治疗，张仲景的桂枝汤、麻黄汤，都是为了让人汗出。一汗出，里边郁积的热，就能清出去。所以，韩祗和认为治疗的目的是退热，而不是真正的治寒。

韩祗和认为"凡治伤寒，若不能辨其汗下者"，不能够分开汗法和下法，就不能运用治病的方法。"若能辨其汗下者，即治病之法，得其十全矣"，"十全"就是全部掌握了。他说只要掌握好汗法和下法，就能得到几乎全部的治法。妙诀、方法都在这里边，这个方法很重要。

吴又可《温疫论》也非常重视汗法，虽然吴又可不是说发汗，而是让人汗出，认为汗出以后热才退。吴又可也掌握了这一法，且他还认为到了"里"以后就不用汗法。在表的时候，通过出汗来解，到"里"以后，就要用"下"法。这时就要通过承气汤把病（郁热）通过肠道排出去。

韩祗和在发汗的时候，虽也是用汗法，但是不同于张仲景的方子。他说"前可汗篇，别立方药，而不从仲景方。"这是说韩祗和发汗时用的都是他自己另创立的方子，不用张仲景麻黄汤、桂枝汤、青龙汤。但他还说"今可下篇中，不别立药，而从仲景者何？"在"可下篇"中泻下的时候，韩祗和仍然是按照张仲景的承气汤来用，没有选择另外的方法。

他讲述了其中的原因。他认为宋代是太平盛世，各种各样的活动很多，因为社会活动或者是人的劳动特别多，所以这时阳气盛。阳气盛了，如果再使用大热药发表，如麻黄汤、桂枝汤等，"则变成坏病"，就容易治坏了。所以他不用张仲景的麻黄汤、桂枝汤。"故参酌力轻，而立方也"，选择药力轻的药另立方，而不用热药。

韩祗和立的方子，药性不热，也能够出汗。他提出的观点：发汗不用张仲景麻黄汤、桂枝汤，而泻下要用承气汤，仍然用张仲景的方。这是正确的思路。

医学家庞安常，也叫庞安时，是苏东坡的朋友，著有《伤寒总病论》。还有一个人叫朱肱（朱奉议），也写了一本书，叫《南阳活人书》，或者叫《类证活人书》。

这两个人都学习韩祗和。不用张仲景的麻黄汤、桂枝汤原方来治伤寒病，而是在原方后加凉药。春夏天用麻黄汤、桂枝汤的时候，分别加石膏、知母、黄芩、葛根。并说到麻黄汤春天和夏天的不同使用方法。这就等于是把一个辛温发汗的药方，变成了一个辛凉的药方。方子不再热了，因为加了凉药。

前边孙思邈反对太医们用大青叶、知母治疗，说"百无一效"。后来在北宋，他们在麻黄汤、桂枝汤基础上加了凉药，就有效了。孙思邈排斥用凉药，但到了北宋时期，韩祗和、庞安常、朱肱就开始改变，不排斥张仲景的方子，还将其方改造，再加点凉药，又有效了，这是一个继承和创新。

这是中医学在宋代的发展。

四、王安道排斥仲景方治温病

到了元末明初，有一位医学家叫王履，字安道，写了一本书叫《医经溯洄集》。在这本书里提到"张仲景伤寒立法考"，对于张仲景的方药、法则（治疗伤寒的目的、方法）等进行研究，在中医历史上影响很大。

吴鞠通就特别欣赏他，认为古来很多人读学《伤寒杂病论》，都没学明白，只有王安道学明白了。

王安道的文章一开始就说："呜呼！法也！方也！仲景专为即病之伤寒设，不兼为不即病之温暑设。"他说这个治法，治疗的方药，都是用于冬天的伤寒。人们在冬天里一受寒邪，就立即发病，成为伤寒病。

王安道说张仲景的方子，只为冬天的伤寒"立方"，没有为春夏时的病"立方"。"不即病"就是不立即发病，指冬天受寒，到春天发温病，到夏天发暑病。

王安道说"不兼为不即病之温暑设"，这一说法就是对张仲景的误解。他用张仲景的方子，但不说麻黄汤、桂枝汤是发汗方，只说"仲景方"。"仲景方"有很多，他却说仲景方不为温病暑病设，也就是说张仲景那么多方药都不能治疗温病和暑病。同时认为张仲景的方，只治冬天的伤寒，不能治春天和夏天的温病、暑病。

王安道关于张仲景的论点流行以后，让张仲景的《伤寒杂病论》从治疗广义伤寒变成了狭义的伤寒，原本一年四季伤寒病都能用《伤寒杂病论》的方子逐渐被限制使用，导致张仲景的方子只用在冬天，春天、夏天、秋天不让用了。

这种观点把张仲景的著作"束之高阁"，如此一来，对《伤寒杂病论》的传承，是限制，是不利的因素。

王安道没有像前人如韩祇和、庞安常、朱肱那样，古为今用，改造古方，翻新使用。他认为能够用张仲景方的季节，只有冬天，别的季节不能用。这是王安道的思路。

虽然说王安道有某些成就，但是，他这个观点也有很多不足，其中之一就是让张仲景针对广义伤寒所写的著作，变成了狭义的伤寒。

五、陶华提倡使用辛凉解表

明朝初年，还有一位有名的医学家陶华。

陶华，字尚文，浙江余杭人，著有《伤寒六书》，就是有六部伤寒书，即《伤寒琐言》《伤寒家秘的本》《伤寒一提金》《伤寒刹车槌法》《伤寒证脉药截江网》《伤寒明理续论》。这位老先生70岁后才开始写书，并且写了这么多书，其精神很可贵。他的这些著作，统称为《伤寒六书》。《伤寒六书》里，提出来了很重要的观点。

他在诊断上，分清了伤寒、温病。他说的温病是根据张仲景来定义的，认为温病跟伤寒不一样，伤寒是一发病就有表证，有恶寒的表证，而温病没有表证。他说温病要发病的时候，天气就比较暖和了。是春天或者是夏天，热是自内达表。"热病"，或者温病，不是从外来，而是从里边来，早就受了寒了，在身体里边郁结很久，到达一定程度的时候就往外发，从里边自内达表。

原文是："夫温病欲出，值天时和煦，自内达表，脉反见于右关不浮紧而微数。曰：恶寒否乎？曰：伤寒自冬月，感风寒而成，外则有恶寒恶风之证。既名为温，则无此证矣！"

温病不恶寒的说法，来源于张仲景"太阳病发热而渴，不恶寒者，温病也"，所以他说"不恶寒，则病非因外来，渴则明其自内达表"。

我认为陶华说得非常清楚。对于温病，他提倡治病第一要务，是用辛凉解表，而不用辛温。

这个观点提出的非常好。他说春夏之病，也有"头疼恶寒脉浮紧者"，认为"此非冬时所受之寒，乃冒非时暴寒之气耳""或温暑将发又受暴寒"。

并说这时"宜辛凉之药，通其内热而解之，断不可用桂枝之剂矣。"也就是春夏季不能再用麻黄汤、桂枝汤了。因为这时天气暖和了，热从里边出来，再用辛温解表，容易助热。桂枝和麻黄毕竟是热药，而不是清里药。

陶华的这些思想，对吴又可有比较明显的启迪作用。

六、吴又可另辟蹊径创邪伏膜原

吴又可是一个善于读古书的人，《温疫论·伤寒例正误》说："春温、夏热、秋凉、冬寒乃四时之常，因风雨阴晴稍为损益。假令春应暖而反多寒，其时必多雨；秋应凉而热不去者，此际必多晴；夫阴晴旱潦之不测，寒暑损益安可以为拘？此天地四时之常事，未必为疫。夫疫者，感天地之戾气也。戾气者，非寒、非暑、非暖、非凉，亦非四时交错之气，乃天地别有一种戾气，多见于兵荒之岁，间岁亦有之，但不甚耳。上文所言，长幼之病多相似者，此则为时行之气，虽不言疫，疫之意寓是矣。盖缘不知戾气为交错之气而为疫，殊不知四时之气，虽损益于其间，及其所感之病，终不离其本源。"

所以他写《温疫论》时另辟蹊径。发现"邪气从口鼻而入，伏于膜原"，不再说从体表入，再藏在膜原里。

吴又可避开了六经发病，从太阳表证治疗，这么一来，就为治疗疫气开辟了新路。邪气直接进入膜原，是吴又可的伟大发现。"邪气从口鼻而入"，直接就到了里，而不是再从皮肤进入体内。

《温疫论·病原》说："病疫之由，昔以为非其时有其气，春应温而反大寒，夏应热而反大凉，秋应凉而反大热，冬应寒而反大温，得非时之气，长幼之病相似以为疫。余论不然，夫寒热温凉，乃四时之常，因风雨阴晴，稍为损益，假令秋热必多晴，春寒因多雨，较之亦天地之常事，未必多疫也。伤寒与中暑，感天地之常气，疫者感天地之疠气，在岁有多寡；在方隅有厚薄；在四时有盛衰。此气之来，无论老少强弱，触之者即病。邪自口鼻而入，则其所客，内不在脏腑，外不在经络，舍于伏脊之内，去表不远，附近于胃，乃表里之分界，是为半表半里，即《针经》所谓横连膜原是也。胃为十二经之海，十二经皆都会于胃，故胃气能敷布于十二经中，而荣养百骸、毫发之间，靡所不贯。凡邪在经为表，在胃为里，今邪在膜原者，正当经胃交关之所，故为半表半里。"

外来邪气不从体表进入，而从口鼻入，之后它到哪去了呢？吴又可说"邪伏膜原"。邪气不在里，也不在表，在膜原，在表里之间。这个地方外有表，有皮肤，有肌肉；里有脏腑。

吴又可说，邪气从口鼻进去，没有到胃肠里边，所以不需要用下法；也没有在体表，所以不需要用发汗的方法。

这是吴又可的发现创造，可以说，"邪从口鼻而入"是一个伟大的发现。《温疫论》被认为是著作，就有这个原因。

吴又可写《温疫论》和当时的社会环境也有关系，有人说吴又可所处的明朝末年动荡不安，有李自成的起义，也有在东北的战事，更有清军入关的危险。这时，明朝派了很多军队，到山海关一带去跟清兵作战。

这个时候北京城及北方城市，传染病流行的很厉害。有人说流行的传染病，不是别的病，正是非常猛烈的鼠疫，故而有人说大明王朝是亡于瘟疫。这样的说法并不少。从网上一查，就能知道明朝末年鼠疫、瘟疫，从草原一带流传到内地，到了长城以南，引起了传染病流行。

按照吴又可说的情况，瘟疫就是这个时候开始流行。

传染病的流行很广泛，崇祯辛巳年（1641年）疫气流行，山东、浙江、南北两个直隶，河北和江苏一带得传染病的人特别多。所以他说"未尝见其不殆也"，"殆"就是危殆、危险。大部分人患病后就死了，很少"不殆"，就是太多不好。他是这个意思，而病家误听为"七日当自愈"。《黄帝内经》六经相传，有类似这样的话，说："其死亡者，皆在六七日之间；其痊愈者，皆在十日之上。"有人说传经按照这个规律，一天传一经，六天把六经传遍，六经传遍后第七天就该好了，这是逐渐恢复的过程。

吴又可说，这是一种误解。《黄帝内经》传一遍是六天，传两遍是十二天，之后就会痊愈。但这是"失治"，患者没有得到及时的治疗，造成了很多人的死亡。吴又可说不能再用《伤寒杂病论》的方子了，认为用麻桂汤解表治疗，是一个错误的方法。他说"病愈急，投药愈乱，不死于病，乃死于医，不死于医，乃死于圣经之遗亡也。"

他说的"圣经"是指《伤寒杂病论》，认为张仲景的著作，原先书里有治疗传染病和瘟疫的方药。但是很不幸，经过战乱，或者经过后人的整理给弄丢了。他觉得这是不应该的。因此，吴又可对张仲景有尊重也有误解。

他觉得张仲景是医学大家，治疗方法应该是丰富多样的。但是后人对于张仲景有一定的误解。

传染病的说法古今是不一样的。

张仲景治病不是一个方，他治疗时用麻黄汤、桂枝汤，适用于的证候都是根据证候表现，很少提具体的病名。即使他说是"伤寒"，也未必是"狭义的伤寒"，而是一个广义的伤寒。张仲景是辨证论治，"知犯何逆，随证治之"的思路。张仲景所说的伤寒病，在同时代的文人曹植那里，有不同说法。曹植写了一篇文章《说疫气》，其中就把伤寒病称为疫气。

不同的人说法是不一样的，导致吴又可对于张仲景虽尊敬，但是也持不同观点。认为张仲景论述的都是冬天的伤寒，与王安道所说的一样，都是狭义的伤寒；认为张仲景书里说的是冬天的伤寒，在春夏季，如果再用张仲景的方法就没有效果。

吴又可的原话，其实是误解张仲景。他是这么说的，整个社会都在学张仲景，"是以业医者，所记所诵，连篇累牍，俱系伤寒"，学医的人，学的都是《伤寒杂病论》。"及其临证，悉见温疫。求其真伤寒，百无一二。"医者到临床上看病的时候，见到的都是瘟疫，真正的伤寒病很少，一百个患者里也见不到一个两个。所以他说"不知屠龙之艺虽成而无所使，未免指鹿为马矣"。

吴又可说学《伤寒杂病论》学得再好，背得再熟，但是这病不是伤寒，是瘟疫，所以用伤寒的方法治疗就没有效果。因此，把瘟疫病当成伤寒来治，就是指鹿为马，是错误的。他说误认了这个疾病，效果就不行了。这是吴又可对张仲景《伤寒杂病论》

的认识。

吴又可提出来的观点，除了"邪气从口鼻而入"这个伟大的发现，还提出了瘟疫病的关键是临床路径和诊疗方案。

《温疫论·统论疫有九传治法》说："夫疫之传有九，然亦不出乎表里之间而已矣。所谓九传者，病患各得其一，非谓一病而有九传也。盖温疫之来，邪自口鼻而入，感于膜原，伏而未发者，不知不觉。已发之后，渐加发热，脉洪而数，此众人相同，宜达原饮疏之。继而邪气一离膜原，察其传变，众人不同者，以其表里各异耳。有但表而不里者，有但里而不表者，有表而再表者，有里而再里者，有表里分传者，有表里分传而再分传者，有表胜于里者，有里胜于表者，有先表而后里者，有先里而后表者，凡此九传，其去病一也。医者不知九传之法，不知邪之所在，如盲者之不任杖，聋者之听宫商，无音可求，无路可适，未免当汗不汗，当下不下，或颠倒误用，或寻枝摘叶，但治其证，不治其邪，同归于误一也。"

他说邪气在膜原，并不是一味藏着，邪气从膜原出来，就会让人发病，这是邪正斗争的过程。邪气有变化，出来以后，有九种传变途径。吴又可说"夫疫之传有九，然亦不出乎表里之间而已矣。"有的时候，它是向表传；有的时候，它是向里传。

吴又可说"所谓九传者，病患各得其一，非为一病而有九传也。"邪气的九种传变方式，每一个人只占一种，或者是向表传，或者是向里传，或者是"表里分传"，就是邪气既向表又向里，也有"表而再表，里而再里"，或是"表里分传，再分传"，也可以是不"分传"的，就是"但表不里，但里不表"，有这九种传变的情况。

吴又可在这里就讲到了临床路径的问题。当邪在膜原的时候，用达原饮来治疗。之后就要看它是向表还是向里传变，在表主要是用白虎汤之类，来清解在表的热，这治疗的不是由外向里来的风寒在表，而是从膜原出来的表热。邪热、郁热或者毒气到了表，要用白虎汤一类的方。让患者通过自汗、盗汗、战汗、狂汗这一类的汗出，把邪气排出去。邪气向里以后就传到了胃，在胃发作，治疗是通过胃肠道，用承气汤把邪气排走。

因此，其临床路径非常明确，就是邪气从口鼻而入，藏在膜原，从膜原出来以后，有不同的路径。根据情况进行治疗，或是以里为主，或是以表为主。所以其治疗方案也非常实用。

我们现在治疗传染病，仍然可以借鉴吴又可的智慧。《温疫论》贯通中医药历史，既承接了前人的经验，也启迪了后人。后来清代的温病学，就是继承了吴又可，很多都是从吴又可那里学来的。只是有些人不这样说而已，他们或说是自己创的，或说是学张仲景。但不可否认的是瘟疫的临床证候，都与伤寒重叠。

吴又可所说的这些瘟疫证候，不管是向表传变的，还是向里传变的，都和张仲景所论述的证候，是完全一样的证候。张仲景在《伤寒杂病论》里所说的那些证候，吴又可仍然在说。"但表不里者，证见头痛身痛发热，而复凛凛"这就是恶寒，也就是怕冷、恶寒，"内无胸满腹胀等证，谷食不绝，不烦不渴。此邪气外传，由肌表而出"，邪气从膜原向外传的时候，也会发冷、恶寒，像这种有恶寒的情况，也可用到张仲景的治疗方法，即有可能用麻黄汤、桂枝汤发汗治疗。

吴又可说"有表而再表者，所发未尽，膜原尚有隐伏之邪"，或二三日后或四五日后，"依前发热，脉洪而数，及其解也，斑者仍斑，汗者仍汗而愈"，这是说热到肌表解散时，有的是出斑，有的是出汗，一发斑，一汗出，这病就好了。

还有的是"但里不表"，就是向里传，不向外传。

吴又可说"外无头身疼痛"，不在体表，头也不痛，身也不痛，"而后亦无三斑四汗"，既不出斑，也不出汗，"惟胸膈痞闷，欲吐不吐"，胸部堵得慌，想吐又吐不出来，"虽得少吐而不快，此邪传里之上者"，邪气传到里且在上部，这时候的治疗"宜瓜蒂散吐之"，用瓜蒂散往外一吐就好了。就如《黄帝内经》所说的，"其在上者，引而越之"，就是让患者吐出去，这样做可以使"邪从其减，邪尽病已"。

"邪传里之中下者，心腹胀满"，当邪气不在上部了，传到靠中部，或者靠下部，出现心腹胀满，不呕不吐的情况时，"或燥结便闭，或热结旁流，或协热下利，或大肠胶闭"，出现了一个复杂局面，或是燥结的大便排不出来，或是排稀水，也即热结旁流。

"热结旁流"指邪热和宿便结合在一起，但是身体为了排燥结，解的都是一些稀水，而排不出干结的粪便来。

"协热下利"是说有的人大量腹泻，但是病气还没有解除。

"大肠胶闭"是指排出黏糊糊的东西。

"并宜承气辈导去其邪"，这是说所有的这些症状，不管是便秘的，还是腹泻的热邪，或者是热结旁流，或者是黏糊糊的东西，都要用承气汤帮助排出去，一下子把它清理干净，这就是"导去其邪"。

邪减，病减，邪尽，病已，邪气去了，就不发热了，也就痊愈了。他说："上中下皆病者不可吐，吐之为逆，但宜承气导之。"上部、中部、下部都有病，就不能再用吐的方法来治了，要用泻的方法从下而出，也就是说只用承气汤。使在上之邪顺流而下，呕吐立止，胀满渐除。

面对复杂局面，吴又可这一治疗方法，就是一个完整的方案，既有临床路径，又有可用的方药。

用吐法，要用瓜蒂散；用下法，要用承气汤。而邪伏膜原，是一个特殊的类型。按证候来说，其表现虽跟表证的证候表现差不多，但也有所差异。邪伏膜原的问题，在后文我们还会解说。

他说"邪伏膜原"，膜原内不在脏腑，外不在经络，舍于伏脊之内去表不远，附近于胃，乃表里之分界，是为半表半里。即《针经》所谓横连膜原是也。

半表半里，这个词是张仲景发明的。张仲景说半在表，半在里，就有了这个词。《黄帝内经》里还没有半表半里概念，里边虽提过表和里，但是没提表证、里证。张仲景提出表证和里证，并说"当解表""当救里"。表和里的概念张仲景分得很清楚，半表半里要用小柴胡汤来治疗，所以关于表证、里证和半表半里的概念，吴又可是从张仲景处学来的。

吴又可把它形容归纳为一个词，叫"膜原"。他用"膜原"概念来代表张仲景的解表，治疗上也不用张仲景的发汗方，而是"在表"用白虎汤一类的方剂，有助于汗出退热。"在里"主要用的是承气汤以泻下。

"疫有九传"都属于表里之间，这是说瘟疫邪气不管是向表传还是向里传，这九种传变都是在表和里之间。而表里之间是张仲景创立的独特概念。

邪气从膜原出来，盘踞在阳明经和腑。在这时候，吴又可强调了两个方剂：一个是白虎汤，一个是承气汤。如此一来，对于清代温病学的概念就清晰了，"阳明乃温病之渊薮"，"渊"是深渊，"薮"是植物聚在一起，是生长着很多草的湖泊和无水沼泽，就好像是藏着邪气。

七、吴又可限定瘟疫在阳明

温病的病位主要在阳明，不是在太阳，也不是在三阴。邪气从膜原出来，盘踞阳明，这个诊疗思路是吴又可确定的。他做实了这件事，而别人学伤寒，还是按照六经辨证和三纲思路。

《温疫论·辨明伤寒时疫》说："夫伤寒之邪，自肌表一径传里，如浮云之过太虚，原无根蒂，惟其传法，始终有进而无退，故下后皆能脱然而愈。时疫之邪，始则匿于膜原，根深蒂固，发时与营卫交并，客邪经由之处，营卫未有不被其所伤者，因其伤，故名曰溃。然不溃则不能传，不传邪不能出，邪不出而疾不瘳。时疫下后，多有未能顿解者，何耶？盖疫邪每有表里分传者，因有一半向外传，则邪留于肌肉，一半向内传，则邪留于胃家，邪留于胃，故里气结滞，里气结，表气因而不通，于是肌肉之邪，不能即达于肌表，下后里气一通，表气亦顺，向者郁于肌肉之邪，方能尽发于肌表，或斑或汗，然后脱然而愈，伤寒下后无有此法。虽曰终同，及细较之，而终又有不同者矣。"

《温疫论·统论疫有九传治法》说："夫疫之传有九，然亦不出乎表里之间而已矣。"又说："凡疫邪再表再里，或再表里分传者，医家不解，反责病家不善调理，以致反复，病家不解，每责医家用药有误，致病复起，彼此归咎，胥失之矣！殊不知病势之所当然，盖气性如此，一者不可为二，二者不可为一，绝非医家病家之过也，但得病者向赖精神完固，虽再三反复，随复随治，随治随愈。"

这在我和方朝义教授一同编写的《寒温统一辨治外感病》里论述过。该说法经过吴又可的论述，逐渐形成了温病聚在阳明之"渊薮"的概念，虽然概念不是吴又可所提。

"阳明乃温病之渊薮"是说温病症候集中在阳明阶段，或者在经或者在腑。也就是说，温病主要是从阳明入手来治疗，不需要发汗解表。这个观点，吴又可也是受他人启发。

吴又可是明朝末年的人，在他之前有一个医家叫龚廷贤（1522—1619），其在《万病回春·瘟疫门》，主张要用对方药，有"内府仙方"一首。他这本书出版是在1587年，吴又可的书是在1642年出版，其间相隔五十多年。这个方子很重要。

"内府仙方"就是僵蚕二两，姜黄、蝉蜕各两钱半，大黄四两，姜汁打糊为丸。这也是杨栗山所说的"升降散"。升降散，有15个方子进行加减以治疗传染病，所以医家经常要用升降散。

这个方子的思路就是用僵蚕或姜黄解毒，蝉蜕走表、解表，大黄清里，且这还是一个表里双解，能够宣散郁热的方子。杨栗山在《伤寒温疫条辨》里也非常重视升降散。

国医大师李士懋先生在其著作里，对于升降散及杨栗山治温病的15个方，即升降散加减非常推崇，并且说蒲辅周先生的医疗经验，也是如此。赵绍琴先生也重视升降散。

由此可见治疗传染病，可以简化，不是非要复杂，必须按照张仲景的六经辨证。不管叫397法还是112方读起来都有点晕，并不是那么直指要点。他们就说简单点，叫"阳明乃温病之渊薮"，或者"温病乃阳明之渊薮"。不同说法也行，就是要简单化。临床诊疗路径都明确，古今汇集在一起更明确。

当然在吴又可之前，离他年代比较近的还有张凤逵，其著作为《伤暑全书》。张凤逵说伤寒病是在冬天，有发热但不会太热，到了暑天，即夏天后发热病，应该更严重，但是当时社会上没有人专门写暑病，也没有治疗暑病的书，所以他自行出版了《伤暑全书》。该书的思想，对吴又可也有启发作用，这部分内容我在《中医外感热病学史》里进行了论述。

中医学是一个道术并重的医学，只有坚持中医学的理论指导，才能有好的疗效。因此我在《回归中医》一书里，就强调回归。中医学的传统就是尊重前人，如《黄帝内经》的热病，《难经》和张仲景所说的伤寒，吴又可所说的瘟疫以及清代的温病学，都是一脉相承的，这就是我们"承先启后《温疫论》"要说的内容之一。

第6讲
表证解表方法的不同说法

表证解表，是历来的传统治法。张仲景的《伤寒杂病论》及其之前医家所著均强调解表，吴又可虽然说不需要解表，但是所用"达原饮"，也有解表之意。

解表虽说法不一，但都是为了"发汗退热"。《黄帝内经》讲"体若燔炭，汗出而散"，身体热得像一个火炭一样时，只要一出汗，郁热散出来，热就退了。现在我们仍然这样认为，中医是这样，西医也是这样。身体里边有了热，只要一汗出热就容易退下去。有时只是暂时退热，反反复复；也有时一汗出，病就痊愈了。

很多人都有这样一个经验，察觉到自己感冒了，就到广场去跑一圈，或者有人打拳，微微出汗病就好了。这个经验，是一代一代传下来的，是生活的经验，也是生活的智慧。

我通过考察外感热病的历史，加上治"非典"的临床经验，发现汗法是从烤火发汗开始，后来又出现了用热药解表，然后又到辛温解表，再到辛凉解表，历代医家就这样探索了几千年，给我们留下了宝贵的财富。我认为达原饮也是一个发汗方。

一、发汗解表靠人类特有的进化

烤火发汗是要有基础的。人的汗腺是很发达的，其他动物都相对较弱。豹子或者老虎虽然跑得很快，但只是靠爆发力，短时间可以，时间一长，就不能坚持了。再坚持，体内汗无法排出，热散不出去，就会有热量积聚，有生命危险。

狗到了暑天以后，经常会张着嘴"哈拉哈拉"，通过把舌头伸出来帮助散热。就是因为它们缺乏汗腺，汗腺少，体温如果降不下来，就会影响一系列的代谢，甚至会造成死亡。

对远古先人进化的过程，严建民先生有所研究。他在《中医学起源新论》中论述人类进化是随着劳动的过程，逐渐直立行走，然后，毛发开始退化，汗腺和皮脂腺空前发达起来。

吴如康先生在《人类发展史》里说，每个人有 200～500 余万条汗腺，这是任何猿猴所不及的。也就是说，人的汗腺这么发达，是其他动物都达不到的，即使是猿猴。猿和猴身上，都有浓密的皮毛来遮盖就是因为他们要靠皮毛来保暖。

人因为活动多，能够产生热量，不需要那么厚的皮毛来保暖，另外人穿衣保暖。古人早早地就学会了，披上树皮，野兽皮，或者是用树叶做的衣服，达到保暖的目的。到冬天以后他们还会通过烤火来取暖，渐渐地，这些用来保暖的毛发就慢慢退化了，皮脂腺也就发达起来。因此，人类是在烤火的时候，感觉到的火热。火旺了，离得近些容易出汗。

如果这人是感冒发热，或者患了传染病，在值班去做饭的时候，觉得身上冷，恶寒，在火边上烤一会儿，暖和了，汗出来了，就舒服了。所以，古人用火的经验，历经很长久的过程。

因此，用汗法治疗传染病的历史也很长。有人类就会有传染病，有传染病就会发热。所以在烤火的时候，就能够抵御恶寒，甚至在烤火的时候能够汗出，汗出以后，人就舒服了。

由此可见，《黄帝内经》所说的"体若燔炭，汗出而散"的理论、经验，是经过了千万年的积累，逐渐形成的一个概念。

后来随着社会发展，有了陶器，可以熬汤药了，就不再用烤火发汗了。在没有陶器的旧石器时代，不能够熬汤药。所以《汤液经》，只能出现在有陶器之后。人们开始煮粥、煮饭，烧水，也有了这个容器，才能够熬药。

二、早期的"灸脉"发汗法

发汗法的应用也经历了一个过程，成书时间非常早的一本书，或者说是两个"经书"，统称为"十一脉灸经"，分别为《足臂十一脉灸经》《阴阳十一脉灸经》。叫"十一脉"的原因，是它缺少手厥阴脉，有手太阳、阳明、少阳，有少阴、太阴，但是没有厥阴。缺手厥阴心包经，因此称"十一脉"。

足部一样，也有阳明、太阳、少阳，有少阴、太阴和厥阴。"十一脉灸经"的足经是下肢，臂是上肢，也简称为手经和足经，所以叫《手足十一脉灸经》也行。该书是早期的文献，比现在看到的《素问》《灵枢》的内容，要更原始、更古朴。医学家们认为，这部经典比《黄帝内经》成书时间早。

它是 1973 年在长沙马王堆西汉的墓葬中发现的。这个墓葬下葬于汉文帝时期，也就是公元前 170 多年，被埋到了地下，但它不一定就是那时写的，只在当时被埋下去了。也不一定代表当时的医学水平。

《素问》和《灵枢》可能成书于东汉。医学的脉，还是"十一脉"，而不是"十二经"。十一脉之间没有互相"络属"，也不是"属脏络腑、属腑络脏"，当时还没有这样的概念。当时认为经脉基本上是向心性的走行，就是从四肢末端到躯干，所有经都是这么一个走行，而不是像后世所说的，手三阴经从胸走手，手三阳经从手走头，足三阳从头走足，足三阴从头走胸。

胸走手→手走头→头走足→足走胸循环，昼夜不停，一昼夜循环"五十营（圈）"，或者叫"五十而复大会"。这是后来《黄帝内经》的学说，《十一脉灸经》里没有腧穴，只有脉。脉上不说腧穴，因此它是比较古老的经典。讲的就是经脉，与后边的《素问》《灵枢》及后世的医学著作之间是继承的关系。

足太阳脉的病症提到，后背疼，脊痛，项痛，颜寒，鼻衄（鼻出血）。

足少阳脉的证候胁痛、耳聋。足少阳脉病的时候，影响经脉不畅通，就会出现胁肋疼痛，也可能导致耳聋。

足阳明经，也就是足阳明脉，《十一脉灸经》都说脉，不说经，也不说经络，没有经和络的概念。足阳明脉有鼻衄、数热、汗出、大腿肌肉消瘦的症状。

足少阴脉病的时候，症状是足热，烦心，口渴（也作数渴），牧牧嗜卧。一直是平卧，不想起来，不想活动。

足太阴脾经的病也就是足太阴脉，此脉后世才跟脾相联系，病时出现腹痛，腹胀，不想吃饭，而且打嗝，这些症状都是跟后世所说的脾的病症，或者足太阴脾经的证候相联系。

《黄帝内经》里这样讲，《伤寒杂病论》里也这样讲。它说足厥阴脉有病的时候，喜欢喝水，嗜饮，就是足厥阴消渴的症状，并且"跗肿"，就是脚肿。这些都与外感热病的证候有关系。

《素问·热论》里讲的一日太阳，二日阳明，三日少阳，四日太阴，五日少阴，六日厥阴，这样一天一天地传经，邪气逐渐往深里走。它们是这样的连带关系，所以后世的著作、经典里的论述，都是跟《十一脉》有联系的。

治疗发热性的疾病，《十一脉灸经》里是"灸某某脉"，而没有提腧穴。其相较之前的理论已是很大进步，虽然它还比较原始，所说的脉，很少跟脏腑有联系，也没说经脉之间是一个如环无端的循环。但它跟以前还是不一样，前面说了再往前的古人，没有经脉的概念。有了病以后烤火，烤火的时候是分不清具体经脉的。而且这些证候，都是广泛地说明，患病以后头痛，或者腹胀，说不清这是跟哪个脉有关系。

《十一脉灸经》里明确说某个证候，跟某个脉有关系，即是按着经脉划分了证候。治疗的时候，也有相对的针对性，言"灸某某脉"。只要这个病候出现，看其主要是影响了哪个脉，那么就去灸那个脉。其针对性越来越精准，也越来越"对应"。

在湖北江陵的张家山出土的张家山汉墓里面有一本《脉书》，其内容和《足臂十一脉灸经》是一样的。它也是西汉时期下葬的医书。长沙与江陵，分属湖南和湖北，它们离得不太远，且都是江南的学术流派。它们互相并存，都是很珍贵的传承。湖北江陵的张家山汉墓，出土的主要是竹简，把十一脉抄在竹简上。而马王堆汉墓《足臂十一脉灸经》是抄在白绸子上，所以叫帛书。当时人们将重要的文字有些写在竹简上，有些写在白绸子上。而这两本书内容很接近，因此说它们可以反映一个事实，在西汉时期，"灸经"还在社会上流传。

这两本书虽内容接近，却是不同的版本。而且它和北方的学术思想，有可能不一样。比方说，扁鹊之后到西汉时期，仓公淳于意和他的徒弟，就是在北方为主。他们没去到江南，也没到过湖北和长沙，所以就说明不同地域的医学，发展水平可能不一样，也许南方还比较古朴，仍然流传着古朴的医学知识。

仓公用的医学理论，和它们明显不一样，其出土的医书和《史记》记载的《扁鹊仓公列传》，在内容上也是不一样的，这些现象确实值得反思。不同的说法，也出现于《黄帝内经》。

三、《黄帝内经》治热病用针刺发汗

《黄帝内经》提出要用汗法治疗热病。《素问·热论》曰："其未满三日者，可汗而已；其满三日者，可泄而已。"就是患了热病以后，不足三天的，第一天在太阳，第二天在阳明，第三天在少阳，没到三天时，就是得病头三天。就需要用汗法来治疗。

如超过了三天，就要用泄法。它用的是"泄"字，这个泄主要是靠针刺，来解决问题。所以《素问》用的是"泄"，而《伤

寒杂病论》里用的是"泻"字，这个泻就是用药泻，通过服承气汤来往下泻，治法是不一样的。

王玉川先生解释，"可汗""可泄"，说"诸家注释多以发汗攻下为解"。然而与经文原意未必相符。他说这个"泄"，有可能是针刺，发汗不是喝汤药，也是用针刺，通过针刺，让身体出汗。他说的治疗方法，《灵枢》里边也说过，《灵枢·热病》说寒热病，病始于手臂者，先取手阳明、太阴而汗出，病始于头首者，先取项太阳而汗出。就是用扎针法、通过针刺来治疗发热病，让人退热。也就是《黄帝内经》用刺法让人出汗，所以《素问》的"刺热论"，主要是用针刺的方法治疗发热病。

患者发热，不喝药，而是推荐人们用针刺。发热比较重时，《素问·刺热论》提出治疗"病甚者，为五十九刺"，即要扎59个穴位，这59个穴位的选择，有的在头上，有的在手上，有的在脚上，从头到脚全身都有。

通过针刺使气血经脉畅通了以后，正气就能够抗击邪气。把邪气排出去，让人出汗就好。

当然也有人认为，小孩，或者有些人害怕针刺，针刺时因害怕而冒汗，不承认是针刺发汗，也不承认针刺有这个作用。当然中医治病，不能排除精神的因素。患者是不是因害怕而出汗，还是针刺出汗，我觉得这两个因素可能都有。不能那么单纯、绝对地看待，认为针刺跟精神没关系，应该说是有关系的。

《素问》里治疗发热病用汗、泄两法，且在不同篇章里，对于汗法，有不同的描述。《素问·热论》说的主要是用针刺治疗让人发汗，《素问·刺热论》也这样认为，《素问·生气通天论》讲的是"体若燔炭，汗出而散"，就是身体热得像火炭一样，这一汗出，热气就散了，不热了，所以"汗出而散"。"燔"就像是烧红火炭，意思是身体烫得像火炭，但是一出汗，烧就退了。

四、《黄帝内经》倡导发汗用热性药

《素问·六元正纪大论》和《素问·至真要大论》里说"发表不远热，攻里不远寒"，"发表"就是发汗，病邪在表的时候要用热药，"不远热"就是离不开热药。"攻里不远寒"，就是泻下的时候，要用寒凉药。因此《黄帝内经》就把攻里和发表制定了原则。

前边说"三日之内用汗法，三日之后用泄法"。在这里就可以作一个批注，什么时候用热药，什么时候用凉药，发汗用热药，攻下用凉药，这是一个法则。

《黄帝内经》又解释"发不远热，无犯温凉"，强调发汗不能够离开热药，不要使用寒凉药，这在上一讲有所提及。

孙思邈强调太医的错误，他说见到太医们治伤寒，用的都是大青叶和知母一类的，说用这些凉药，"百无一效"，没有效果。唐代的王冰注解《黄帝内经》"发表不远热，攻里不远寒"的时候，说"汗泄故用热，不远热"，这也是说想要人出汗就要用热药，离不开热药。"下利故用寒，不远寒"，往下泻的时候，用寒不远寒，也就是要用凉药。他说"故发汗者，虽热生病夏月，及差，亦用热药以发之"，热病是在夏天得的，治疗也用热药"以发之"。

唐代王冰，认为必须用热药来解表，所以用热药发汗解表的历史悠久，在出土的文献里边我们也能够得到佐证。《武威汉简》《居延汉简》，有两个比较完整的"伤寒四物方"，就是用四味药治伤寒。"解不出汗"，治疗伤寒病不出汗时，方药组成不仅用附子或乌头，还要用"桂"，可以是肉桂，也可以是桂枝或"细辛"，这几味药都是热药。方中还用"术"，也是热药。用它们组成的方子，都是治伤寒不出汗的方子。

我们在研究《神农本草经》有哪些药能够让人发汗时，曾从头翻到尾一个个翻看。书里共记载了365味药，明确记载有发汗作用的药物也是热药，如"乌喙"（乌头）、麻黄、葱实，这三味药吃了能够让人发汗。葱实不是葱叶，葱叶捏上去比较软，所以是"虚"的，葱实就是葱白，是吃的大葱比较硬的部分。葱白是靠下的，埋在地下或者比较靠下的部分，能够发汗。麻黄让人发汗，毋庸置疑。服用乌头后也可以让人出汗，是在《神农本草经》里记载的。

《辅行诀脏腑用药法要》这本书来自于敦煌卷子本。河北威县张大昌的爷爷张偓南到敦煌去买马的时候，得到了这本敦煌卷子。在敦煌卷子本里，记载了《汤液经》的方子。《汤液经》的六十首方，被记载于《辅行诀》里，这里就提到了阳旦汤，其中小阳旦汤就是桂枝汤，小青龙汤就是麻黄汤，大青龙汤就是张仲景所说的小青龙汤。所以张仲景治疗伤寒病用麻黄汤、桂枝汤、青龙汤来治疗，实际上学的是《汤液经》。他没有将附子、乌头、细辛作为首选药，用麻黄附子细辛汤治疗"太少两感"，太阳经和少阴经同时得病了，就叫两感伤寒，要用麻黄附子细辛汤。

通过这种组合来治疗是继承前人的方法，汉代之前或者西汉时期，张仲景是这样用，即通过发汗来退热；华佗见了传染病，也是让人通过出汗来退热。孙思邈《备急千金要方》里边，就引用了华佗治伤寒病的理论阐述。

五、华佗发汗的方法很丰富

华佗说"夫伤寒始得，一日在皮，当摩膏火灸之即愈。"这是说第一天的时候，病邪在皮肤，用按摩法、膏药，或者是用火灸，能出汗就能好。

若不解者，"二日在肤"，第一天没治好，第二天从"皮"到"肤"，病情更深一层，"肤"就是皮下组织。"可根据法针，服解肌散发汗，汗出即愈。"这就是按照方法给患者针刺，同时可以服解肌散发汗，只要汗出来了，这患者也就好了。所以第二天还是发汗。

"若不解，至三日在肌"，"肌"是肌肉的肌，此时更深一层已经不是在皮下了。这时"复一发汗即愈"，再一次给他发汗也能好。

"若不解者，止"，连着三天给他治疗，想让患者发汗，汗仍未发出来，没有达到退热的目的，这时候就不能再用发汗的方法了。"止"就是停止，"勿复发汗也"。这也是说到第四天的时候，就不能再用发汗的方法了。

"至四日在胸，宜服藜芦丸，微吐之则愈。"此时吃的药不是发汗的药了，而要吃藜芦丸，服用后让人吐。华佗还说"若病困，藜芦丸不能吐者，服小豆瓜蒂散。"小豆瓜蒂散就是赤小豆和甜瓜蒂做的散剂，吐之则愈。

过了第四日，到第五日之前，"视病尚未醒，醒者，复一法针之"，即患者吃了催吐药后，如果吐了还没好，还难受，可以再扎一次针。

呕吐的时候，往往也会出汗。吐法也是向上向外，阳气向外向上发越，可以让人吐，吐后往往会冒一身汗。

所以华佗说可以通过扎针，协助患者吐。第五天邪在腹部，也要用吐法。

"六日入胃，入胃乃可下也。"到了胃以后，要使用下法，让其泻下。这里还要注意，华佗说："若热毒在外，胃若实热为病，三死一生皆不愈。胃虚热入烂胃也。"未入于胃，而先下之者，其热乘虚入胃，即胃烂也。

华佗说不到第六天，不能用下法。他说下法，一定要晚用，千万不要早用。他说"热入胃，要须下去之，不可留于胃中也"。邪气入胃后，必须得用泻法，把邪气排出去，如果不排就危险了。"胃虚热入，烂胃也。""胃若实热为病，三死一生"，胃里边有热了以后，三个患者就得死两个，仅剩下一个活的。这意思就是病情非常厉害，"皆不愈"，指很多人不容易好，三死一生。"胃虚热入烂胃也"，这是因为胃的正气虚，外边的热邪进到胃里边，让胃发生了溃烂。或者气血郁结导致胃溃烂化脓。

华佗说其"热微者，赤斑出"。热气不盛的时候，身体上会出斑。出红色的斑，这个时候五死一生。赤斑出的证候，五个里边只有一个生还的，比例更小了。前面微热的时候，是三死一生，而这是五死一生，比例上升。活的机会更小，占20%。

华佗说"剧者黑斑出"，这个热更厉害了。出来的斑是黑色的，不是红色的了，"此候十死一生"，只要是身上出黑斑，十个里边九个死，只有一个能活，华佗说只有10%的患者生还。所以说人有强弱，病有难易，得效相倍也。这是华佗的论述。

华佗比张仲景年长三十岁左右。这是我根据研究发现的。所以与华佗的诊治相比，张仲景在《伤寒杂病论》里，其治疗方法更多、更丰富。虽然华佗发汗的方法在他自己的著作失传了。但是可以从别的书上找到"华佗赤散"。其组成都是热药。

华佗发汗时还会用到的一个方叫"神丹丸"，这里边用的药有附子、乌头、人参、茯苓、半夏、朱砂，治伤寒脉涩，恶寒发热，体疼者，属于热药发汗。前文所说"华佗赤散"更厉害，药更多，有雄黄、丹砂等，这些药物作用更猛。藜芦丸的组成是藜芦和附子各一两，是让人呕吐的方。还有"六物清散"，也跟华佗有关系，用的是附子、白术、防风、细辛、桔梗、乌头。这些都是发汗药，且当时医家经常用这些药来发汗。

华佗用的那些热药，除了药猛，也有一定的毒副作用。

六、《汤液经》六合辨证有汗方

《辅行诀》里说，张仲景按照《汤液经》的方法，写成了《伤寒杂病论》。陶弘景说"外感天行，经方之治"。这个"经方"就是《汤液经》，说"有二旦、六神、大小等汤"，"二旦"就是阴旦、阳旦，六神包括二旦、青龙、白虎、朱雀、玄武，这叫六神，它们既有大方，也有小方。

陶弘景说"昔南阳张机"，就是南阳的张仲景，以此诸方撰为《伤寒杂病论》一部。"疗治明晰，后学咸遵奉之"，这是说张仲景的《伤寒杂病论》在治疗上写得非常明白，所以后来的学人或者医家都按照张仲景的《伤寒杂病论》来治疗。

陶弘景在《经方》里说"阳旦者，升阳之方，以黄芪为主"，这里说的应是大阳旦汤，即黄芪桂枝五物汤，所以说"以黄芪为主"。

"阴旦者，扶阴之方，以柴胡为主"，阴旦汤是指小柴胡汤。它也是《汤液经》的大阴旦汤，是以柴胡为主。

"青龙者，宣发之方，麻黄为主"，《汤液经》的小青龙，是张仲景的麻黄汤。《汤液经》的大青龙汤，就是张仲景所说的小青龙汤。

"白虎者，收重之方，石膏为主"，《汤液经》的白虎汤，有小白虎汤，就是张仲景所说的白虎汤；还有大白虎汤，就是白竹叶石膏汤，实际上是白虎汤加味，即白虎汤加人参一类。

"朱鸟者，清滋之方，鸡子黄为主"，"小朱鸟汤"就是张仲景的黄连阿胶鸡子黄汤。

"玄武者，温渗之方，附子为主"，"小玄武汤"就是张仲景所说的真武汤，其主药是附子。

"此六方者，为六合之正精，升降阴阳，交互金木，即济水火，乃神明之剂也。"这是陶弘景说的阴旦、阳旦、青龙、白虎、朱雀、玄武六个方子，"为六合之正精"。"六合"是前后、左右、上下，"六合之正精"，就是非常纯正的精华。

其中阳旦汤升阳，阴旦汤降阳，两方就是"升降阴阳"。

"交互金木"中的"木"就是青龙，"金"是白虎，"金""木"一个让身体发汗，一个让身体凉下来，两方就是"交互金木"。

"既济水火"，朱鸟汤是滋阴的，而玄武汤是壮阳、温阳的，一个是代表水，一个是代表火，所以他说"此乃神明之剂"。

陶弘景说这是"神明之剂"，是非常重要的方剂，说"张机撰《伤寒论》，避道家之称，故其方皆非正名也。但以某药名之以推主为识耳。"这是说张仲景写《伤寒杂病论》的时候，有意地避开了道家所用的"六合正精"。

青龙、白虎、朱雀、玄武，在《汤液经》里，都是把方子名称放在前边，然后说主治病症，最后说药物组成。

七、张仲景借用《汤液经》而变方

张仲景先说病，再说证候，最后说方。张仲景的重点是病症，其治疗的方剂是为治病服务的。他说用何方"主之"，或说"可与"何汤，可见他把方子当工具，是为辨证论治所服务的。而《汤液经》里的方子是其要突出的重点，说这方多么厉害，"六合正精"！所以这方是不能随便加，也是不能随意减的。

在《汤液经》里，我们没有看到每个方子后边跟随有一些加减变化，在条文里边都是什么方治什么病，不允许灵活加减。但张仲景是经常加减的，方子的名称也可以换，如小青龙汤改称麻黄汤；阳旦汤改称桂枝汤。当然，张仲景这样做是有用意的，并不是故意标新立异。

张仲景是借用了《汤液经》发汗的方子。小阳旦汤（桂枝汤）治天行发热自汗出，还有恶风鼻鸣干呕，药味组成：桂枝三两、芍药三两、炙甘草二两、生姜二两、大枣十二枚，这是桂枝汤，也是小阳旦汤。

大阳旦汤，实际上就是桂枝五物汤加人参，张仲景是在桂枝五物汤基础上，再加人参。小青龙汤（麻黄汤）治的病是"天行热病，恶寒汗不出而喘"，周身疼痛，脉浮紧，药物有麻黄（去节）三两，杏仁半升，桂枝二两，甘草（炙）一两半。方剂里的药物还是麻黄、杏仁、桂枝、甘草，这也就是麻黄汤。张仲景的小青龙，是《汤液经》的大青龙。

《汤液经》大阴旦汤，是张仲景的小柴胡汤，治的病症中有往来寒热，用的是柴胡、人参、黄芩、大枣，只是张仲景小柴胡汤里边没有芍药，其他的半夏、黄芩、生姜、大枣、甘草等，都是小柴胡汤里的药物。故这是加减变化而来的，所以张仲景用的桂枝汤、麻黄汤，都是借用《汤液经》的方，而不是他独创的。

张仲景改造了《汤液经》。《汤液经》治病不分表不分里，张仲景就把它们分成了表证和里证。"凡伤寒之病，多从风寒得之，始表中风寒，入里则不消矣。"这是张仲景在"伤寒例"里提出来的，"伤寒例"源于张仲景，而后王叔和有所补充。他说："若表已解，而内不消者，非大满，犹生寒热，则病不除。"张仲景提出了"解表""攻里"的治疗方法，也就是说无论如何都要讲"表里"。

孙思邈治伤寒提出来了"三纲"的说法，"一则桂枝，二则麻黄，三则青龙，此之三方凡疗伤寒不出之也"，意思是治伤寒初起不会离开这三个方子，所有的都是如此。其他的辨证，是此后变化了的证，不再是初期的"标准证"了。

刘河间主张表里双解，既发汗解表，又治里，益元散、防风通圣散、双解散、凉膈散等方子组成中都有解表的药。如防风是解表药，桔梗、连翘之类的药也可以解表。大黄、滑石、黄芩、石膏等为攻里药。双解散有两类药。凉膈散也是如此，所以它们表里双解，既发汗解表也攻里。

八、达原饮是疾病初期的外散方剂

《温疫论·温疫初起》说："温疫初起，先憎寒而后发热，日后但热而无憎寒也。初得之二三日，其脉不浮不沉而数，昼夜发热，日晡益甚，头疼身痛。其时邪在伏脊之前，肠胃之后，虽有头疼身痛，此邪热浮越于经，不可认为伤寒表证，辄用麻黄桂枝之类强发其汗。此邪不在经，汗之徒伤表气，热亦不减。又不可下，此邪不在里，下之徒伤胃气，其渴愈甚。宜达原饮。"

达原饮组方：槟榔二钱，厚朴一钱，草果仁五分，知母一钱，芍药一钱，黄芩一钱，甘草五分。

上用水二盅，煎八分，午后温服。

从达原饮的组成看，它是一个发表攻里的方，主药中槟榔是能够攻下的，厚朴是理气的，草果是辛散的能够行气，知母、芍药、黄芩清热，甘草和中。

吴又可解释："槟榔能消能磨，除伏邪，为疏利之药，又除岭南瘴气；厚朴破戾气所结；草果辛烈气雄，除伏邪盘踞；三味协力，直达其巢穴，使邪气溃败，速离膜原，是以为达原也。热伤津液，加知母以滋阴；热伤营血，加白芍以和血；黄芩清燥热之余；甘草为和中之用；以后四味，不过调和之剂，如渴与饮，非拔病之药也。凡疫邪游溢诸经，当随经引用，以助升泄，如胁痛、耳聋、寒热、呕而口苦，此邪热溢于少阳经也，本方加柴胡一钱；如腰背项痛，此邪热溢于太阳经也，本方加羌活一钱；如目痛、眉棱骨痛、眼眶痛、鼻干不眠，此邪热溢于阳明经也，本方加干葛一钱。证有迟速轻重不等，药有多寡缓急之分，务在临时斟酌，所定分两，大略而已，不可执滞。间有感之轻者，舌上白苔亦薄，热亦不甚，而无数脉，其不传里者，一二剂自解；稍重者，必从汗解，如不能汗，乃邪气盘踞于膜原，内外隔绝，表气不能通于内，里气不能达于外，不可强汗。病家或见加发散之药，便欲求汗，误用衣被壅遏，或将汤熨蒸，甚非法也。然表里隔绝，此时无游溢之邪在经，三阳加法不必用，宜照本方可也。感之重者，舌上苔如积粉，满布无隙，服汤后不从汗解，而从内陷者，舌根先黄，渐至中央，邪渐入胃，此三消饮证。若脉长洪而数，大汗多渴，此邪气适离膜原者，欲表未表，此白虎汤证。如舌上纯黄色，兼之里证，为邪已入胃，此又承气汤证也。有二三日即溃而离膜原者，有半月十数日不传者，有初得之四五日，淹淹摄摄，五六日后陡然势张者。凡元气胜者毒易传化，元气薄者邪不易化，即不易传。设遇他病久亏，适又微疫能感不能化，安望其传？不传则邪不去，邪不去则病不瘳，延缠日久，愈沉愈伏，多致不起，时师误认怯证，日进参芪，愈壅愈固，不死不休也。"

达原饮可以解表，是辛凉解表方，而不是辛温解表方，以理气为主，能让邪气从表而散，不往里走。

因此，达原饮与后世的方子，或者与前文所说的刘河间表里双解的方子，有些相似之处，只是没有用大黄泻下而已。方中有些药能够解毒，有些药还有清热的作用，也有辛凉的含义。达原饮是一个以解表为主的方，使用时有加减法，不是纯粹的单用七味药。

吴又可说，如果邪气弥漫，就要加减。比如邪气到了太阳经，就要加羌活，到了阳明加葛根，如果邪气到了少阳以后就加柴胡。这就是达原饮以及三阳经的加减法。

清代的温病学家叶天士说"在卫汗之可也"，也就是说温病学仍然离不开汗法，通过出汗来治疗传染病。这是他提出的"卫分证"用汗法。叶天士先生还提出了"到气才宜清气"。这是说不到"气分"的时候不能用凉药。他提出"气分证"的时候才能够清气，因为到气分证的时候就没有恶寒了，在"卫分证"时仍有点恶寒。就是要掌握好这个阶段性，否则就容易过凉，不能出汗。这是叶天士提出的原则。

九、刘河间过用凉药自己患病表难解

关于辛温和辛凉，有一个故事可以供大家学习。

张元素是易水学派的祖师，《金史·张元素传》说"刘完素病伤寒八日"，刘完素是河间学派的祖师，他患了伤寒病八天没好，仍然是"头痛脉紧，呕逆不食，不知所为"，他不知道该怎么办了。然后易水学派的张元素，去看望刘完素，刘完素"面壁不顾"，不理张元素。

张元素比较年轻，刘完素年龄大，而他"面壁不顾"，对着墙睡觉，脸朝里，不搭理来人。张元素就用话来激他，说"何见待之卑如此哉"？这就是说："你这么对待我，这么瞧不起我呀？"然后他为刘完素一诊脉，就说："您的病是怎么一回事，我一摸脉就知道了。"刘完素说"然"。这就是说你猜得不错，我就是这么回事，就是头痛、脉紧、不能吃饭。

张元素就批评他，不客气地说："子误矣"，他说老先生错了。刘完素问："怎么错了？"张元素解释某药性寒，下降走太阴，"阳亡"汗不能出，就是说你用的药太凉、性寒，下降，走太阴。"太阴"是脾；"阳亡"是阳气受了伤害，不能出汗，汗不能出。

张元素说"当服某药则效矣"，张元素让刘完素服用热药，用温热药来解表，或者扶阳解表，说他年龄大了发不出汗来。书中说："完素大服，如其言遂愈。"年龄大了的刘完素听了年轻人张元素的话，吃了他建议的药，病就好了。

这事就被写到了《金史·张元素传》里，因此说不能够早期太凉。患者体质虚弱了，就不能用很多的凉药。如果用很多凉药，汗就出不来，退不了热，病就好不了。刘完素是治传染病的大家，他治不好自己的病，病后八天了仍然发热，是用的药不对，因此说不能够"过用寒凉"。

在《温病条辨》里，吴鞠通尽管说是"条辨"，介绍了很多温病。但他也把桂枝汤，作为书中第一方。

《温病条辨》第一方就是桂枝汤，由此可见要靠理论的自信，才能够推动疗效自强。只要把理论学清楚了，学习经典，或者学好这些大家的经验、理论，就能够在临床上提高我们的疗效。进而发展中医事业，这就是传承。靠"传承自觉"，来助力"体系自立"。这些我也在《中国中医药报》上刊登过相关文章，大家要学好经典，就要学好临床家的书，学好这些大家著作。

学好《温疫论》，我们就能"道术并重"，发扬中医。

第7讲
邪出膜原，清热除表

邪伏膜原是吴又可发明的一词，他说，外感的瘟疫邪气从口鼻而入，到达膜原。经过达原饮治疗后邪气要出膜原，其方向一个是向表，另一个是向里。

一、吴又可说的"表"是表层，不是表证

"表里"是《黄帝内经》建立的基本概念，一般有体内与体表，也就是内脏与肌表的关系，五脏与六腑，阴脉与阳脉，也有表里关系。

张仲景说："客气邪风，中人多死。千般疢难，不越三条；一者，经络受邪，入脏腑，为内所因也；二者，四肢九窍，血脉相传，壅塞不通，为外皮肤所中也。"显然张仲景认为脏腑为内里，而四肢血脉是"外皮肤"。吴又可继承了张仲景的思想，但又没有局限于张仲景关于表证的观点，他并不认为瘟疫有恶寒表证。

吴又可说的"表"就是"肌表"，是从皮肤出去，向里主要是入胃，入胃以后要清胃。所以，我们就知道吴又可所说的表，与张仲景所说的"表"是不一样的。

张仲景也有表里的概念，其所谓的"表"，就是发热恶寒，也就是"有一分恶寒就有一分表证"。因此，张仲景的"解表"，就是用麻黄汤、桂枝汤这样的方药来发汗解表。

而吴又可所说的"表"并不是发汗解表。他说邪气从膜原出来到"表",从"表"(从体表)发出去的过程叫"出表"。经过吴又可的概括,形成了很有特征的"三斑四汗",这个才是他所说的"表"。

二、瘟疫在表,通过三斑四汗解除

《温疫论·发斑战汗合论》说:"凡疫邪留于气分,解以战汗;留于血分,解以发斑。气属阳而轻清,血属阴而重浊。是以邪在气分则易疏透,邪在血分恒多胶滞,故阳主速而阴主迟,所以从战汗者,可使顿解;从发斑者,当图渐愈。"

所谓"三斑四汗"的"斑",包含了斑疹。现代医学上斑和疹是不一样的,斑是在肌肤之内摸时不碍手,只是有一些瘀血;而疹摸上去扎手,是高出皮面的。吴又可将斑和疹加在一起叫斑疹,这是"三斑四汗"第一个斑。第二个斑叫桃花斑,就是指斑的颜色淡红。第三个叫紫云斑,就是指斑的颜色比较深,像更严重的瘀血。吴又可称这三种叫三斑。

《温疫论·发斑》说:"邪留血分,里气壅闭,则伏邪不得外透而为斑。若下之,内壅一通,则卫气亦从而疏畅,或出表为斑,则毒邪亦从而外解矣。若下后斑渐出,不可更大下,设有下证,少与承气缓缓下之。若复大下,中气不振,斑毒内陷则危,宜托里举斑汤。"

托里举斑汤:白芍、当归各一钱,升麻五分,白芷、柴胡各七分,穿山甲(炙黄)二钱。水姜煎服。

吴又可解释:"下后斑渐出,复大下,斑毒复隐,反加循衣摸床,撮空理线,脉渐微者危,本方加人参一钱,补不及者死。若未下而先发斑者,设有下证,少与承气,须从缓下。"

"四汗",指自汗、盗汗、战汗、狂汗。他说通过出斑或者出汗,邪气从体表就被清理出去了,这是吴又可的出表。

关于邪出膜原，吴又可又说根据不同的体质，就有不同情况。根据不同体质就决定了是应该通过自汗，还是通过战汗，或者是通过盗汗，或者是通过狂汗来发斑。总之，这些办法都是让邪气向外散，是疾病好转的一个表现。这是很有特点的。当然"三斑四汗"，不管是出斑还是发汗，在治疗过程当中，医生一定要判定它的情况，要根据不同情况进行治疗。

吴又可给我们提出的方子，除了达原饮，还有一个非常有名的方子就是三消饮。

三消饮：槟榔、草果、厚朴、白芍、甘草、知母、黄芩、大黄、葛根、羌活、柴胡、姜、枣煎服。

吴又可解释："三消者，消内消外消不内外也。此治疫之全剂，以毒邪表里分传，膜原尚有余结者宜之。"

三消饮的组成有槟榔、草果、厚朴三味主药；芍药、知母、甘草能养阴，益胃气；黄芩和知母配伍用来清热。如果邪气弥漫到三阳经，即太阳经、阳明经和少阳经，其解决方法：邪气外出太阳以后就要加羌活；邪气到阳明经，就要加葛根；在少阳加柴胡。所以三消饮就是通过太阳、少阳、阳明三经把邪气排出体内。邪在阳明如果伴有大便秘结，就加大黄"通里"，这也就相当于刘完素所说的双解散、凉膈散，让邪气有一部分从体表发出，另一部分通过肠道排便清理出体内。为此，吴又可提供了很多方子来进行治疗。

三、瘟疫邪在胸膈，需要依靠吐法

《温疫论·邪在胸膈》曰："温疫胸膈满闷，心烦喜呕，欲吐不吐，虽吐而不得大吐，腹不满，欲饮不能饮，欲食不能食，此疫邪留于胸膈，宜瓜蒂散吐之。"《伤寒杂病论》里的栀子豉汤，就是使用吐法来治疗邪气聚结在胸膈以上，即通过呕吐使邪气排出。"其在上者引而越之"，这是"因势利导"，让邪气通过呕吐排出体内。所以吴又可借鉴了《伤寒杂病论》的瓜蒂散（也叫"一物瓜蒂散"），将甜瓜蒂、赤小豆与栀子组合起来，用赤小豆和栀子进行清热解毒。

吴又可叙述它的证候说，瘟疫胸膈满闷，心烦喜呕。胸膈满闷就证明邪气在胸膈，结聚的部位比较高。这时患者本身气机上升想吐，"虽吐而不得大吐"或者"欲吐不吐"，腹部也很胀满，"欲饮不能饮，欲食不能食"，喝不下去，也吃不下去。吴又可就说，这时要通过吐的方法，把邪气排出体内。在《伤寒杂病论》里说这主要是"阳明经证"，或叫白虎汤证。吴又可还说，热邪如果比较弥散，影响了太阳少阳阳明，那么三个阳经都可能有热邪。

四、肌表有大热，需要使用白虎汤

《温疫论》说："若脉长洪而数，大汗多渴，此邪气适离膜原者，欲表未表，此白虎汤证。"

按照一般的说法，白虎汤有四大"证"，即大热、大渴、大汗、脉洪大。有四大"证"，才能使用白虎汤，否则就说明证还不够热，用白虎汤太凉了，不合适。

白虎汤：石膏一两，知母五钱，甘草五钱，炒粳米一撮，加姜煎服。

吴又可解释："白虎汤辛凉发散之剂，清肃肌表气分药也。盖毒邪已溃，中结渐开，邪气分离膜原，尚未出表，然内外之气已通，故多汗，脉长洪而数。白虎辛凉解散，服之或战汗，或自汗而解。若温疫初起，脉虽数未至洪大，其时邪气盘踞于膜原，宜达原饮。误用白虎，既无破结之能，但求清热，是犹扬汤止沸也。若邪已入胃，非承气不愈，误用白虎，既无逐邪之能，徒以刚悍而伐胃气，反抑邪毒，致脉不行，因而细小。又认阳证得阴脉，妄言不治，医见脉微欲绝，益不敢议下，日惟杂进寒凉，以为稳当，愈投愈危，至死无悔。此当急投承气缓缓下之，六脉自复。"

白虎汤出自张仲景《伤寒杂病论》，吴又可对其有自己的认识，"白虎辛凉发散之剂，清肃肌表气分药也。"他说的"气分"，启发了后来的叶天士，即叶天士的卫气营血辨证是学习了吴又可的"气分"。"盖毒邪已溃，中结渐开，邪气分离膜原，尚未出表。"此时毒邪不在膜原了，从膜原出来以后，中间邪气盘踞的地方已经散开了，但还没有出现自汗、盗汗、战汗、狂汗这些情况，也没有发斑。"然内外之气已通，故多汗，脉长洪而数"。这时他说"白虎辛凉解散，服之或战汗，或自汗而解"。若瘟疫初起，脉虽数未至洪大时，他说邪气盘踞于膜原"宜达原饮"，这是说初起的时候不能够用白虎汤。

瘟疫初期，脉虽然是数的。但是它没有达到白虎汤所要求的洪大，没有到这个程度，这时候就要用达原饮。如果超过了，出现了大汗、大渴，才能用白虎汤。误用白虎汤，"既无破结之能，但求清热，是犹扬汤止沸也"，这是不对的。这时候不能用白虎汤来清热，因为邪气没被赶出来，所以就达不到想要的效果。

新中国成立以后，郭可明先生治石家庄的乙型脑炎（简称乙脑），用的就是白虎汤，即用大剂量的石膏。郭可明先生是用石膏治好了乙脑，当时取得了非常好的疗效，可以说是达到了很高的水平，让世界医学界感到震惊。张锡纯先生《医学衷中参西录》中也善于用石膏。

清代的医家是很重视用白虎汤清热的。不仅吴又可，吴鞠通、叶天士也都非常重视。

白虎汤的四大证：大热、大渴、脉洪大、大汗。这都是我们需要注意的。吴又可还说，邪气从半表半里出来了以后，如果在内里，腹气不通的话，也不能够出汗。因此，他说"今里气结滞，阳气不能敷布于外，即四肢未免厥逆，又安能气液蒸蒸以达表。"

里边气不通，邪气也不能从体表出去，就热深厥深。"譬如缚足之鸟，乃欲飞升，其可得乎？盖鸟之将飞，其身必伏"，它得先蹲下，然后"先足纵而后扬翅"，脚一蹬劲，两个翅膀一扇就飞起来了。这个道理与战汗同义，里气（腹气）一通，胃肠道通畅了以后气机就容易往外，就能够出汗，有战汗。

"又如水注，闭其后窍，则前窍不能涓滴"，一点都滴不出来，所以要倒东西。比如说一个水瓶子里边，一开始空气进不去的话，它倒不出水来。他说的就是气上去了，水才能下来的道理。"里气一通，不待发散，多有自能汗解。"吴又可认为，里气一通就能出汗，就能够达到去除邪气的作用，这里是用了"通里气"的方法。

有一种现象是"下后脉浮"，这时就要用白虎汤加减治疗。"下后脉浮"就是用泻下的方法。因胃肠道的宿食糟粕和热邪凝聚在一起，不利于气机通畅，就用承气汤以下法。这导致之后出现了"脉浮"的情况。所以他说："里证下后脉浮而微数，身微热，神思或不爽，此邪热浮于肌表，里无壅滞也。"这是说虽然没有汗出，但也适合于白虎汤，这是一个特殊情况，让邪气从汗而解。

"下后脉浮而数，原当汗解，迁延五六日脉证不改。"没有达到想要的结果，这时候，可以单纯用白虎汤，也可以用白虎汤加人参（白虎加参汤）。这也是张仲景治疗伤寒邪气在阳明的时候，所用的一个方法。有时候患者渴得很厉害，甚至还有后背微微发凉的感觉，这时除了用白虎汤清热，还要加上人参益气，帮助患者让邪气从体表而散。《伤寒杂病论》里发汗的方法是有很多的，我们都可以借鉴学习。

五、吴又可辨斑疹，承先启后有传承

吴又可提出"三斑四汗"，三斑有"斑疹"、桃花斑、紫云斑；四汗有自汗、盗汗、狂汗、战汗，就是告诉大家让邪气从身体里边排出去，要有不同的方式。这是他的方法，也影响了后来的叶天士，"叶天士辨斑疹"。

当然历代医家都有一些相关的论述，吴又可论邪气在气分和在血分，就启发了叶天士"卫气营血辨证"。叶天士也吸纳了吴又可的一些学术思想。吴又可生活在明朝的末年，而叶天士则在清朝的中叶，这两个人相差百余年。

吴又可说"凡疫邪留于气分，解以战汗；留于血分，解以发斑"，三斑四汗的区别就是邪气在气分，通过四汗来排出；邪气留在血分，通过三斑把它清除。辨证与叶天士所说的"卫气营血辨证"，有学术继承关系。

吴又可说："邪留血分里气壅蔽，则伏邪不得外透，而为斑。"他还说发斑的时候需要外解，里气应该通畅。如果里边的脏腑，气机升降不顺畅，那么就出不来斑。像这样的情况，"若下之，内壅一通，则卫气也从而疏畅"，或"出表为斑，则邪毒亦从而外解矣。"所以这就是用下法，反而体表出了一些斑的原因。他说这是好事，是有一部分邪气从肠道排出，一部分邪气从肌表出去了。"若下后斑渐出，不可更大下，设有下证，少与承气缓缓下之"，斑出了以后，一般这时候邪气就出去了。这时如还有残留的邪气，就不需要用大剂量的泻下了，可以用小剂量的承气汤，慢慢地将其从里边消除。"若复大下，中气不振"，这是说若此时再泄下过猛，邪毒内陷就危险了。

出现了这种情况，要服一种他开的汤剂，叫"托里举斑汤"。

托里举斑汤：白芍、当归各一钱，升麻五分，白芷、柴胡各七分，穿山甲（炙黄）二钱，水姜煎服。

下后斑渐出，复大下，斑毒复隐，反加循衣摸床，撮空理线，脉渐微者危，本方加人参一钱，补不及者死。若未下而先发斑者，设有下证，少与承气，须从缓下。

吴又可有这样的论述是因他继承了前人的一些学术见解。像前文所说的，尚从善《伤寒纪玄妙用集》，有相关的论述；元代的医家王好古在《班论萃英》和《此事难知》里也讲过斑的问题。吴又可所说的"托里举斑汤"，就是因为正气虚，斑出不来，此时就要用"托里举斑汤"。

托里举斑汤里的白芍养血，当归养血又活血，升麻解毒，柴胡和升麻是往外散的，白芷也是走表的，再加上活血化瘀力量非常大的穿山甲。这几味药不仅升散还有解毒的作用，因此吴又可的"托里举斑汤"是非常重要的。

"下后斑渐出，复大下，斑毒复隐。"斑出后再大下，斑看不见了，反而会加重病情，出现"循衣摸床，撮空理线，脉渐微弱"。脉越来越微弱，摸不着了，吴又可说这是一个危险的证候。他说这时就不能完全用这个方了，要"本方加人参一钱，补不及者死"，如果不扶助他的正气，邪毒就内陷了，就是一个危险的证候。

除了用泻下的方法，还要用托举的方法，让邪气要有出路，同时不要忘了扶助正气。《黄帝内经》里也说过"夺血者无汗，夺汗者无血"。如果大失血了，那么就不会出汗了。比如有的人去献血，献血以后会口渴，但不会出汗。有的人出汗过多以后血容量就不足了，这时候会头晕没劲。

吴又可在继承前人的基础上也有一些论述，甚至还举了一些病例。他说瘟疫下后脉沉，就是用了泻下的方法以后脉沉。因为古代没有输液，泻下过多血容量就不足了，一摸脉是沉的，因此他说"证在里，下证未除，可以再下"。泻下了还不行，就得继续用承气汤再泻下，说"下后脉浮者，法当汗解"。这是说泻下以后邪气到底是容易从体表出去，还是从里边走，要根据不同的情况治疗。"三五日不得汗者，其人预亡津液也"，说用了向外解，或者向下泻的方法以后，三五天还没有汗出，这个人就不好了，也就是现在说的脱水了。

这时候就预示了津液要消亡，丢失了。他说的要注意后面还有一些怎么能够养阴，能够帮助患者出汗方法，后文还会介绍。

六、瘟疫协热下利，表热影响里气升降

这里主要是说从体表解。有的时候，遇见的患者"时疫得下证，日久失下"没有及时用泻下，"后下利纯臭水，昼夜十数行"就是腹泻昼夜不止，一次又一次，"十数行"就是好多次，仍然是口燥唇干，舌裂如断。

《温疫论·夺液无汗》说："温疫下后脉沉，下证未除，再下之，下后脉浮者，法当汗解，三五日不得汗者，其人预亡津液也。时疫得下证，日久失下，后下利纯臭水，昼夜十数行，乃至口燥唇干，舌裂如断。医者误按仲景协热下利法，因与葛根黄连黄芩汤，服之转剧。邀余诊视，乃热结旁流，急与大承气一服，去宿粪甚多，色如败酱，状如粘胶，臭恶异常，是晚利顿止。次日服清燥汤一剂，脉尚沉，再下之，脉始浮，下证减去，肌表仅存微热。此应汗解，虽不得汗，然里邪先尽，中气和平，所以饮食渐进。半月后忽作战汗，表邪方解。盖缘下利日久，表里枯燥至极，饮食半月，津液渐回，方可得汗，所谓积流而渠自通也。可见脉浮身热，非汗不解，血燥津枯，非液不汗。昔人以夺血无汗，今以夺液无汗，血液虽殊，枯燥则一也。"

这时候，如果有的医生按照张仲景的治法，按"协热下利"用的是葛根芩连汤，喝了药后没有见好，反而加剧了，然后就请吴又可去看，他一看说这就是热结旁流，不该用葛根芩连汤。热邪传到肠道以后，相当于现在所说的胃肠道的感冒一样，用葛根芩连汤，吴又可说不行，这证应该是马上给患者服大承气汤，这样喝能排除很多胃肠道的积滞。患者所下热邪和粪便，气味非常难闻，次日又给他服了清燥汤一剂。

柴胡清燥汤：柴胡、黄芩、陈皮、甘草、天花粉、知母，

姜、枣煎服。

方里柴胡、黄芩配合生姜、大枣、甘草，就是在张仲景的小柴胡汤的基础上去了半夏和人参，然后加了养阴的天花粉、知母，有利于清热，养阴，通过养阴来协助患者一次次地把外邪排走。患者服药后，症状就慢慢地减轻了，吴又可还说明了用清燥汤要分不同情况。如果这个人气血不足，血燥津枯，这时候就是夺血无汗，虽然表还有余热，但不能单纯再用清燥汤了，应该用柴胡养荣汤来治疗。

吴又可说："表有余热，宜柴胡养荣汤。"

柴胡养荣汤：柴胡、黄芩、陈皮、甘草、当归、白芍、生地、知母、天花粉，姜、枣煎服。

这个方子是在柴胡清燥汤的基础上，又加了白芍、生地、当归，而白芍、生地、当归是补血四物汤的主要成分。

四物汤里还有川芎，川芎是"血中气药"，性太燥，因此吴又可就没有选用川芎，就是四物汤去掉川芎。加当归、白芍、生地以养血，"血汗同源"。按照《黄帝内经》的说法，吴又可说它们同用可以治邪气。

他说的"表有余热"，就要通过柴胡清燥汤来使病邪出表，即让病邪从肌表排出去，然后才能够达到治疗疾病的目的。

他举的这个例子，非常值得大家重视，不要误诊。一开始的病机，他用过下法，泻下以后有可能伤津液，所以要养阴生津。也有的人是因为相反，该泻下又没有用泻下的方法，这样就出现了一天一昼夜之间拉了十多次，拉的东西特别地臭秽。

上面的患者，吴又可说该用下法，没有用下法，反而误用了张仲景协热下利的葛根芩连汤，没有治好。他去会诊的时候，就发现这时候应该用大承气汤，用了以后见效了。但是到了后来，这个病情也没有完全缓解，这是什么原因呢？

吴又可认为就是津液不足了，不能单纯地用下法了，所以就用养阴的方法来治疗，柴胡、黄芩有利于邪气从体表发散出去，而加上养阴的药，就是养阴助汗，从体表给清解出去。吴又可的治疗，是非常成功的一个案例。

七、自汗使疫邪有出路，应脉静身凉

《温疫论·自汗》说："自汗者，不因发散，自然汗出也。伏邪中溃，气通得汗，邪欲去也。若脉长洪而数，身热大渴，宜白虎汤，得战汗方解。里证下后，续得自汗，虽二三日不止，甚则四五日不止，身微热，热甚则汗甚，热微汗亦微，此属实，乃表有留邪也，邪尽汗止。汗不止者，宜柴胡以佐之，表解则汗止。设有三阳经证，当用三阳随经加减法，与协热下利投承气同义。表里虽殊，其理则一。若认为表虚自汗，辄用黄芪实表，及止汗之剂，则误矣。有里证，时当盛暑，多作自汗，宜下之。白虎证自汗详见前。若面无神色，唇口刮白，表里无阳证，喜热饮，稍冷则畏，脉微欲绝，忽得自汗，淡而无味者为虚脱，夜发则昼死，昼发则夜亡，急当峻补，补不及者死。大病愈后数日，每饮食及惊动即汗，此表里虚怯，宜人参养荣汤倍黄芪。"

吴又可解释了自汗，说"自汗者不因发散，自然汗出也。"就是说没有让患者服麻黄汤、桂枝汤，没有用这些发汗的药，患者就自然地出了汗了，这个过程叫自汗。他说这是因为正气还能够抗击邪气，所以患者能够自然地汗出，把邪气排出去。

"伏邪中溃，气通得汗，邪欲去也。"这是说伏邪于膜原，正气足，邪气在中间溃散了，溃败了，这时候人体的气机是通畅的，因此患者能够出汗，这就是气通而自汗。邪气因为有出路，所以就"欲去"，即将散去。

"若脉长洪而数，身热大渴，宜白虎汤。"前文说了，邪气从膜原出来以后身上很热，热势还很盛，这时候就应该用白虎汤来清热，来帮助患者恢复健康。吴又可说这样的人，喝了白虎汤以后，"得战汗方解"。这样的人，是先寒战，身上哆嗦，浑身不舒服，然后忽然出一身汗或出一身大汗，是先寒战然后再出汗，这叫"战汗"。

里证下后，如果邪气在胃肠道，有积滞的叫里证。用了泻下的方法，然后"续得自汗"，就是说后来用了下法，也会自身出汗，"虽二三日不止，甚至四五日不止，身微热，热甚则汗甚，热微汗亦微。"

经过两三天以后，患者仍然在出汗，而且是一边发着热，一边出着汗。这时候，内里有热，热甚汗就多，如果热邪少了，减轻了，出的汗就少了。

吴又可说"此属实，乃表有留邪也，邪尽汗止"，这是表有余邪的实证，没有邪气了，就不出汗了。或者说内里没有热了，患者就不出汗了。所以这时出汗是一个病愈的表现。

"汗不止者，宜柴胡以佐之"，这个人的内热，已经不厉害了，本应该"表解则汗止"，但汗不止，就应该用柴胡汤，即张仲景的小柴胡汤。小柴胡汤里有柴胡、黄芩、半夏、人参、甘草等，用这些药来清解，散表邪，汗出也就停止了。

后人总结为"设有三阳经证"，当用三阳随经加减法，与协热下利投承气同义。表里虽殊，其理则一，这是说邪气如果没有完全清除，有三阳经证，就要用三阳经的加减法。

在达原饮的基础上加味，病邪影响到太阳就要加羌活，影响到阳明加葛根，影响到少阳加柴胡。

他说"若认为表虚自汗，辄用黄芪实表，及止汗之剂，则误矣"，患了病以后，用了下法了，患者总出汗，医者若认为这是个虚证，给患者喝黄芪，吴又可说就错了。黄芪是治虚汗的药物，患者里边没有热，不是因为传染病引起的出汗，就可以用黄芪。黄芪、白术、防风三药联用为玉屏风散，治气虚自汗。

他还说患者有里证，"时当盛暑，多作自汗"，身体里边有邪气，又出汗可以用下法。因为有里证，患者就不是在表的白虎汤证，自汗的情况前文说过了，"若面无神色，唇口刮白，表里无阳证，喜热饮。稍冷则畏，脉微欲绝，忽得自汗。淡而无味者，为虚脱。"不能一看到汗出，就以为是好的现象，一个人如果一直出汗，就是阳气虚的表现。

他还说："夜发则昼死，昼发则夜亡急当峻补，补不及者死。"一个人，出汗过多了就伤正，而不是说出汗越多越好，发汗越多越好，出汗多了会伤津液。古人那时候没有静脉输液，所以伤了阴液以后，就容易气血不足。如果一个人大汗出现了危险，应该怎么治呢？

大病愈后数日，体虚用人参养荣汤倍黄芪，这就是要按虚证来治，不再是按照传染病治疗，而是按照一般内伤病治。阳气虚脱了可以用张仲景的桂枝汤，加人参或者生姜、当归，这些药都可以治大汗。伤了气血，大汗亡阳还可以用桂枝加附子汤。

人参养荣汤：白芍药三两，当归、陈皮、黄芪、桂心（去粗皮）、人参、白术（煨）、甘草（炙）各一两，熟地黄（制）、五味子、茯苓各七钱半；远志（炒，去心）半两。

八、战汗凭借体力，助战启迪后人

《温疫论·战汗》说："疫邪先传表后传里，忽得战汗，经气输泄，当即脉静身凉，烦渴顿除。三五日后，阳气渐积，不待饮食劳碌，或有反复者，盖表邪已解，里邪未去，才觉发热，下之即解。疫邪表里分传，里气壅闭，非汗下不可。汗下之未尽，日后复热，当复下复汗。温疫下后，烦渴减，腹满去，或思食而知味，里气和也。身热未除，脉近浮，此邪气拂郁于经，表未解也，当得汗解。如未得汗，以柴胡清燥汤和之，复不得汗者，从渐解也，不可苛求其汗。应下失下，气消血耗，既下欲作战汗，但战而不汗者危。以中气亏微，但能降陷，不能升发也。次日当期复战，厥回汗出者生，厥不回，汗不出者死。以正气脱，不胜其邪也。战而厥回无汗者，真阳尚在，表气枯涸也，可使渐愈。凡战而不复，忽痉者必死。痉者身如尸，牙关紧，目上视。凡战不可扰动，但可温覆，扰动则战而中止，次日当期复战。战汗后复下，后越二三日反腹痛不止者，欲作滞下也，无论已见积未见积，宜芍药汤。"

患者出现战汗好像打仗一样，我们要助一臂之力，就要用柴胡清燥汤，因其组成有清解外邪的，有养阴的，所以可以助力。

柴胡清燥汤：柴胡、黄芩、陈皮、甘草、天花粉、知母、姜、枣煎服。

患者在战汗往复以后，处在邪正斗争的阶段，也需要一些措施，来帮助患者战胜邪气。这时的病情比较复杂，我们后文还会介绍。吴又可在患者出现了战汗并采用了下法后，"越二三日反腹痛，欲作滞下也"，这是说过了两三天反而腹痛，像是腹泻的症状，这时不管腹部里有没有积，都要用芍药汤治疗。

芍药汤：白芍一钱，当归一钱，槟榔二钱，厚朴一钱，甘草七分，加生姜，水煎服。里急后重，加大黄三钱；红积，倍芍药；白积，倍槟榔。

温病学家叶天士就学习了吴又可的这个经验，他在《温热论》里也有关于战汗的论述，我们可以参考。

九、盗汗、狂汗，瘟疫也有发生

《温疫论·盗汗》说："里证下后，续得盗汗者，表有微邪也。若邪甚竟作自汗，伏邪中溃，则作战汗矣。凡人目张，则卫气行于阳；目瞑，则卫气行于阴，行阳谓升发于表，行阴谓敛降于内。今内有伏热，而又遇卫气，两阳相抟，热蒸于外则腠理开而盗汗出矣。若内伏之邪一尽，则盗汗自止，设不止者，宜柴胡汤以佐之。时疫愈后，脉静身凉，数日后反得盗汗及自汗者，此属表虚，宜黄芪汤。"

柴胡汤：柴胡三钱，黄芩一钱，陈皮一钱，甘草一钱，生姜一钱，大枣二枚；古方用人参半夏，今表里实，故不用人参；无呕吐，不加半夏。

当患者出现盗汗时，如果还伴有邪气的话，我们应该扶正祛邪。这时吴又可提出来用柴胡汤，是张仲景的小柴胡汤减方。我们应该思考，小柴胡汤除了能治疗或和解少阳，是否还可以有别的功效。如吴又可把里边的人参和半夏去掉了，他解释古方用人参半夏，"今表里实故不用人参"，无呕吐，不加半夏。

吴鞠通也是按照他这样，在《温病条辨》里用小柴胡汤治疗少阳病时，"渴甚者去半夏，加瓜蒌根"，也是运用了一些加减。由此可见张仲景的方子，对后世有很大的影响。

黄芪汤：黄芪三钱，五味子三钱，当归一钱，白术一钱，甘草五分。

照常煎服。如汗未止，加麻黄净根一钱五分，无有不止者，然属实常多，属虚常少，邪气盛为实，正气夺为虚。虚实之分，在乎有热无热，有热为实，无热为虚。若颠倒误用，未免实实虚虚之误，临证当慎。

吴又可还提出来另一汗出，叫狂汗。《温疫论·狂汗》曰："狂汗者，伏邪中溃，欲作汗解，因其人禀赋充盛，阳气冲击，不能顿开，故忽然坐卧不安，且狂且躁，少顷大汗淋漓，狂躁顿止，脉静身凉，霍然而愈。"

吴又可总结的三斑四汗里，就有狂汗。吴又可认为，患者身体里的伏邪溃散，出了汗邪气就散去了，而患者禀赋充盛，阳气冲击，不能顿开，这时就会出现狂汗的现象，即患者忽然坐卧不安，且狂且躁，浑身难受，待大汗淋漓后狂躁就止住了。战汗有虚的现象，而狂汗就不见阳气虚的表现。"少顷大汗淋漓，狂躁顿止，脉静身凉，霍然而愈"，十分形象地表达了狂汗就是汗出的程度很大，而且人很狂躁的表现。

还有一个与狂汗症状类似的病症，就是"痰涎涌甚，胸膈不清者"，与狂汗的憋闷不同，可以用蒌贝养荣汤来治疗。"蒌"是瓜蒌，能够去痰，"贝"是贝母，"养荣"就是养营血，方中用贝母、当归、白芍等药来养营血，整体功效是祛痰活血养阴。这个方子也适用于传染病，因为一般情况下，传染病好了以后往往要注意养阴。

吴又可说，传染病后期基本好转了以后，还要给患者服一些养阴的药物。同时吴又可提出尽量慎用人参、白术，因为人参和白术偏燥。他还说："大抵时疫愈后，调理之剂，投之不当，莫如静养节饮食为第一。"时疫病愈静养时要节制饮食，人参、黄芪、白术不要用，用之不当"留邪气"。病后调养要少吃温热药，所以他创造了清燥养荣汤，在外感热病学说上也有创新，既继承了前人，又启迪了后人。

十、吴又可激励后人，不断学术创新

吴又可之后，温病四大家的温病学说对中医药发展影响颇深，即使到现在仍然有可取之处。由此可见，中医药史是一个连续的传承和发展的过程。

河北省有一位著名的医学家，即国医大师李佃贵教授，他提出了"浊毒"理论，这个理论对传染病防治也有很重要的指导作用。

李大师说的传染病发病病机与吴又可说的"异气"有相似之处，"有天之浊毒，地之浊毒，人之浊毒"。

天之浊毒从空气来。现在我们戴口罩就是为了避免天之浊毒，影响我们，故要居家隔离，要戴口罩。

地之浊毒就好比冷链食品，或是一个人到有污染的地方，手一摸便沾染了病毒，这就叫地之浊毒。能摸得着的，能在身边感染的叫地之浊毒。它往往也是通过口腔而入，这还是吴又可所说的"邪气从口鼻而入"。

邪气入口鼻后虽然是伏于膜原，但并不是就固定不变了，它还要活动，并且在进入细胞以后会复制，复制的过程就产生了浊毒。

按照李佃贵大师所说的，如果一个人身体里边正气虚了，就容易产生浊毒，这也跟中医学所说的"邪之所凑，其气必虚"是一个道理。所以大多是在一个正气虚的情况下，产生了很多病毒。而外来的病毒，如果不让其复制，就不可能让人发病。

凡是发病的病毒，都是自身给它复制，这就产生了浊毒。

李大师说，有了外来的天之浊毒、地之浊毒以后，要预防"浊毒化"，还要做好"化浊毒"。

《黄帝内经》里边说"避邪气如避矢石然"，天之浊毒来的时候，要预防，也是要避其邪气。就是能够避风戴口罩，再居家隔离；对地之浊毒，我们要勤洗手，要消毒，防止地之浊毒从口腔而入。这样就能管住两个入口。

对人之浊毒就是要"化浊毒"了。人体已经有了浊毒在肺里边，如感染 COVID-19。2021 年 1 月，石家庄藁城小果庄的疫情，是在农村出现的一起聚集性的暴发。李大师和我们坐在一起讨论怎么抗疫时，就用了浊毒理论来指导。他说应该用"大水漫灌"，让高风险的人们喝中药进行预防，这样能够预防天之浊毒、地之浊毒到了身体引起发病，即让人不被浊毒所感染。只要预防得当，天之浊毒、地之浊毒就不能影响人体。

患病的轻症患者，喝了中药不会变成重症，被隔离的、有需要预防的人，喝中药以后，即使正气不足诊断出 COVID-19，也是轻症。这就是"化浊毒"。

"化浊毒"，也是要利用人的正气去化，提升脏腑的正气，如 COVID-19，就要利肺化痰。如果浊毒到了中焦，就要健脾胃。

人的正气增强，就可以化浊毒。吴又可在治疗的时候，强调的是驱邪，扶正相对少一些，驱邪的过程，也和李大师所说的用化浊毒的思路是一致的。比如疫邪传到胃以后，吴又可用承气汤，用的是清下的方法。李大师化浊毒，有时候用芳香药物，有时候用大黄这一类的药物，都是让浊毒能从胃肠道有所出口。

李大师治疗疾病，不只是驱邪，还注重扶正固本，加大黄类药物也只是让邪气有出路。而吴又可说的"去除疫邪"，是将邪气仅限于阳明阶段。吴又可《温疫论》与后世的温病学，都强调了阳明阶段在防治瘟疫的过程当中的重要性，所以有"阳明乃温病之渊薮"的说法。

吴又可把疫病定位了两个位置，一个是在膜原，一个是在阳明。它向表传以后，要用白虎汤来清热，通过三斑四汗来解决；向里传到了胃肠，就用泻下的方法，通过承气汤让邪气向下走。

虽然"疫有九传"，但不管它怎么传，只要找对了方法，就能够把它治好。李大师的"化浊毒"理论，不局限于脾胃，不论在肺，还是在肝、肾都可以化浊毒，调动身体脏腑的机能。如邪气停在肝了，就通过疏肝理气化瘀的化浊解毒过程来解决。

李大师的理论在防治传染病上有指导意义，除了提出要外避邪气、内扶正气，还提出了要有一个让人转化的过程，就是疏通瘀滞。

中医就有这样的大智慧，变废为宝，化毒为药，所以我们不能丢弃。我们在传承的过程当中，除了要学习吴又可的理论，还要吸收历代医家的经验。如新中国成立初期，郭可明先生治疗乙脑、治疗传染病，主要用的是白虎汤，以石膏为君药治疗。还有周仲瑛先生和江西的万友生先生，治疗流行性出血热经验丰富，且都取得了很好的疗效。邓铁涛国医大师在广东抗击非典的过程当中，总结出的经验跟吴又可的思想也是一致的，即"外避邪气，内强正气"，这样就可以把毒邪排出去。

　　若用通俗的说法，得病的过程就像咱们现在住的房子有了污染一样。这个污染有可能是从窗户来的。这就相当于张仲景所说的从太阳发病，逐渐入里的过程。吴又可告诉我们不是从窗户来的，是从门进来的，是从口鼻而入，直接到里边来了。家里边污染了，空气也污染了，地上也脏，满屋子灰尘。李大师说这时候就要化浊毒，如果想要浊毒从表向外走，就要开窗户，开门，通空气，这样换新空气，屋里的天之浊毒就没了；而地之浊毒就是要保持室内卫生，地面、家具表面、下水道，都要清理干净。这些都是"化浊毒"的一个过程。

　　历代医家跟吴又可所说的过程，是完全一致的。因此，我们可以学习吴又可承前启后，用《温疫论》这一本书贯通中医药历史；这也同时说明中医药优秀。

　　通过抗击疫情，我们找到中医理论自信，疗效自强，传承自觉，体系自立，这样就能够道术并重，复兴中医。

　　我的师父朱良春国医大师，他说术无道不远，道无术不行。所以我们必须重视中医学的指导理论，同时也不能离开千变万化的临床经验，不离这个道和术。国医大师邓铁涛先生说："战胜非典我们有个武器库"，也就是说，我们有的不是一个方，一个药，我们有的是一系列的措施。

第8讲
邪出膜原，辨舌泻下

邪气从膜原出来之后，一是向表，一是向里。前一讲讲了向表，也就是通过"三斑四汗"治疗传染病、治疗瘟疫。这一讲，主要讨论下法。

相对来说，"三斑四汗"比较简单，泻下情况较为复杂。邪气入里才泻下，而入里的病往往更重一些；在表的病往往轻一些。因此，"邪出膜原"需要"辨舌泻下"。

一、入里舌苔黄，下法历史久

辨舌泻下：舌苔是能否泻下的一个很重要的外观指标。

吴又可辨舌的经验，既有对于前人的继承，也对后世的温病学有启发，如叶天士辨舌验齿。

吴又可说邪出膜原入里后应泻下，从张仲景或华佗那时就有这样的治法。《黄帝内经》"热论"也提起三日前用汗法，三日后用"泻法"或者用下法。这都是中医学的传统。

吴又可其实也用前人的治法，虽然他说的是"疫有九传"，有不同的复杂情况，但入里后，就可用泻下了。

吴又可说："邪在膜原，舌上白苔；邪在胃家，舌上黄苔。苔老变为沉香色也。白苔未可下，黄苔宜下。"舌上白苔时，不能用泻法，苔色变黄后，才可以用下法。因此，苔黄是泻下的一个重要指征。用下法时，除了查看腹部和内脏的指征，观察舌苔变化也是非常重要的。

望舌苔是望诊中很重要的一项。现在《中医诊断学》中除了望舌苔，还有望舌质。望舌质的内容是清代温病学突出的成就，吴又可介绍较少。关于伤寒病辨舌苔，中医学也有很丰富的经验。

元代杜清碧有一本写于公元1341年的著作，名《敖氏伤寒金镜录》。这本书对后世影响很大，至今一直在沿用。书中有36个舌象，不仅画了简图，还附上文字说明，描述了舌苔是如何变化的，辨证主要是看舌苔的颜色。书中说"白胎"（白苔）是邪在表，未传于里，这时不能用泻下的方法，尤其是白滑苔，只有舌紫、舌黑才可以。这里还要分不同的情况，黑而润、黑而燥还是黑而柔软的舌等。滑润的舌"皆寒证也"，黑而肿、焦干涩、卷缩坚硬，或者黑而芒刺、舌上黑而坼裂等"皆热症也"。学医者"类推已尽其余"。

《敖氏伤寒金镜录》成书比较早，到吴又可写《温疫论》时，已过去三百年，在社会上有很大的影响力。当然，明代初期医学家陶华编写的《伤寒六书》也对后世有很深远的影响，其书紧接《敖氏伤寒金镜录》，并在"金镜录"的基础上又提出了自己的看法。他认为看伤寒病，应该先了解"证"，要知道阴阳表里虚实，切实后，再考虑用汗法、吐法、下法，或是温法、解法，这样就不会发生错误。

《伤寒六书》对于辨证非常重视，辨证先看两目，眼睛有时候红，有时候黄；再看口舌，看有没有胎（苔）。有白苔的，丹田有热，或者胃中有寒，邪初入里，就出现了这些情况。如果苔是滑的，那么邪气就没有完全入里，"犹在表"，应该"解表"。

陶华认为见到"黄胎"（黄苔），表明热邪已入里，"宜下解之"。阳气瘀积的毒，名阳毒，"黄为胆之湿热"，这时要用下法。

"黑胎生芒刺，为热极深，难治，不死则危。"陶华说舌苔，用的字是胎儿的胎，与"苔"是同一意思。古代，舌苔有时被写成舌胎，说其是胎儿的胎，是因舌是一团肉，而不是像草一样的东西；"苔"如地上长的青苔，像长草一样。虽然两字写法不同，但实际上意思是一样的。

二、白苔邪在膜原，不可泻下

从上面几点来看，历代的伤寒学家、外感热病学家，都非常重视辨舌，而他们的观点对吴又可有很好的启迪作用，故吴又可在《温疫论》提出"舌上白苔，邪在膜原"，邪还在膜原时一般不用泻下的方法，用达原饮，邪在胃家时，就变成了黄苔。

邪气在膜原时还是白苔，到胃后，除了黄苔，还会"苔老，变为沉香色也"即颜色越来越深，朝着黑苔的方向演化。又说"白苔未可下，黄苔宜下"，就是分清黄苔、白苔，需要用不同的方法治疗。

古代医家有一个认知，人患热病后，舌苔产生变化是因很多患者病后，不能进食，舌头上的舌苔也不能脱落；舌乳头慢慢地萎缩，津液减少，舌苔就干了。叶天士在《温热论》中继承了吴又可的辨舌思想，进行大量地阐述，提到"若舌白如粉而滑，四边色紫绛者，温疫病初入膜原"。

叶天士还继承了吴又可的膜原学说，说"未归胃府，急急透解，莫待传陷而入，为险恶之病。且见此舌者，病必见凶，需要小心。"他说邪在膜原时，要透解，就是向表，让邪气出去；入里后，病加重，若舌象不好，医家需要重视起来。

他说："黄苔不甚厚而滑者，热未伤津，犹可清热透表；若虽薄而干者，邪虽去而津受伤也，苦重之药当禁，宜甘寒轻剂养之。"舌的变化能反映津液，与病情的轻重有密切关系。邪虽去，而"津受伤也"，要用甘寒轻剂补津液。他的临床治疗介绍得很详细。

三、黑舌黑苔，证有虚实

叶天士继承了吴又可的《温疫论》的思想，舌象结合身热，舌苔黑，应当辨别虚实。吴又可说："邪毒在胃，熏腾于上，而生黑苔。"邪毒通过口腔入胃，经过胃火熏腾向上，产生黑苔。黑苔好像黑锅底，或者像一个底下着火，上边熏黑的烟筒。古代都是用油灯，东西被靠近的油灯火一熏就冒烟变黑。

吴又可举了一系列的例子，解释舌苔的这些变化。"有苔黄老而变焦色者，有津液润泽作软黑苔者，有舌上干燥作硬黑苔者，下后二三日，黑皮自脱。"这里用了泻下法，下后，舌苔上的黑皮能够自行脱落，后痊愈。

他说还有一种舌苔舌质，是"舌俱黑而无苔"，说"此经气，非下证也"。没有苔，舌质是黑的，此病在经，不属于泻下证候，而"妊娠多见此，阴证亦有此"。这种舌象多在妊娠期可见，阴证也可见，但并不是泻下证候。这告诉我们，重要的是辨舌苔，舌质发黑、发紫、发暗，但无苔，不能用下法。

除了这一点，临床上还得看是否发热。用下法治疗时，方药多用承气汤，主要是为了退热。大承气汤是治疗阳明腑实证的，使用时需要满足痞、满、燥、实、坚五大指征。患者通常使用大承气汤退热，不发热者一般很少用，尤其是在传染病过程中。

吴又可说："下后里证去，舌尚黑者，苔皮未脱也，不可再下，务在有下证方可下。"泻下后，腹部痞满等症状减轻了，虽然舌上还是黑苔，黑皮未脱，但也不可以再用下法。"下"是为了泻脏腑的实邪，也有退热的作用，如果没有脏腑痞、满、燥、实、坚的症状，就不能用下法，必须有泻下的证候才能用泻下的方子。

"舌上无苔，况无下证，误下舌反见离离黑色者危，急当补之。"这是说若患者本来没有下证，也没有舌苔，用了泻下方反而伤了肾。黑色是肾的本色，是真脏色，表现出来的这种黑色，是很危险的症状，"急当补之"，要用补法。不能用泻法，不能用承气汤。

叶天士《温热论》继承了吴又可的这一观点。他说："舌无苔而有如烟煤隐隐者，慎不可忽视。如口渴烦热而燥者，平时胃燥也，不可攻之，宜甘寒益胃；若不渴肢寒而润者，乃挟阴病，宜甘温扶中。此何以故？外露而里无也。"

舌像烟煤熏过，隐隐发黑，如果伴有口渴烦热，是平时胃燥导致胃中津液少，这种舌象"不可攻之"；不口渴，下肢寒，而舌润者，是夹杂了阴病，两者情况都不可以用下法。

叶天士说："舌黑而滑者，水来克火，为阴证，当温之；若见短缩，此肾气竭也，为难治。惟加人参、五味子，或救万一。舌黑而干者，津枯火炽，急急泻南补北；若黑燥而中心浓者，土燥水竭，急以咸苦下之。"

像吴又可说的那样，叶天士说出现舌黑而短缩这种情况，"此肾气竭，为难治"，要加人参、五味子解救患者的正气。

津液亏后，积极"泻南补北"，是《难经》的理论。"东方实，西方虚，泻南方，补北方"讲的就是肝和肺、心和肾。"东方实"就是肝气实，"西方虚"就是肺阴虚，"泻南方"就是泻心火，"补北方"就是补肾水。

四、舌上生芒刺，一般是急下

瘟疫有可能还会出现"舌有芒刺"，这是紧急情况，应当"急下"，需要马上服药，否则就不行了。吴又可说："热伤津液，此疫毒之最重者，急当下。"但也有其他情况，不可以一概而论，需要注意。

他说："老人微疫无下证，舌上干燥易生苔刺，用生脉散，生津润燥，芒刺自去。"这就不能用下法，要用生脉散，生津润燥，"芒刺自去"。这就告诉我们，舌上干燥的老人本来津液虚，又患了疫病。疫病也伤阴，但是这时候没有下证，没有腹胀、疼痛这些情况，即没有"按之疼"的情况，就要用生脉饮或生脉散，用人参、麦冬、五味子润燥生津。这样一来，舌上干燥的情况就能改善。舌干燥就好像是不下雨，地上干了一样。

叶天士还有一些辨舌验齿的方法，他说舌上如生了芒刺，"皆是上焦热极也"，判断这到底是实证，还是虚证，就要用手检测，用青布裹在手指上，蘸上薄荷水，擦一擦舌，如一擦就去掉，表示这是一个轻的病症；如果擦掉后，随着又长起来了，表示这是一个重的病症。

吴鞠通的《温病条辨》也吸收了吴又可很多辨舌的经验。比如"大便闭，小便涩，舌苔老黄，甚则黑有芒刺，但恶热，不恶寒，日晡益甚者"，他认为这是邪气已经传到了中焦，阳明温病也。温病到这时候，"脉浮洪躁甚者"，仍然要用白虎汤；脉沉数有力，或"脉体反小而实者"，脉沉反而摸不着了，这时候应该用大承气汤，让患者泻下。

五、失下舌裂，急下存阴

还有一种情况是吴又可说的"失下舌裂，急下存阴"。所谓"失下"就是该下而没有用下法，"日久失下，血液枯极"，病的时间长了，该用下法的时候，没有使用下法，消耗了阴液，这时候就会出现舌头裂。

"又热结旁流，日久不治，在下则津液消亡，在上则邪火毒炽，亦有此证。"热结旁流久不治，表现出下焦的津液消亡，上焦又有邪火，也会导致舌裂，这时"急下之，裂自满"。这时紧急地使用下法，舌裂就能很快愈合。

"舌短、舌硬、舌卷，皆邪气胜，真气亏，急下之，邪毒去，真气回，舌自舒。"这些情况出现主要是邪气胜，真气亏虚了，用下法祛邪后，舌头就好转了。

吴又可还说"唇燥裂、唇焦色、唇口皮起、口臭、鼻孔如烟煤，胃家热，多有此证"，治疗"固当下"。

患者嘴唇干裂，鼻孔像烟煤一样发黑，说明"疫毒在胃"，所以"下之无辞"，说这时见到这些症状可以直接用下法，不用再拖延，要赶紧治疗。

吴鞠通在《温病条辨》里边说，芒刺苔久不化，热极而起坚硬之刺也，也是这样的情况。如果苔刺还是软的，就不是实证。

吴鞠通说："阳明温病，纯利稀水无粪者，谓之热结旁流，调胃承气汤主之。"这里用的也是泻下的方法。当患者身体里的热邪与宿食糟粕结在一起，肠液或者别的液体，想要把干结的粪便冲走但是又冲不走，就像有的人冲厕所也如此，粘马桶的冲也冲不了，这就叫"热结旁流"。肠道里边有热结，旁边流的是水，邪热不容易清除。

六、白苔如砂，急下祛邪

吴又可说还有一种情况"舌上白苔，干硬如砂皮"，他说有一种白苔，质地坚硬，像砂子一样铺在舌面上，干硬如砂皮（砂纸）一样，摸起来是干的。

吴又可说在白苔时便津液少了，"邪虽入胃，不能变黄"，虽然邪气入胃，但是舌苔变不成黄色，"宜急下之"。这时要立即使用泻下的方法。

如果白苔是润泽的，表明邪气还在膜原，这时候就不能用下法，白苔表现为"邪微苔亦微，邪气盛，苔如积粉，满布其舌"，见到这种症状也不能泻下，"久而苔色不变，别有下证，服三消饮，次早舌即变黄"。

舌头白苔的病情，加上腹部胀满不适，大便不通，甚至疼痛，可以喝三消饮，患者喝了以后，第二天早晨舌苔就变黄了，就不再是白的了。

三消饮是在达原饮的基础上，又加了几味药。达原饮有七味药，即槟榔、草果、厚朴、白芍、甘草、知母、黄芩，三消饮在此基础上再加上大黄，是为泻下；加葛根，兼顾阳明经；加羌活，兼顾太阳经；加柴胡，兼顾少阳经；又加上姜枣，所以三消饮既能解邪伏膜原的症状，又能解三阳经的症状。

这是达原饮应用于三阳经的加减法，有热邪阳明入里后可以加大黄治疗。另外，口眼干燥需要用的是下法，需要清热和泻下相结合，不是单纯地用泻法。

这些治疗，吴又可是学习了《伤寒杂病论》的一些论述，如"伤寒，无大热，口燥渴，心烦"的情况，就不能够单纯地用白虎汤，要用白虎加人参汤。如果"伤寒六七日，目中不了了"，伤寒六七日后眼睛看不清了，这是热毒之气影响了内在的气机，这时候大便难，"身微热者"，这是实证，需要急下之，宜大承气汤。

"急下"，张仲景说得很多，也用了很多泻下方，有的时候需要用白虎汤，有的时候用承气汤。承气汤有大承气汤、小承气汤，还有调胃承气汤、三承气汤，尤其是大承气汤常用于"急下之"的病症。

吴又可在《温疫论·应下诸证》说："口燥渴，更有下证者，宜下之。下后邪去，胃和，渴自减。"

吴又可说不是用白虎汤或者白虎加人参汤来解决口渴，而是用泻下的方法来解决口渴。邪气去了以后，病就好了。他说假如服天花粉、麦门冬、知母，"冀其生津止渴殊谬"。

吴又可说发热的时候，外感热病口渴得很厉害，使用天花粉、麦冬、知母来养阴清热，这就是错误的，就等于是治标不治本，扬汤止沸，不解决问题。

他说："若大汗脉长洪而渴，未可下，宜白虎汤，汗更出，身凉渴止。"脉长洪说明没有里证，所以用白虎汤来治疗，让患者出更多的汗以退热，口渴就能好转。这是一种治疗方法。

"目赤、咽干、气喷如火、小便赤黑涓滴作痛、大便极臭、扬手踯足、脉沉而数，皆为内热之极，下之无辞。"这些症状加在一起就是里热证，"扬手踯足"说明患者热极了，已经有点神志不清。像这样的人脉象是沉而数的，皆要用下法，用清热的白虎汤，或者养阴生津的方子已经解决不了问题，就要用《伤寒杂病论》的承气汤，尤其是大承气汤来治疗。

七、潮热谵语是否当下，需要辨证

外感热病过程当中，患者出现潮热和谵语，或有心下痞满的，都要用泻下的方法来治疗，这是吴又可说的"潮热，谵语，邪在胃，有此证，宜下"。到了下午或者傍晚就开始发热，就像潮水一样，有涨潮也有退潮，是定时而发，称潮热。它与阳明热邪有关，通常是气血比较旺时开始热，所以要用下法。

他说："然又有不可下者，详载似里非里条下，热入血室条下，神昏谵语条下。善太息，胃家实，呼吸不利，胸膈痞满，每欲引气下行故然。"

"心下满，心下高起如块"，"心下"是指心脏下方胃脘，胃脘胀满、高起，一摸像有硬块。并且腹满、腹痛，一按腹部更痛，这就有点像急腹证"板状腹"，一按压就痛，又叫反跳痛。"以上皆胃家邪实，内结气闭，宜下之，气通则已。"这时候就需要用泻下的方法，该方法来源于《伤寒杂病论》。

《伤寒杂病论·辨太阳病脉证并治》曰："伤寒十三日，过经，谵语者，以有热也，当以汤下之。"这个汤可以有承气汤、大柴胡汤，柴胡加芒硝汤，和调胃承气汤等，所对应的证与上面提到的证正好是相似的，都有腹满、呕吐等症状，都需要用泻下的方法。

"潮热"的病情比较复杂，所以辨证要准确，不能一见到潮热，一到下午发热，就用泻下的方法。吴又可说伤寒传胃，潮热谵语，"下之无辞"，即是说伤寒病出现了潮热，就学张仲景，到时候用下法就行了，但有特殊情况。"今时疫初起，便做潮热"，他认为"时疫"毒气比较重，"热甚亦能谵语"，如果"误认为里证，妄用承气，是为诛伐无辜"。有的人患了传染病以后，会影响神志，迷迷糊糊的，还伴有潮热，吴又可认为这时候用承气汤是不应该的，不能用下法。

患者有潮热或有谵语，还要分清伏邪在哪个位置，不是都用下法。他说"不知伏邪附近于胃，邪未入腑，亦能潮热"，因为"膜原"离胃近，也能发生潮热。"午后热甚亦能谵语，不待胃实而后能也。"

瘟疫病都是传染病，可能还没有出现可下的证，但是已有潮热和谵语的症状。这就像叶天士后来所说的，邪传心包影响到神志，让人出现谵语的情况，所以要认真辨证。他说"假令常疟，热甚亦作谵语"，举例说明"谵语"的原因比较多。

他说"以上似里，误投承气"，里气先虚，及邪陷胃，转见胸腹胀满，患者见这病情更重了，所以就害怕了，请另外的大夫来治，也容易造成误治。医见下药病甚，以为是泻下的方法用得不对了，因为症状重了，"乃指大黄为砒毒，或投泻心，或投柴胡枳桔，邪留在胃，变证日增"，导致病情越来越重，这就是该下而未下。辨证一定要分清楚。

"向则不应下而反下之，今则应下而反失下。""向"就是过去，这就是说过去是不该泻下，反而用了泻下的方法，就伤了胃；这时候出现了该下的方法，他又不敢用下。这是表里不明，前后用药失了法度，而造成的误治。所以用药前后，都要了解情况，要仔细辨证。

辨证除了要辨舌头，还要辨脏腑是不是胀满，有没有下证这些情况。在表还是在里，并不容易区别。

吴又可说，头痛一般是在表，但"头胀痛，胃家实，气不下降，下之头痛立止"，这就不是在表，而是在里，里证影响气机不降。

"若初起头痛，别无下证，未可下"，一开始得病后，只头痛没有下证，即腹部不胀满也不痛，这时候就不能泻下。

"小便闭，大便不通，气结不舒，大便行，小便立解。"这种情况的大小便都不通，就是有里证，需要泻下，若是错误地以为服了行气利水药能治好，属于误治，对病情没有帮助。如果一个人本来该解大便，而不解大便，同时排的气特别臭秽，又可下证，这时候泻下是没有错的。

但也有人的津液少，血液枯竭，这是一种燥证，这时要用"蜜煎导"，就是把蜜熬了以后，将其搓成条状当栓剂用；或者用胆导，即用猪胆汁灌肠。这两个都是润下的方法，在后世的医学家的临床诊疗中，都得到了应用。

八、便不成形，也有可下之证

吴又可还有一些病症论述对后人也有影响。如"大肠胶闭"的条文，原文是"其人平日大便不实，设遇疫邪传里，但蒸作极臭，状如粘胶，至死不结，但愈蒸愈粘，愈粘愈闭，以致胃气不能下行，疫毒无路而出，不下即死，但得粘胶一去，下证自除而愈。"大肠胶闭是因患者平日大便不成形，是软便，受"疫邪"传染后向里传变，就不会出现痞、满、燥、实、坚的情况，所以大便不会特别干，但是会特别黏，气味特别难闻，吴又可说这样的大便"至死不结"。这样的人就是到病死的时候，都不会出现大便干燥，这时候也应该用泻下的方法。他说"疫毒无路而出，不下即死",言外之意就是必须用下法,不然就中毒了。这种黏腻的大便排出后,自然而愈。

清代叶天士在《温热论》里就说了类似的病症,他说"湿温"病不要因为大便不干,就不用泻下的方法,要反复地泻下,因"湿温病大便溏,为邪未尽"。要等到大便硬了,湿邪没有了,才停止攻下。原文是:"必大便硬,乃为无湿,始不可再攻也。"这种湿温病,患者越服泻药,反而越不泻,便干了就不能再泻了,再泻伤正气。

另外,吴又可说的出现了"协热下利、热结旁流"和"热深厥深,胃实发狂"的证候,也需要用下法。

九、四逆体厥脉厥,有可下之证

吴又可说的"四逆"就是四肢逆冷。手凉过肘,足凉过膝,就叫"四逆"。

"脉厥"就是摸不着脉,脉厥时阴阳之气不相顺接,就出现了脉厥。除了"脉厥",还有"体厥"。体厥指身上摸着是凉的,乍一看好像是个寒证,实际上不是,是"并属气闭,阳气郁内",阳气不能四布于外,胃家实也,宜下之。

千万不能将其认为是虚寒证,要辨清楚。这时尤其是要看看舌头,因是热证,舌苔应该是发黄,或者干燥,腹部也是满闷的。但是"下后反见此证者,为虚脱,宜补"。如果是用泻下的方子以后,出现了手脚冰凉,脉也摸不着,这就是成了"脱证",是虚脱的表现。过去的古人不测血压,如果能让这位脱证患者去量血压,血压应是下降的,或是没有血压,或者血容量不足,这时候应该用补药。

另外,治疗"发狂"也需要辨证。如果狂躁属"胃家实,阳气盛",是实证,应该用下法。

另一种情况是"有虚烦似狂,有因欲汗作狂,并详见本条,忌下。"虚烦似狂说明这人病重了。阴寒太盛，就会"虚阳外越"，总是折腾不安静。严重不安静的人，就叫"虚狂"。像这样的人，欲作战汗，或者欲作狂，都不能用泻下的方法，因为出汗的气机向上向外，而泻下是向内向下，是相反的方向。

吴鞠通《温病条辨》里，也有论述关于辨"热深厥深"，发狂，以及胃实发狂的情况，他也吸收了吴又可的一些论述，所以急证急攻，已下再下。

吴又可说像这些病症，不是用一次药就能解决问题。例如，"急证急攻"条下，邪伏膜原早上服用达原饮，"邪毒传胃"后，达原饮方要加上大黄，就这样一步步地去治疗。如果"午后复加烦躁发热"，舌头整个都变黑了，舌苔也生刺了，鼻子也像烟煤一样，这是非常重的毒邪又到了胃，这时要急忙用大承气汤治疗。即一开始用达原饮，后来传到了胃用达原饮加大黄，毒邪反复再用大承气汤。

"此一日之间，而有三变，数日之法，一日行之。因其毒甚，传变亦速，用药不得不紧。设此证不服药，或投缓剂，羁迟二三日，必死。设不死，服药亦无及矣。尝见温疫二三日即毙者，乃其类也。"吴又可说，傍晚大下，至夜半热退，第二天早晨，鼻黑苔刺就消失了。他说此一日之间而有三变，一天就有不同的变化，说明变化很快。本来应是几天才有的不同的病情，或者不同的疾病变化，但是这位患者一天里都表现出来了，就要给出不同的应对方法。

他解释，因为毒甚，传变亦速，用药不得不紧，如果用药缓慢，就不好了，"羁迟二三日，必死"，这位患者就会出现危险。

这就是治病如救火。"设不死，服药亦无及矣"。这是说迟了三天，即使没有病死，再服药也来不及了。患者患了瘟疫，两三天就亡故了，就是这个道理。

这是讲了一类病症的治疗方法，有时候是递进的，跟门诊开药给患者喝，开七天的，或者开三天的，是不一样的。这是急证急攻的案例，一开始用达原饮，然后用达原饮加大黄，最后用大承气汤，就是按"一二三"的顺序，给患者泻下。

泻下以后，到底还该不该再下，还分很多种情况。按照吴又可的说法，"应下之证"下后应当是"脉静身凉"，即经过发汗以后，体温退下来，不热了，就是病情在减轻，是疫病向痊愈的方向，这是一个发展变化的过程。"脉静"就是脉不再洪数，脉跳得快了叫"数"，跳得大了叫"洪大"。

"脉静"表明了脉跳的次数不是那么快了，也不是那么猛烈了，这是一个好的现象。但是，有时候应当泻下，并且泻下了之后，却没出现这个情况，"今反发热者，此内结开，正气通，郁阳暴伸也。"这是说患者用了泻下的方法以后，没有出现"脉静身凉"的情况，反而出现了发热更厉害的情况。吴又可说，这时不要害怕，是里边的郁结都散开了。

吴又可说："即如炉中伏火，拨开虽焰，不久自息。"郁结拨开了，火焰虽然旺，但不久就会自行熄灭。过去生煤炉子，煤球、煤饼子燃烧后，在炉堂里就结成了一个大块，胶结在一起，然后用铁条使劲捅，胶结一通，"呼噜"一声就下去了，随后热气就升上来了。同理，人体内的热结一去，热气反而上来了，因此患者反而发热更厉害。吴又可还说："此与下后脉反数义同。"这和下后脉反而更快是一个道理。

所以，有的人用了泻药，反而出现发热，但是不要紧，时间不长自己就能好，不需要再用下法。

另外，"温疫将发"，用了下法也会出现更加发热的情况。邪气即将从膜原出来，就称为"将发"。瘟疫要发作的时候，"原当日渐发热"，这是说患者发病的当天，就逐渐热起来。

邪伏膜原的时候，不仅恶心呕吐，也可见往来寒热。邪伏膜原，"胃本无邪"，这时胃腑里没有可泻下的邪气，"误用承气"，即错误地使用了承气汤来泻下，那么就会"更加发热"。这两个案例告诉我们，胃本来没有邪气，和胃有邪气用了下法以后反而发热的情况是不一样的。下法就像煤炉子里边没有炼结的东西，用铁条一捅，热反而往下走了。"实非承气使然，乃邪气方张，分内之热也。"实际上承气汤不能让人发热，但这种情况下用了承气汤，邪气扩张，人体会更加发热。这是误治，故邪气更重。"但嫌下早之误，徒伤胃气耳"，胃腑里没有实邪热邪，宿食糟粕也没有胶结在一块儿，用下法就是下得太早，白白伤害了人的胃气、正气。

"人无胃气则亡。"《黄帝内经》说："平人之常气禀于胃，胃者平人之常气也，人无胃气曰逆，逆者死。"人必须有胃气，没有胃气人就危险了。因为五脏六腑，气血津液都来源于胃，没有胃气了，吃东西也不行，这样人的正气就没有来源。所以吴又可说，"日后传胃，再当下之"，就是这个道理。

吴又可前面说不能下得早，后面说日后到胃时再用下法，不是说将来就不能用了。他还说："又有药烦，与此悬绝。"

"药烦"就是用了药以后引起的"虚烦"，这并不是患者本身的烦躁，与胃肠胀满、疼痛引起的烦躁是不一样的，这时就要辨证准确，扶正祛邪，"邪散勿再下"。有些疾病的治疗方法，是侧重于扶助正气，邪气已经散了，或者是向外散，或者是向下跑，这时就不能够再用下法了。

下法也是有法度的，若是不掌握法度，"下了又下"就容易伤胃气，这对疾病的恢复是不利的。因此吴又可所倡导的达原饮，什么时候使用下法，什么时候用助汗的方法，什么时候用泻下的方法，都有一套系统地指导理论。

现代医学用药大多是，从一开始用的抗病毒药或者抗细菌药，到后面还是这样用。中医学则认为，疾病开始时邪气在表或者在膜原，随着病情发展，还会有不同的情况，该清热的时候要用清热的方法，该泻下时用泻下的方法，不能够千篇一律。从一开始到最后都用同一个方法，这并不是中医学的思维。

我们讲的"道术并重"，其中"道"就是理论，"表里证"也是道，"卫气营血辨证"也是道；"术"就是具体的技术，治疗的方药就是术。"道术并重"才能够提高疗效，才能够复兴中医。

第9讲
下后可否再下，需要仔细辨证

一、关于下后再下，仲景数言慎下

本节主要为一些理论论述，并结合一些病例，来说明用了下法以后，还能不能继续下，是不是能接二连三地下。

吴又可用其理论和临床案例进行了论述，《温疫论》承前启后，先是继承了张仲景。在《伤寒杂病论》里，张仲景对于下法是比较慎重的。

一般说在表的时候不能下，有了里证以后才可以下，下得早了就会出现不同的情况。

有一种情况叫"协热下利"，指表热到了里面引起泄泻。早下将邪气引到下边，就会出现"协热下利"的情况；或者下得太早了，热邪与水液结聚在胸中，成为"大陷胸证"。大陷胸证就是腹部胀满、疼痛、按之"石硬"。也有时下得早了以后，就心下痞满。"心下痞满"，就是泻心汤证，对应半夏泻心汤、甘草泻心汤一系列的方药。

张仲景认为下法伤阳气，所以不能早下。在他之前的华佗，也说到第六天才能用泻下，第五天入腹还不让下，入胃才能下，但是入胃的时候，这个人就是"三死一生""五死一生""十死一生"，每个人的情况是不一样的。

关于泻下，吴又可对前人所说的这些理论，既有继承，也有发展，继承的就是要用泻下，发展的就是泻下的使用次数，这在书里有详细介绍。

二、邪气复聚，再用攻下

吴又可说里证下后，脉不浮、烦渴减、身热退，过了四五天以后，复发热，他说这不是《黄帝内经》里所说的"食复"或者"劳复"，而是膜原尚有余邪隐藏着。

邪气从膜原出来，有里证，用了下方，还发热的话，就说明膜原还有邪气，说"此必然之理"。有的人不了解情况，"每每归咎于患者，误也，宜再下之，即愈。但当少与，慎勿过剂，以邪气微也。"

里证退了四五天后，又再次复发，并不是患者不注意饮食等引起的，而是邪气开始藏在膜原，用下法没有完全除去，这时候还得再用下法，而不能用别的方法。

所以下后再出现发热，是否再用下法，主要是看患者的胃气强弱，以及邪气是不是在胃。

这时候不能盲目地下，盲目地下"徒伤胃气"。下早了，伤胃气；过用了，也伤胃气。

按照华佗所说，尽量不要伤胃气，也不要下得太早。

三、下后脉反数，应护阴津

吴又可说，用了泻下的方法后，没有"脉静身凉"，反而"脉数"，心跳得快了，这时候应该注意养护阴液。

这是"应下失下"出现的情况。即应该用泻下的方法，却没有用，伤了津液，出现"口燥舌干而渴，身反热减"，然后"四肢时厥，欲得近火壅被"。口干舌燥，但是热却退了，并且越来越冷，要靠近炉火，盖上厚被子才能感觉到暖和。

吴又可说，"此阳气伏也"，这不是真正的阳气虚，而是阳气藏在里边。这时候若摸脉，应是数脉，是有力的脉，且还有些"可下"之证，所以"急下厥回"。用了下药以后，手脚就暖和了，不凉了。如果是真阳气虚，一旦用下药就误事了，就会加重病情。

用了下法以后，"去炉减被"。离开炉火，被子减少了，也不冷了。这时"脉大而加数，舌上生津，不思水饮"，这就是邪气去了，津液回来了，所以一切都是向好的。他说"此里邪去，郁阳暴伸也"。

这是阳气有些向外浮跃的情况，并不能置之不理。里面的邪气去了，还需根据证候调理。

吴又可说，这时"宜柴胡清燥汤去花粉、知母，加葛根，随其性而升泄之。"

柴胡清燥汤：柴胡、黄芩、陈皮、甘草、天花粉、知母，姜枣煎服。

这种情况可以去天花粉和知母，加葛根，随其性而升泄之。吴又可说，这个证候与白虎汤或者白虎加参汤有些相似，但是又不适合用白虎汤来治疗。

白虎汤里君药是石膏，他觉得是有点太凉，知母是苦寒的，所以他也去掉了。柴胡清燥汤里的柴胡能够和解少阳，把半在表半在里的邪气从外而解；黄芩能够从里而解；陈皮理气；甘草和中；天花粉和知母养阴；姜枣调解，让正气增强，身体可以得到恢复。

他说去了天花粉、知母，那么这个方子就相当于小柴胡汤去了人参、半夏。吴鞠通也学习了这个经验。

四、数攻不除，也可再下

吴又可说，数攻不下，数攻不除，还可以用下法。这个时候，没有胆量的人，或者没有临床经验的人，是不敢做的。

"瘟疫下后二三日，或一二日"，就是用了下法，如用了承气汤泻下的方法以后，舌上"复生苔刺"。伸舌头一看，舌苔又厚了，并且里边还起了芒刺，不能进食，还是不舒服，可以"再下之"，即可以继续用下法。

下后"苔刺虽未去，已无锋芒而软，然热渴未除，更下之"，这时还要用下法，使得"热渴减，苔刺脱。""日后更复热，又生苔刺，更宜下之。"如果下之后更发热，又生苔刺，还要下。这是针对多次用了泻下的方法都不能够去除的病症。吴又可提出，根据情况，还可以再使用下法。所以，瘟疫泻下以后邪气还没有完全祛除，应该再下。

为了说明这个情况，吴又可举了两个病例。

第一个病例。"余里周因之者，患疫月余，苔刺凡三换，计服大黄二十两，始得热不复作，其余脉证方退也。""余里"就是一个街道或者古人的一个村镇，"周因之者"是说有位叫周因之的患者，"患疫月矣"，即得疫病一个多月的时间，"苔刺凡三换"，舌苔生刺去了一次，又长出来了，这样反复长了三次，"计服大黄二十两"，前后共服用大黄二十两。反复泻下多次，"始得热不复作，其余脉证方退也"。

这位患者就是前前后后用了药，舌上又产生了两次苔刺。吴又可说："所以凡下不计，不以数计，有是证则投是药。"

他说只要有这个证候在，就可以用这个药，不必害怕。"医家见理不透，经历未到，中道生疑，往往遇此证，反致耽搁。"有的医学家，理论和经验不够，就不敢再泻下了。他说这三次苔刺，用药有多种情况。

"其中有间日一下"，并不是天天用，而是隔一天用一次下法；也"有应连下三四日者"，即连着三四天都吃泻下药；也有"应连下两日间一日者"，就是第一天、第二天用泻药，第三天不用了，然后第四天接着用泻下的方法。

他说"其中宽缓之间"，就是不用泻的期间，有的患者应用柴胡清燥汤，也有的患者应用犀角地黄汤。

柴胡清燥汤，前文介绍了其组成有柴胡、黄芩、知母等药物。

犀角地黄汤，有犀角、地黄、玄参、丹皮，这是个治营血热的药方。

"至投承气，某日应多与，某日应少与"，就是说用承气汤，有时候需要多喝点，有时候需要少喝点，"其间不能得法，亦足以误事"，医者如果不能掌握这个方法，使用不恰当，也会耽搁病情。

这里说的不是用不用承气汤的问题，而是用量。量用得多了，或者用得少了，也容易出现问题。"此非可以言传，贵乎临时斟酌。"量的把握，不是靠理论说就行的，得要在临床上辨证准确，丝丝入扣，才能精准治疗。

第二个病例，是一位叫朱海畴的患者，45 岁，患疫病，得下证。这时需要用泻下的方法。除了下证，这位患者还"四肢不举，身卧如塑"，即胳膊、腿不能动，身体僵硬；另外还"目闭口张，舌上苔刺，问其所苦不能答"，眼睛闭着，嘴巴张开，问他有什么不舒服的，他不能回答。这是很严重的情况。

询问患者的儿子，"两三日所服何药"。患者儿子说，"进承气汤三剂，每剂投大黄两许，不效"，已经喝了三天的承气汤了，每剂药里加大黄一两（30 克），没有见效，患者还是不会说话，身体也不能动。"更无他策，惟待日而已"，患者儿子说没有别的办法了，只能等待了，"但不忍坐视，更祈一诊"。患者儿子孝顺，所以希望吴又可来帮助治疗。

吴又可去了以后，"诊得脉尚有神"，虽然问患者话他不会说，但诊他的脉还有神。

脉有神就是脉比较有力量、有根，且和缓不乱，有节律。

"下证悉具"，患者不解大便，腹部胀满，这些下证都有，他判断说"药浅病深"，也需要再用承气汤。以前用药，用得对证，但病比较深重，用的药不够分量，所以达不到效果。他"先投大黄一两五钱"，原来用大黄一两，这次加到一两五钱（45克）。患者服用后，"目有时而少动"，这时候眼睛开始有神了，眼珠会动了；然后"再投"，患者服药后"舌刺无芒，口渐开，能言"，舌头上的芒刺退了点，口张开了，还能说话了。第三剂药后，"舌苔少去，神思稍爽"，再次喝了一两五钱的大黄，这位患者的精神慢慢好起来了。连着喝了三天泻下的药，到第四天就歇一歇，让患者服柴胡清燥汤。但是到第五天，患者舌头又生芒刺了，"烦热又加"，于是"再下之"，到第七日的时候，用的是承气养荣汤。

承气养荣汤：知母、当归、芍药、生地、大黄、枳实、厚朴，水姜煎服。

这个病症不是单纯地泻下，增加了"养荣"（养阴）的药。吴又可说，用了承气养荣汤后，"热少退"。第八天"仍用大承气汤"，从这里可以看出，前面的泻下方不是单纯的一味大黄，方子里还有芒硝、枳实、厚朴，是大承气汤。

至第八日患者"肢体自能少动"，患者能够活动了。"计半月，共用大黄十二两而愈。"半个月时间，用了大黄十二两，平均每天不到一两，但并不是天天喝承气汤，有时候喝柴胡清燥汤。

"又数日，始进糜粥"，又过了几天，患者才开始进食米粥，能够喝粥了。"调理两月平复"，患者前后治疗了两个月，才康复。

吴又可说："凡治千人，所遇此等，不过三四人而已。"

吴又可救治了近千个疫病，其中像这么顽固、这么难治的，只有这三四个，所以就记下来，让我们学习。对于数攻不下的患者，吴又可一直是以承气汤为主，尤以大承气汤为主，有的需要扶正，有的需要缓下。

吴鞠通《温病条辨》中对于这个问题论述更详细。

吴鞠通在书里说道:"阳明温病,下之不通,其证有五。"

"应下失下",上属于正虚不能够运药,"不运药者死",可用新加黄龙汤,这是其中的一个方。另外,如果是喘证,用宣白承气汤;如果小便疼痛,膀胱有热,用导赤承气汤;如果神昏谵语,饮不解渴,用牛黄承气汤;如果津液不足,用增液承气汤。

吴鞠通新创的这五个承气汤,既弥补吴又可的不足,也是继承了吴又可,比如上面提到的医案,再把方子进行改进,使它越来越能够切合病情,临床治法更多。

患者患了外感热病,或者疫病,经过治疗,热已经退了,能不能还用下法,需要如何调理,如何与饮食结合起来,吴又可也有一些论述。

五、病愈结存,食进养之

吴又可说:"瘟疫下后,脉证俱平,腹中有块,按之则疼。"患者患了瘟疫用了下法,脉搏和证候,基本上都接近正常,不再发热,也不再腹部不适。但是一摸,腹部有硬块,一按就觉得痛。

并且,"自觉有所阻而膨闷",患者觉得腹中像有个东西似的,胀闷得不舒服,"或时有升降之气,往来不利,常做蛙声"。患者腹中有气排不出去,常发出咕噜咕噜的响声。吴又可认为:"此邪气已尽,其宿结尚未除也,此不可攻。"这时候邪气基本上消除了,只剩下一些宿食糟粕还没有完全清理,不能再攻了。

"攻之徒伤元气,气虚亦不能传送,终无补于治结。"这时候应该怎么办呢?他说:"须饮食渐进,胃气稍复,津液流通,自能润下也。"就是一吃饭或一吃东西,胃肠蠕动,食物推动,邪气就下去了,自然就润下。

"尝遇病愈后食粥半月,结块方下,坚黑如石",吴又可说他曾经遇到过，患者病好了以后，喝粥半个月，才排出来粪便结块，像黑色的石头一样硬。这种情况，就不能够轻易地泻下。

由此可见，吴又可也不是孟浪用药。他是根据证候用药，有时候还要患者以饮食养正气。

六、下格缓下，调胃承气

吴又可还提出了另一种情况，叫"下格"，需要用缓下的方法，要用调胃承气汤。

调胃承气汤的组成是大黄、芒硝和甘草，这个方比较柔和。所以吴又可说，瘟疫愈后，就是已经好了，热已经退了。

他说患者"温疫愈后，脉证俱平，大便二三旬不行"，患者疫病好了二十天，甚至快一个月了，都不解大便，这个时候经常恶心、想吐，吃饭也吃不下去，"虽少与汤水，呕吐愈加，此为下格"。

这种情况下，患者就是喝水也不行，越喝水越呕吐。"然下既不通，必返于上"，这是必然的，下面不痛，上面就会恶心呕吐。如果以为这是一个内科杂病的"翻胃"，给患者用牛黄、狗宝，那就错了。或误以为是虚寒，用藿香、丁香、二陈汤等，也是不行的。

其治疗应该用调胃承气汤，且要"热服"。"顿下宿结及溏粪、粘胶恶物"，患者服用了调胃承气汤后，臭不可闻的黏腻的浑浊之物就都给排出去了，患者就不再吐了。腹中余邪，就不用再清理了，这是"所谓欲求南风，须开北牖是也。""南风"就是南边来的风，"北牖"就是北边的窗户，打开北窗，南边的风就吹过来了。

这个意思就是不用止吐的方法，而用泻下的治法，这人就不再呕吐了，也能进食了，所以调胃承气汤有大黄、芒硝、甘草。

吴又可对于三承气汤，即大承气汤、小承气汤、调胃承气汤，有一个论述。他说这三个方的功用虽然是差不多的，但是仍有差别。

热邪传里，单上焦痞满者，宜小承气汤，小承气汤有大黄、枳实、厚朴，没有芒硝，用枳实、厚朴以行气。

芒硝软坚而润燥，方中加上芒硝就成了大承气汤了，病久失下，虽无结粪，但是有黏腻不爽的浑浊之物，就得用芒硝。再加上大黄有荡涤之能，泻下功效更强，所以叫大承气汤。

他说假如没有痞满，只是一个硬结的糟粕在里，应该用调胃承气汤最合适。

吴又可说，这三个承气汤"功效俱在大黄"，余皆治标之品也。

吴又可说，不耐汤药者，或有的人呕吐，或者"畏"泻下，"当为细末，密丸汤下"，把大黄碾压成细末，用蜜做成小丸，用汤送下去就行。有的人不能喝汤，服用药丸也管用，就相当于麻仁滋脾丸。

七、数下亡阴，增液润下

吴又可还举了另一个病例，认为多次泻下以后，伤了阴液的情况叫"数下亡阴"，应该增液润下。

增液汤，或者增液承气汤，是吴鞠通《温病条辨》中的汤方。吴鞠通比吴又可晚，所以吴又可说的这个方法就启迪了吴鞠通，或启发了吴鞠通《温病条辨》。

吴又可在《温疫论》里，是这样说的："下证以邪未尽，不得已而数下之。"要用泻下的方法是因为邪气郁热在里，没有清理利索，所以不得已，还得给患者用泻下方法，泻了一次不行就再泻一次，有时候是两天泻一次，有时候是三天泻一次，中间泻或者不泻，都是讲法度的。

数下之后，"兼有两目加涩，舌反枯干，津不到咽"，有的患者下了多次后，两眼是干的，舌头也是干的，之所以"干燥"，是因为邪热伤了津液，津液不能到嗓子，口唇是燥裂的。"缘其人所禀阳脏，素多火而阴亏。"这是因为这位患者阳气盛，容易上火，所以泻下后阴亏。

津液不足了，应该用清燥养荣汤。"今重亡津液，宜清燥养荣汤。"

清燥养荣汤：知母、天花粉、当归身、白芍、地黄汁、陈皮、甘草，加灯心煎服。

清燥养荣汤中知母养阴清热；天花粉养阴，也利于清热；当归养血；白芍养血，还有平肝的作用；地黄汁能补肾，能够养阴养血。而当归、白芍、地黄是四物汤的组成，整个方子实际上就是四物汤除去川芎，再加知母、天花粉，然后加上行气的陈皮和甘草，所以清燥养荣汤，主要就是养血润燥，兼理气。

吴又可又说："设热渴未除，里证仍在，宜承气养荣汤。"

承气养荣汤：知母、当归、芍药、生地、大黄、枳实、厚朴，加生姜，水煎服。

有热邪，也有口渴，邪气并没有完全消除，还有里证，有可下之证，这时候应该用承气养荣汤。承气养荣汤的组成仍然有知母、当归、芍药、生地，这几味药在上方里都有，再加上大黄、枳实、厚朴，用姜煎水来送服。

这个方子，基本上相当于吴鞠通的增液汤。增液汤是生地、玄参和麦冬，跟它的意思相似，吴鞠通就是用其意，而未用其方。虽然药物组成不一样，但是方剂的作用是相似的。

吴又可认为，泻下是为了驱逐邪气，不管有没有结粪，就是不论大便是否干燥，都可以用。

他所创的泻下方剂，对后世的叶天士和吴鞠通都有启发。

八、下为逐邪，勿拘结粪

吴又可在《温疫论》里边说，"瘟疫可下者三十余证"，就是瘟疫得病的时候，有三十多个证候可以用泻下的方法，头痛，呕吐，肚腹胀满、疼痛，大便不通，或是舌头黄等，一系列的这些情况出现，肯定就要用到泻下。但是他说："不必悉具，但见舌黄、心腹痞满，便于达原饮加大黄下之。"这就是说那些证候不必全部具备，只要见到舌苔黄、心腹痞满，就可以用下法。他说如治疗的是瘟疫，就应该在达原饮里加大黄来泻下。

"设邪在膜原者，已有行动之机，欲离未离之际。"假设邪在膜原，或者向表传，或者向里传，想离开还没离开时就得使用大黄促之而下。达原饮里加上大黄以后，就把邪气引到下面，邪气通过肠道就出去了。他说，"实为开门驱贼之法"，这就好像你把门打开，把贼人赶跑了一样，就是给邪气一个出路。

下了之后，"即使未愈，邪亦不能久羁"，这就是说即使没治好，邪气也不会停的时间过长。

"二三日后，余邪入胃，仍用小承气彻其余毒。"达原饮里面加了大黄，患者服用后过两三天，邪气到了胃，要用小承气，即用大黄、枳实、厚朴来治疗。他说这样有利于早日康复。

他说："大凡客邪贵乎早治，乘人气血未乱，肌肉未消，津液未耗，病患不至危殆。"当患者病症还没有特别重的时候，"投剂不至掣肘"。这就是说用药的时候，不用瞻前顾后，这样不至于"掣肘"，愈后也容易平复，所以应该早早地用下法。

"欲为万全之策者，不过知邪之所在，早拔去病根为要耳。"吴又可认为，要早早地看病邪在哪，然后顺势而为，把它给解决了。虽然早治疗好，"但要谅人之虚实，度邪之轻重，察病之缓急，揣邪气离膜原之多寡。"

邪气离开膜原，是大部分离开了，还是少部分离开了，这就跟打仗一样，看敌人是大部分跑了，还是小部分。"然后药不空投，投药无太过不及之误之弊。"

在伤寒学里，早就说过这个问题，就是不能够早用，下法得要晚下，"下不厌迟"，而温病学家说"下不嫌早"。有这样两个不同的说法。

对于下法，吴又可在前边先进行探索，后世的温病学家，如叶天士、吴鞠通，他们在后进行发展。

九、吴又可探索于前，吴鞠通发展于后

我再举个病例，说明吴又可的下法。"假如经枯血燥之人，或老人血液衰少，多生燥结；或病后血气未复，亦多燥结。"经枯血燥的并非都是妇女。老年妇女已经绝经了，气血不足；男性老人血液衰少，也往往出现大便秘结。

"在经所谓不更衣十日无所苦，有何妨害？"十多天不解大便，有什么妨碍、危害呢？

吴又可说："是知燥结不致损人，而邪毒之为殒命也。"大便秘结津液干枯，津液干枯之后也可以秘结，但是它不是瘟疫邪气引起来的，所以不致伤害身体太过。但如果是瘟疫邪气引起来的，那危害就比较大了。"要知邪热致燥结，而非燥结致邪热。"邪热可以引起燥结，但经枯血燥等引起的燥结不会产生邪热。

但是如果是燥结病久了，失去了泻下的机会，即该下没下，燥结为之壅闭，这时候燥结就更厉害了，更不通了。

"瘀邪郁热，益难得泄，结粪一行，气通而邪热乃泄，此又前后之不同也。"他说的是这位患者本来就体质弱，大便干，受了瘟疫邪气以后，更不容易泻下。这前后的大便干燥是不同的。虽如此，但大便通了，就都解决了。

他说："总之，邪为本，热为标，结粪又其标也。"外来的瘟

疫邪气是根本，发热只是它的一个表象，粪便的干结更是次要的因素。所以他说："能早去其邪，安患燥结耶！"早点把邪气去了，这个病就不至于越来越重，不要因为有顾虑就不敢用下法。驱除燥屎，不是因为这些现象，是为了驱邪。

吴又可说："假令滞下，本无结粪，初起质实，频数窘急者，宜芍药汤加大黄下之。""滞下"就是不容易往下排的意思，就是"痢疾"，表现为"里急后重"，想排便又不顺畅，中医学称之为"滞下"。患者没有结粪，且体质还是壮实的，只是大便次数多且急，宜芍药汤加大黄帮助大便排净。

芍药汤：白芍一钱，当归一钱，槟榔二钱，厚朴一钱，甘草七分，水姜煎服。里急后重，加大黄三钱；红积，倍芍药；白积，倍槟榔。

芍药汤加大黄治疗，病就去了。"此岂亦因结粪而然耶？"有人问道，这岂不还是因为粪便导致的吗？他说不是的，是患者受邪气影响才会滞下，所以这个方子是为逐邪而设的。

所以吴又可是为去邪气才用大黄，而不是因为有腹泻。

吴又可对这些情况，又一一地进行辩驳。他说："邪气客于下焦，气血壅滞，结而为积，若去积以为治"，这就需要用大黄，来把邪气驱除走。这就是断了"生积之源"，让气血流通，"其积不治而自愈矣"，所以就能够治好。

吴又可继承了前人的经验，但他不仅仅根据现象，不拘于燥屎，所以能够对后世的医学家有所启迪。

叶天士的《温热论》里就说了，"再论三焦不得从外解，必致里结。里结于何？在阳明胃与肠也。"叶天士说这个邪气结在胃和肠，"亦须用下法，不可以气血之分，就不可下也"。叶天士虽主张卫气营血辨证，但是他也特别强调，如果邪气结聚在肠道，就得用下法，不能只清热凉血。

叶天士说"伤寒热邪在里，劫烁津液，下之宜猛"，而温病多是湿热内搏，下之宜轻。所以这是它们不同的区别点。

十、吴又可阐发三承气，为后人开路

吴又可对三承气汤，有一些独特的用药经验。三承气汤在当今治疗传染病的过程当中，仍然应用非常广泛。

上海的方邦江教授、北京的刘清泉院长，他们治疗 COVID-19，尤其是对于上了呼吸机以后不容易脱机的，即依赖呼吸机，一旦撤了呼吸机，血氧饱和度就下降的患者，就是用大量的大黄。大黄就是泻下，让患者避免"人机对抗"。对于特别虚的患者，一边给他们用大黄，一边让他们喝人参汤、独参汤。

人参和大黄就是一扶正，一攻邪。

吴又可以及吴鞠通探讨泻下的方法，在传染病治疗过程当中，相当适用。这些泻下的方子，不只是明清时用。比如汉代的张仲景用的三承气汤，吴又可用，到清朝的温病家也用。现在治疗 COVID-19 也用它，就是因为他们经常用，而且用得都非常好。

因此，我们觉得，泻下攻逐邪气治疗传染病，是中医学的一个法宝，值得大家重视，不要像对内科杂病似的。内科杂病用泻药，用承气汤的机会相对少得多。对于传染病，承气汤就要用得多，一是为了攻逐邪气，二是为了退热，三是承气汤能把胃肠积滞的东西去掉。

叶天士卫气营血辨证，吴鞠通三焦辨证，吴又可膜原辨证，膜原辨证与气分血分有关系吗？我觉得有。吴又可继承了张仲景的内容，又启迪了后学。

十一、蓄血当下，去血分热瘀

张仲景《伤寒杂病论》里就提到了蓄血。蓄血证有时称"热入血室"，要用桃仁承气汤，治疗热邪与瘀血结聚在少腹；"其人如狂"，有时也用抵当汤。这些情况都是热与血结于下焦，就要用这样的方法。吴又可的《温疫论》也有所继承。

吴又可说："大小便蓄血、便血，不论伤寒时疫"，在发热的过程当中，出现了便血，或者尿血，不管得的是伤寒，还是疫病，"盖因失下"，这都是因为此前该用泻下的时候没有用，导致失于攻下，"邪热久羁，无由以泄"，邪热在身体里面停留的时间太久了，太长了，没有地方出去。

邪热没有出口，故"血为热搏，留于经络，败为紫血，溢于肠胃，腐为黑血，便色如漆"。热邪在肠胃积聚着，就让气血化为离经之血，排到体外，大便就是漆黑的。这就像咱们过去用来刷墙的漆一样，是黑色的。这时候，大便反而不是干燥的，而是"柏油样便"，是如同黑沥青、柏油一样的便。

"虽结粪得血而润下，结粪虽行，真元已败，多至危殆。"他认为患者有蓄血、便血的情况，往往会出现很严重的病情，所以应特别引起大家的重视。

传染病过程当中出现了便血尿血，往往意味着正气衰败，而这就是早期该下未下引起的。"其有喜忘如狂者，此胃热波及于血分"，还有的人虽没有便血，但是出现了"喜忘如狂"，就是特别容易忘事，且很烦躁。这是因为胃里边的热邪影响到了血分，"血乃心之属"，因为心主血脉，所以"血中留火，延蔓心家，宜其有是证矣，仍从胃治"。这时候不是治血分，而是要治胃。治胃就是用泻下的方法，"喜忘如狂"也要用承气汤之类的。

但是温病学家见到这样的情况，即热入营血证，就要用清营汤、犀角地黄汤，治的是血分，凉血散血。吴又可治的是胃，用泻下的方法。所以他们是有不一样的观点的。

邪热入胃后，皮肤开始斑出，这就是华佗的观念；"热入血室"是张仲景的理论，虽都是胃及以下部位，但他们用了不同的治疗方法。

十二、发黄当下，去除蓄热

关于"发黄当下，去除郁热"，吴又可也有论述。"黄"就是黄疸病，黄疸病和一般的肌肤发黄，或者说面色萎黄不一样，是巩膜黄。所以吴又可说，黄疸是腑病。

吴又可说的"黄胆"，用的是"胆囊"的"胆"，没写病字旁的疸，这应该是通假字或通借字，意思是一样的。

"发黄胆是腑病，非经病也。"他说黄疸是腑病，不是脏病，也不是经络病。他认为这个腑就是胃，脾胃都居中焦属土，土是黄色，但是胃的病，而不是脾的病。

他说，"疫邪传里，遗热下焦"，瘟疫邪气从膜原，向里传变到了胃，到了下焦就引起小便不利，"邪无疏泄，经气郁滞，其传为疸，身目如金者"。邪气没有办法随小便排走，经气不通畅产生郁热，然后全身和眼睛像金子一样发黄。治这个病用什么方呢？他说要用茵陈汤。

茵陈汤：茵陈一钱，山栀二钱，大黄五钱，水姜煎服。

吴又可说："茵陈为治疸退黄之专药，今以病症较之，黄因小便不利，故用山栀除小肠屈曲之火，瘀热既除，小便自利。当以发黄为标，小便不利为本。及论小便不利，病原不在膀胱，乃系胃家移热，又当以小便不利为标，胃实为本。是以大黄为专功，山栀次之，茵陈又其次也。设去大黄而服山栀、茵陈，是忘本治标，鲜有效矣。或用茵陈五苓，不惟不能退黄，小便兼亦难利。"

茵陈蒿汤来源于《伤寒杂病论》，张仲景对于瘀热发黄，就用茵陈蒿汤来治疗。茵陈蒿汤：茵陈蒿六两，栀子（擘）十四枚，大黄（去皮）二两。

我们可以看出，吴又可用的茵陈汤是改变了茵陈蒿汤的用量，其中大黄的用量最大，大黄、山栀、茵陈是 5：2：1 的用量。

吴又可为了说明这个方子，解释茵陈为治疸退黄之专药，能够治黄疸，经常被人们来使用，但他认为这个病症是小便不利导致的，而小便不利又是胃热导致的。所以他认为胃实是根本，发黄是标。"以大黄为专攻，山栀子次之，茵陈又次之"。假如去了方中的大黄，仅存栀子和茵陈，是忘了根本来治标，"鲜有效矣"。他认为若是不用大黄，只用茵陈和栀子是不会取得效果的。

他说有时候用茵陈五苓散，不但不能够退黄，小便反而也不通畅了，这是得需要辨证的。茵陈五苓散治寒湿引起的黄疸，是治疗"阴黄"的，阳黄的用茵陈蒿汤。

十三、发黄而兼蓄血，非蓄血而致发黄

吴又可还提到了发黄而兼蓄血，既有发黄，又有蓄血，不是蓄血造成的黄疸，而是因为发黄有瘀热造成了气血瘀堵不顺畅。

这两个的病机是这样的一个关系。他提到，"胃实失下，至夜发热者"，患者胃有实证，到了晚上发热比较重，热就留在血分了，再失下就更加严重了，会造成瘀血证。这对叶天士卫气营血辨证有一定的启迪作用。

没有在"该下"的时候使用泻下的药，造成了瘀血，还是应该给它用桃仁承气汤。

桃仁承气汤：大黄、芒硝、桃仁、当归、芍药、牡丹皮，照常煎服。

桃仁承气汤是张仲景《伤寒杂病论》的方子，里边的大黄、芒硝是承气汤的主要成分。

桃仁、当归、芍药活血，牡丹皮凉血活血，所以，这种由发黄造成的瘀血证，服了汤药以后，热散了，也就痊愈了。

服药后一点一点在变好，"或热时前后缩短，再服再短"，等到蓄血都排出去以后，热也就退了，这是一个法度。"大势已去，亡血过多，余焰尚存者"，有的患者失血太多了，还有一点点发

热，这时要用犀角地黄汤调治。

犀角地黄汤：地黄一两，白芍三钱，丹皮二钱，犀角（研碎）二钱。

上先将地黄温水润透，铜刀切作片，石臼内捣烂，再加水如糊，绞汁听用，其滓入药同煎，药成去滓，入前汁合服。

犀角地黄汤，来源于孙思邈的《千金方》，是卫气营血辨证中，疾病到了血分以后，要用到的一个主要方剂。

犀角现在禁用了，一般用水牛角来代替，这是因为犀牛角是非洲保护动物的角，为防止人们过度地滥捕滥杀。

十四、抵当汤治结胸，也治蓄血证

抵当汤：大黄五钱，虻虫（炙干，研末）二十枚，桃仁（研加酒）五钱，水蛭（炙干为末）五分，照常煎服。

抵当汤治疗结胸证也治蓄血证，它也是张仲景《伤寒杂病论》的方子。

吴又可说："伤寒太阳病不解，从经传腑，热结膀胱，其人如狂，血自下者愈。"若是有肠道出血，这个病就好了。这里是用它来治结胸。

血结不行者，宜抵当汤。抵当汤里的药，海陆空的都有，水蛭是水生的，空中飞的是虻虫，地上长的是桃仁和大黄，所以抵当汤祛毒和祛瘀血的力量比较猛。

吴又可说："今温疫起无表证，而惟胃实，故胃肠道蓄血多，膀胱蓄血少。"因为"抵当汤行瘀逐蓄之最者"，所以要用抵当汤来治，而且可以不分前后二便，即不管是便血还是尿血，都可以用抵当汤。"然蓄血结甚者，在桃仁力所不及，宜抵当汤。"桃仁承气汤没有抵当汤逐瘀的力量强，当蓄血证严重的时候，他推崇用抵当汤。

"盖非大毒猛厉之剂，不足以抵当，故名之。然抵当汤证，所遇亦少，此以备万一之用。"他说这种严重的病症不多，抵当汤是拿来备用的。

因此，中医学治疗热病，用泻下的方法，有时候还可兼治其他病症。

有时候黄疸、瘀血、热邪三者加在了一起，除了大便秘结，还有不同的情况，所以可以泻下，也不单纯是用承气汤，还可用桃核承气汤或者抵当汤，需要注意正确辨证。

吴又可充分吸纳和继承了张仲景的经验，也是有传承，有道也有术的。在理论上他充分吸收了张仲景的思想，他用的这些方子，对于明清的温病学又是启迪。

第10讲
失下误治，病情复杂

一、疫证失下，每成痼疾

《温疫论》主要是强调，在表的时候要清热，在里的时候要泻下，如果失去了时机，就是失下误治，就会造成了病情的复杂。

至于造成的病情如何复杂，吴又可在《温疫论》里，有一一地展开说明。

吴又可说，"凡客邪皆有轻重之分"，客邪就是外来的邪气，"惟疫邪感受轻者，人所不识"，感邪轻的时候，人往往没有感觉，就相当于现在所说的 COVID-19 隐性感染，或者叫无症状感染者，虽然是感受了新冠病毒了，但是没有症状，或者说这是一个轻症，没有不舒服的感觉。但是越是这样的情况，越容易造成病情的蔓延，越容易耽误治疗，后期往往误治而成痼疾。

他说的虽然是四百多年以前的事，但是现在看还是很现实，是能够联系到一起的。

吴又可举例子说，"假令患痢"，有的轻，有的重，"昼夜无度"，一个劲地腹泻，很多人就知道这是痢疾，也知道其危害性，就会马上开始治疗。如果这个人是"感之轻者"，一昼夜里才泻三四次，就跟有的人有时一天也大便三四次一样，他认为是正常的。"饮食如常，起居如故"，人们觉得是一个轻病，没拿它当

153

回事。越不当回事，病情就越容易蔓延，迁延时间长了以后，就会发生传变。

吴又可说，"瘟疫感之重者，身热如火，头痛身痛"，都是病情在表的表现，入里以后就胸腹胀满，舌苔出现芒刺，谵语，或是出斑，或是身上发黄疸、狂躁，"人皆知其为疫也"。人们见到患者这些症状以后，都知道他是患了传染病，而且还是重证，不是一般的轻证。"其有感之浅者"，但是有的人是轻症患者，只是有轻微头疼身痛，午后稍有潮热，饮食不甚减，吃饭也还凑合，这样的人，就不容易被看出来患了疫病。他们有时候或觉胀满，或觉恶心，胃肠运化不好，但不是很严重，也不影响生活质量。"如是之疫，最易勿认"，像这样的传染病，最不容易被发现，也容易被忽略。

他说："即医家素以伤寒温疫为大病，今因证候不显，多有不觉其为疫也。"有些人虽是著名的医学家，但一看到这位患者病情不重，所以也就忽略了。如何确诊疫病就得像《黄帝内经》所说的，"五疫之至皆相染易"，无问老弱，病状相似，开始发病后，一个村一个村的，一家一家的，集体暴发、聚集性病例，这容易发现是疫病。

若是单发的，再有证候不重，为轻证，容易被忽略。他说："且人感疫之际，来而不觉，既感不知，最无凭据。"吴又可说的非常对，尤其是防控疫情期间，不能因为患者的证候不明显，就忽视，那就不行了。

他说："又因所感之气薄，今发时故现证不甚，虽有头痛身痛，饮食不绝，力可徒步，又焉得而知其疫也。"患者能够走，哪里看得出来是疫病呢？所以他说："病患无处追求，每每妄诉病原，医家不善审察，未免随情错认。"这时候治疗就出现了错误。

这个错误就耽误治疗，有的人甚至还没走到医院，就病倒在路上了。COVID-19 就有这样的例子。这就是症状轻的时候没有注意，时间久了，一下子就出现了重症。所以，是一个突然加重的过程。

这就是吴又可说的，疫病的轻症容易被误治。这和身体虚的人感受了瘟疫，表现不一样。这类患者因为平时就虚，容易患病。他们有的是妇女，有的是儿童，本来身体也不好，或者又与经带胎产重合在一起，出现了轻症也容易误诊，误认为他们患的是杂病。

二、虚人、妇女患疫病，误认杂病

吴又可说"有如病前，适遇小劳"，生病前赶上小的劳累，如前两天干活，或者外出累了，这时候"病患不过以此道其根由"，患者来主诉的时候就说，"哎呀我出门了，这两天有点着凉"，或者说有点累着了，身体不舒服。

吴又可说"医家不辨是非"，医生听了患者的述说，也觉得这个人是虚了、弱了，随着就开药，引用李东垣的补中益气汤。医生认为患者是劳倦伤脾，且体质弱，劳累以后就元气下陷，阴火下流，就可以用补中益气汤。

况且，补中益气汤还有"甘温除大热"的效果，患者吃了药，就把邪气堵到里边了。原文是："壅补其邪，转壅转热，转热转瘦，转瘦转补，多至危殆。""转"就是进一步，一步一步出现了上面的那些情况。这像情景剧一样，演了这一幕，又演下一幕。下一幕就是患者病情紧接着加重，即用了补药以后发热的更厉害了，然后慢慢就消瘦了，医生却以为是补得不够，还得接着补，结果就有生命危险了。这讲的是体虚的人，因为劳累发病。

他还说，"或有妇人患此，适逢产后"，生孩子后有血瘀，或者喂奶休息不够，产后体虚，所以医生一见便认为是阴虚发热，符合"阴虚生内热，阳虚生外寒"。辨证为血虚发热，开方四物汤及地黄丸。

四物汤的组成，即熟地、当归、白芍、川芎。其养血又活血，是临床上治妇科病常用方。如果有瘀滞，再加上桃仁、红花，就是桃红四物汤，所以四物汤在临床上用的非常广泛。

清代王清任治病，血府逐瘀汤里也有桃红四物汤，用其是为了活血，比如有的人患了中风，就要用这些药物来治。临床上常用补虚的地黄丸，如六味地黄丸、杞菊地黄丸，都是在张仲景八味地黄丸的基础上改进的，张仲景所创金匮肾气丸，传到北宋，钱乙将其加减变成了六味地黄丸。后人又将六味地黄丸加上枸杞和菊花，名"杞菊地黄丸"，有清肝明目补肾作用，疗效确切。

妇女产后患了传染病，并没有诊断出传染病，以为就是产后的体虚，要补血或者补肾，但越补越不见好转。吴又可说，"泥滞其邪"，这就像和泥一样，邪气粘住了，清理不了，迁延日久，病邪益固，病情就越来越深重，邪气到里便成了肺炎。这时候就麻烦了，"邀遍女科，无出滋阴养血，屡投不效"。这个是在古代的时候，请的都是有名的妇科大夫来看病，张三看了，李四看，张大夫看了不行，李大夫看了还是没效。他说："复更凉血通瘀，不知原邪仍在，积热自是不除，日渐尪羸，终成废痿。"

这位患者因为患了传染病未及时治疗，加之体质虚弱，最终就跟废了一样。四十年前，我在农村当赤脚医生的时候，也碰见过这样的患者。她是一位产后患者，为产褥热，却被当作普通内科病诊治，后来患者就神志不清了。我接诊后给她开的有清热解毒的药，用了以后，病情慢慢好了。当时那个医院就说不给治了，叫她家人带回去，继而找到我，后来就好了。过了一段时间，我去到她家巡诊，问她家人患者情况，其丈夫一指说，"那不来了吗"，一看进门来了一个人，她背着一筐草回来了，身体壮了。治疗方法对了以后，效果就好，像这位患者，就得加上一些清热解毒，或者驱邪的药才行。

如果只把这个病症单纯当成一个妇科杂病来看，是不对的。人体感染传染病或外来的邪气，还得驱邪为主。因此吴又可说："凡人未免七情劳郁，医者不知为疫，乃引丹溪五火相煽之说。"朱丹溪善于治郁证，气、血、痰、火、湿、食都容易产生瘀滞，容易化热，所以可以用解郁的药物来治疗，如丹栀逍遥丸。"或指为心火上炎，或指为肝火冲击，遂乃惟类聚寒凉，冀其直折，而反凝住其邪，徒伤胃气，疫邪不去，瘀热何清？"吴又可说的非常对，他是根据临床的经验得出这些结论，一定不能丢了主要矛盾，只看到虚，没看到邪气，这都是指的瘟疫。

就这样因误治，病情逐渐蔓延到了"骨立而毙"，病久治不好，人就瘦得像鲁迅书中的祥林嫂那样，像个圆规一样站在那，两腿支着一个身子，叫"骨立"。"毙"就是毙命。"或尚有宿病淹缠，适逢微疫"，这是另一种情况。有的人，本来就患了大病，如癌症或者结核，或者其他的病，本来就很虚弱，然后又赶上了轻微的传染病，正虚邪实，就流行起来了。这时"未免身痛发热，医家病家同认为原病加重"，医生和患者都猜是原来的病又重了，反复发作，没有想到，这是新感的一个瘟疫，"仍用前药加减，有妨于疫，病益加重，至死不觉，如是种种，难以尽述，聊举一二，推而广之，可以应变于无穷矣。"

因此他举了这几个例子，来告诫后人仔细辨证，以防误诊。其中需要多加注意的一个是虚人外感，不能用李东垣的补中益气汤；一个是妇人，不能因为产后，就简单地补虚；或者患者原来有病，以为是加重了，不认为是新感，想不到可能是外来的传染病。

三、下后身反热，谨察胃气

吴又可说，有的人患了瘟疫用了泻下的方法以后，反而更热了。

对于瘟疫，吴又可的治法，通常是要用白虎汤一类，清在表的热，通过三斑四汗治好；邪气入胃以后要用下法。"应下之证"，用了下法以后就应该"脉静身凉"逐渐好转，现在却没有好转。

一种情况是"今反发热者，此内结开，正气通，郁阳暴伸也"，这就是一个现象，此时的发热不是病加重了，是原来的郁热，散开了。这时候，是不是需要再用下法，就得要慎重。下得早了伤胃气，需要待邪气到了胃之后，该下的时候再泻下。

有的患者"药烦"，也会出现发热的情况，这和前面说的发热是不同的情况。这种情况，后面还要详解。

另一种情况是"失下伤正"，失于泻下，就伤了正气。治疗的时候应该一边扶正，一边攻下，邪气在里，不用下法驱除不了。所以吴又可说："证本应下，耽搁失治，或为缓药羁迟，火邪壅闭，耗气搏血，精神殆尽，邪火独存。"下证要么没有用泻下，要么用的泻下药物分量不足，或者药味不够，就叫"耽搁"，治的急证，用的是慢药，这就造成了火邪停在肠胃，没有道路将之清除出去，所以就在里边"壅闭"，耗伤了气血。

不仅耗伤气血，精神也受到了邪气的伤害，患者精气神就不足了。"邪火独存"，病就重了，"循衣摸床、撮空理线"。患者无意识地做一些动作，手摸摸被子，或乱动乱抓，并不是真要去拿东西，或者真要去做一件事。

这就是"失神"，即神志不清，在后来的温病学里，像叶天士、吴鞠通，他们认为这是"热入营血"，影响心神。

耗伤气血，不只是影响心神，还会出现"筋惕肉瞤"，即筋也抽，肉也颤抖，"肢体振战"。

也会导致"目中不了了"，即眼睛看不见东西。即使拿手在他眼前晃，他睁着眼也不眨眼，这就是看不清了，属于比较严重的情况了。

吴又可说："目中不了了，皆缘应下失下之咎。"张仲景在《伤寒杂病论》中也有提及，应该"下"而没有用泻下，有的人就出现了眼睛看不见的症状。

这个时候得要用"急下"，急下是为了"存阴"，可用大承气汤。

四、失下伤正，需要扶正攻下

吴又可说，"邪热一毫未除，元神将脱"，邪气只要停在里边，还有一丝，没有将它祛除，患者的正气就会越来越虚弱，甚至有一种衰败的现象。

这个时候，"补之则邪毒愈甚，攻之则几微之气不胜其攻"，处于两难的地步。患者虚到了很重的程度，邪气还停留在体内，此时若补，邪气就借着补药壮大，这就好像给炉子里添柴火一样，火就烧得更旺了；如果往下攻，患者身体几乎要衰败，阴阳几乎要离绝，或者患者气血不足，经不起泻下的药，如大黄、芒硝。

吴又可说，这时看着似乎"攻不可，补不可，补泻不及，两无生理"。补也不行，泻也不行。他说，"不得已勉用陶氏黄龙汤"，就是不得已勉强使用了陶华的方，即《陶氏伤寒六书》的黄龙汤。

黄龙汤：大黄、厚朴、枳实、芒硝、人参、地黄、当归，照常煎服。

他说，"此证下亦死，不下亦死"，这个证不用泻下的方法会严重，会造成死亡；用了泻下的，也可能会死。就是老百姓说的那句土话，叫"死马当活马医"。所以他说："与其坐以待毙，莫如含药而亡。"与其让他就等着病死，还不如给他喝下药去，即使"含药而亡"了，那也是"尽了人道主义了"。

吴又可说，"或有回生于万一者"。万一这药能够让患者还有一个回旋的余地，病好了呢！也是有这样的可能的，所以老百姓才有了"死马当活马医"的说法。

黄龙汤用了厚朴，"厚朴"用的是气味浓厚的厚朴，药味比较浓，是纯正的药。厚朴是树皮，有的掰开以后没有什么药味，就是气味不足。方中用大黄、厚朴、枳实、芒硝，即大承气汤的四味药；加人参大补元气；加地黄养阴补肾；当归养血活血。这几味药益气血，又能活血，加到大承气汤里，治的是胃，大补元气又养阴血，所以有效。

因此，"失下"以后，可以用黄龙汤与人参养营汤这两个方子。

五、失下有黄龙汤与人参养营汤证

吴又可说，出现上面的情况，除了用陶氏黄龙汤，还可以选用人参养营汤。

人参养营汤：人参八分，麦冬七分，辽五味一钱，地黄五分，归身八分，白芍药一钱五分，知母七分，陈皮六分，甘草五分，照常煎服。

吴又可解释："如人方肉食而病适来，以致停积在胃，用大小承气连下，惟是臭水稀粪而已。于承气汤中但加人参一味服之，虽三四十日所停之完谷及完肉于是方下。盖承气藉人参之力鼓舞胃气，宿物始动也。"

"营卫"也可以叫"荣卫"，人体吃了有营养的东西后，脸上白里透红，非常好看。"营"实际上是指内里有营养，"荣"是焕发出来，是面上"荣"光。所以养荣、养营实际上是一个意思。

吴又可对这两个方子有所解释。他说："前证实为庸医耽搁，及今投剂，补泻不及，然大虚不补，虚何由以回；大实不泻，邪何由以去？"这时候，患者正气虚又有邪气，不补，正气回不来；不泻，邪气去不了。所以就用黄龙汤，"勉用参、地以回虚，承气以逐实，此补泻兼施之法也。"这就是既有补又有泻，所以这个方子里，既扶正又祛邪，非常好。

他说，"或遇此证，纯用承气"，有时没有来得及用黄龙汤，单纯用承气汤，患者喝完药后，下证稍减，邪气减去，呕吐、腹胀、疼痛的症状都减轻了。

患者"神思稍苏"，即神志渐清，眼睛也能看见东西了，不再循衣摸床。但是，"续得肢体振战"，紧接着就出现寒战、颤栗，还"怔忡惊悸，内心如人将捕之状"，就像做了贼一样，害怕有人来抓他。这就是一个内心不安的状态，而且比之前更加严重了。

这时候，患者出现"四肢反厥"，即手脚是冰凉的，然后又"眩晕郁冒"，如坐舟车站立不稳；"郁冒"是指身体里的气机是郁滞的，眼睛看不清。"冒"这个字，上面是一个扁日，下面是一个眼睛"目"，就是用帽子遮着眼睛，所以这里把看不清叫"冒"。

患者还出现"项背强直，角弓反张"，张仲景形容这时后背"卧不着席"，平躺下以后，脚和肩部着地，腰部是悬空的，就像一张"弓"。"并前循衣摸床，撮空理线等证，此皆大虚之候，将危之证也，急用人参养营汤。"就是前面该用攻补兼施，没有攻补兼施，就用了泻下，用了泻下以后，就出现了这么多的证候。这是一个危险的证候，所以要用人参养营汤。

人参养营汤跟前面的黄龙汤不一样。黄龙汤是大承气汤里加了人参、生地和当归；人参养营汤用的是生脉饮（人参、麦冬、五味子）。生脉饮是源于孙思邈的《千金方》，治疗中暑之后气也虚阴也虚的病症，用人参补气，麦冬养阴，五味子收敛益气。人参养营汤里还有地黄、当归和白芍这三味药，即四物汤里养血的主要药物。四物汤里的川芎是血中气药，行气为主，养血的成分比较弱，所以没用它。汤中还加了知母、陈皮、甘草。

给患者煎服这个方子就是纯粹补虚，没有大黄、芒硝、厚朴、枳实那些攻邪药物的成分，因此，吴又可这么用，是非常好的一个方法。

所以应该攻补兼施用黄龙汤而没有用黄龙汤，单用了一个承气汤，出现了严重虚弱的情况，就要赶紧用人参养营汤来急救。

因此，这两个方子相当于迈左右脚，一个补，一个泻，是能够配合起来用的。他这么治了以后，"虚候少退，速可撇去"。这是说虚的证候不那么明显了，就不能再继续补了，再补就过了。

"盖伤寒温疫俱系客邪，为火热燥证，人参固为益元气之神品。偏于益阳，还有助火固邪之弊，当此又非良品也，不得已而用之。"这是因为含有人参，人参能助长邪气。所以这个方子只是暂时用一下，是不得不用的时候才用的，若是不那么虚了还继续用就不对了。再继续用，就容易"关门留邪"，余邪不清，又会有别的症状出现。

吴又可"扶正攻下"的策略，吴鞠通在《温病条辨》里用得更多，用得更好，扶正泻下的方有新加黄龙汤、宣白承气汤、增液承气汤等。如果能够在患者体质虚，又邪气盛的情况下，将扶正祛邪的药放在一个方子里是最稳妥。

六、扶正攻下，启迪后人

吴又可说："如人方食肉而病适来，以致停积在胃。"有的人刚吃了肉，还没消化就遇到了外邪，胃里有了积滞，然后用大小承气汤连下，"惟是臭水稀粪而已"。如果这位患者没有得疫病，只是吃了肉食伤食了，这时候给他用泻下方，宿食糟粕排出来后，就退热了。但连下之后没有痊愈，还有邪气，吴又可提出于"承气汤中但加人参一味服之，虽三四十日所停之完谷，及完肉于是方下。"这时在承气汤里加上一味人参，不管这个积滞停留多少天，都能排出去。

"盖承气藉人参之力，鼓舞胃气，宿物始动也。"吴又可说，这是因为承气汤借人参"鼓舞胃气"，配伍使用能扶正祛邪，有很强的推动力量，使宿物能够排出。

我们再说说"药烦"。有人在网上说，一些患者用药以后会出现"玄冥反应"，即用了药以后疾病没有见轻，症状反而加重了。这也是吴又可说的"药烦"。

药烦是指"应下失下"，应该用泻下而没有泻下，造成了患者真气亏虚，"及投承气"，然后用了承气汤，"下咽少顷，额上汗出"。患者喝下药时间不长，额头上就冒出虚汗，然后"发根燥痒"，即头发根都痒，觉得难受，"邪火上炎，手脚厥冷，手足逆冷，甚至振战心烦、坐卧不安，如狂之状"。这就是说，这种情况下的患者吃了药，就觉着烦躁，难受得不得了。

而其原因，吴又可说："此中气素亏，不能胜药，名为药烦。"这就是患者虚了，再用下法，虚阳外越，身体就受不了了。他把这个情况叫"药烦"。

"凡遇此证，急投姜汤即已。"吴又可说，遇到这种情况，要给患者用生姜，和胃降逆，能够祛除药烦的症状。因为承气汤是凉药，生姜是温暖的，所以可以用生姜的温暖来克服承气汤的寒凉，也有护胃的意思。姜能够温肺化饮，温胃止呕。

吴又可说："药中多加生姜煎服，则无此状矣，更宜均两三次服，以防呕吐不纳。"吴又可说，为了防止喝了承气汤出现"药烦"，可以将五分钱大小的姜片切上四五片，加到汤里一块儿熬，就不会出现这样的情况。生姜能够解半夏的毒，也能够对抗一些药的不良反应。

吴又可说，"服承气腹中不行，或次日方行，或半日仍吐原药"，这是说有的患者喝了承气汤以后没有排大便，或者到第二天才开始排，甚至还呕吐半日，"此因病久失下，中气大亏，不能运药，名为停药"。

"停药"与药烦不一样，是另外一种情况，发病原因也不同。他说此"乃天元几绝，大凶之兆也"。患者用泻下药，没有见到往下排，气机不往下行，反而吐出来了，这一吐就不好了，表示"凶兆"，有危险。

他说这时"宜生姜以和药性，或加人参以助胃气，更有邪实、病重、剂轻，亦令不行。"这时候要考虑给患者服了承气汤，有救不了的可能，因为患者患病后本身的气机不行，不能够推动汤药往下走。这两种情况是泻下以后，或者服泻下药的注意事项。

七、下后余邪，可和解表里

吴又可又提出了下后余邪，可和解表里。"下后余邪"，即下后还有邪气，此时就不再用泻下，也不是扶正，他用的是和解的方法，使用的方剂是柴胡清燥汤。

柴胡清燥汤：柴胡、黄芩、陈皮、甘草、天花粉、知母，姜枣煎服。

柴胡清燥汤实际是张仲景小柴胡汤的加减方，吴又可将这个汤剂用于"下后或数下，膜原尚有余邪，未尽传胃"。膜原的邪气本来是向里传的，用了几次泻下药后，传到胃的邪气已经被清除了，没有传到胃的邪气，还在膜原藏着的余邪，则没有被清除。

"邪热与卫气相并"，邪热与体表的阳气、卫气结合在一起，

"故热不能顿除"。

患者呕吐、腹胀、腹满、疼痛的症状消失，仍然发热，"当宽缓两日，俟余邪聚胃，再下之"。这时候不要马上就用泻的方法，要等邪气到胃造成大便不通、腹部胀满再泻下。吴又可觉得这时也不能只等着，于是又提出使用柴胡清燥汤，可以缓剂调理。柴胡清燥汤相当于小柴胡汤，去人参、半夏，加陈皮、天花粉、知母，这几味药具有清热作用，小柴胡是和解表里的，所以这两个方子功效是不一样的。

八、下后反痞，急当扶正

吴又可提出泻下以后，还有一个病情的变化，即患者用了泻下药以后，满闷、吐胀、疼痛的症状本应该减轻，但是没有减轻，反而觉得心下闷得慌。这是因为有其他的情况，出现了痞证。

他说："疫邪留于心胸，令人痞满，下之痞应去，今反痞者，虚也。以其人或因他病先亏，或因新产后气血两虚，或禀赋娇怯，因下益虚，失其健运，邪气留止，故令痞满。今愈下而痞愈甚，若更用行气破气之剂，转成坏证，宜参附养营汤。"

"疫邪留于心胸，令人痞满，下之痞应去，今反痞者，虚也。"这就是说"下后反痞"是因为虚，或这人因其他病先亏先虚，或因产后气血两虚，或者是禀赋娇怯，所以越下越虚。

本来是很虚弱的人，用了泻下的方以后，更虚了，更虚以后就郁堵，脾胃运化就差，失其健运，邪气就留在了体内，就造成了痞满，而且是愈下而痞愈甚。

所以若更用行气破气之剂，转成坏证，就重了。不能再用泻下了，应该使用参附养营汤。

参附养营汤：当归一钱，白芍一钱，生地三钱，人参一钱，附子（炮）七分，干姜（炒）一钱，照常煎服。

吴又可解释："果如前证，一服痞如失，倘有下证，下后脉实，痞未除者，再下之。此有虚实之分，一者有下证，下后痞即减者为实；一者表虽微热，脉不甚数，口不渴，下后痞反甚者为虚。若潮热口渴，脉数而痞者，投之祸不旋踵。"

参附养营汤有人参、附子，其中人参大补元气，附子急救回阳。所以这位患者是阳气受到了伤害，应补阳气，回阳救逆。附子、干姜、甘草是《伤寒杂病论》中四逆汤的组成，参附养营汤没有用全方，去甘草加人参。再看白芍、生地、当归，这三味药是四物汤里的主要药物，所以参附养营汤包含了急救回阳益气的组方和养血的组方。

这是急救的办法，不再泻下，而是以扶正为主，先把正气扶起来。

他用的这个方法，张仲景在《伤寒杂病论》里也有一些论述。张仲景说用大承气汤之前，要先用小承气看患者排气否。如果有排气，再用大承气汤来治；如果不排气，就不能用。

九、痞有虚实，需要辨证

当气机不顺畅时，即使用了泻下方，也有可能无法往下排。因此，痞满这一证候有虚有实。如何判断什么是实，什么是虚，下法用对了还是用错了？

吴又可说，当患者出现"下后反痞"的情况，让其服用参附养营汤一剂后，痞满的情况消失了，就是治对了。如果还有下证，再考虑是否再下。

他说，"此有虚实之分，一者有下证，下后痞气减"，这是实证；"一者表虽微热，脉不甚数，口不怎么渴"，用了下法以后，痞满反而更加重了，这是虚证。所以，只要用了泻法没有通，反而堵得更厉害，就是虚证造成的。

虚证患者用了承气汤，"若潮热口渴，脉数而痞者，投之祸不旋踵"。这是说，医生还没离开患者的家，脚后跟还没出门，患者吃了药就不行了。这是比较严重的情况，因此承气汤不能随便用。医生开三服药或者开七天的大承气汤让患者拿回家喝，这是不可行的。

吴又可没教我们这么去做，他很重视辨证。他说泻下以后，还有呕吐的情况发生。我们都知道，胃气不降才呕吐。

吴又可说："疫邪留于心胸，胃口热甚，皆令呕吐不止。"这都是该用泻下的方法，"下之呕当去"，泻下以后就应该不吐了。"今反呕者，此属胃气虚寒"，这是说用泻法后更吐了，是因为伤了脾胃，脾胃不运化。

"少进粥饮，便欲吞酸者"，这时就应该给其服"半夏藿香汤"，患者服用后呕立止，谷食渐加。

半夏藿香汤：半夏一钱五分，真藿香一钱，干姜（炒）一钱，白茯苓一钱，广陈皮一钱，白术（炒）一钱，甘草五分，水姜煎服。

吴又可说："有前后一证首尾两变者，有患时疫，心下胀满，口渴发热而呕，此应下之证也。下之诸证减去六七，呕亦减半，再下之胀除热退渴止，向则数日不眠，今则少寐，呕独转甚，此疫毒去而诸证除，胃续寒而呕甚，与半夏藿香汤一剂，而呕即止。"

因半夏和藿香都是"正气散"里的主要药物，半夏藿香汤与后世吴鞠通用的五加减正气散功效相似。

方中半夏降逆和胃，燥湿化痰；藿香行气利湿，芳香开窍醒脾；干姜散胃寒；茯苓利湿；陈皮理气；白术健脾利湿；甘草和胃，用姜水来煎服。这几味药配伍能够健脾胃，和胃降逆。

还有的患者病情比较复杂，如有传染病、瘟疫，又有痢疾。这时是否应该泻下？吴又可也有分析。

十、疫痢兼有，皆应泻下

对于上面提到的复杂病症，吴又可提出了一个方案。"下痢脓血，更加发热而渴"，患者刚开始是下痢脓血的症状，感染了传染病，出现发热、口渴，且"心腹痞满，呕而不食"。腹泻不一定"心腹痞满"，但感染了传染病就会出现。

吴又可说，"此疫痢兼证，最为危急"，上吐下泻，腹部胀满，吃不了东西，是很危险的事。

"夫疫者胃家事也，盖疫邪传胃十常八九"，疫病出现胀满、呕吐，是因为疫邪从膜原传入胃，且十分常见。

他说："既传入胃，必从下解，疫邪不能自出，必藉大肠之气传送而下，而疫方愈。"这种疫痢兼证一定要用承气汤来解决，因为疫邪不能自己跑出去。病邪不愿出去时，必须借大肠排泄的道路将其清理出去。

"夫痢者，大肠内事也"，痢疾就是湿热邪气壅滞在肠道，是肠道的病。"大肠既病，失其传送之职，故正粪不行，纯乎下痢脓血而已。"肠道病了，不能够排出正常的粪便，出现下痢脓血的情况。

"所以向来谷食停积在胃，直须大肠邪气将退，胃气通行，正粪自此而下。今大肠失职，正粪尚自不行，又何能与胃载毒而出？"这两个病症赶到一块了，肠胃不通，又有邪气，所以毒素排不出去。"毒既不前，羁留在胃，最能败坏真气，在胃一日，有一日之害，一时有一时之害"。毒素多停留一会儿，对脾胃伤害就多一分。

疫邪跟痢疾加在一起，就会导致"耗气搏血，神脱气尽而死。"所以他说："凡遇疫痢兼证者，在痢尤为吃紧，疫痢俱急者，宜槟芍顺气汤。"

"槟芍顺气汤专治下痢频数，里急后重，兼舌苔黄，得疫之里证也。槟榔、芍药、枳实、厚朴、大黄，生姜煎服。"吴又可说，这是一举两得的方子。

槟芍顺气汤中的槟榔能泻下，芍药能治疗赤白痢疾，枳实、厚朴、大黄是小承气汤的组方，这几味药合用，再加上生姜，治疗痢疾又治疗疫病，用的还是泻下法。

对于失下或是误治出现的一些情况，吴又可都一一地进行了介绍。

关于失下，他发现了一些原因。如有的人本来体虚，刚开始感染的不是特别严重的疫气（严重就不至于误诊），但患者体虚，就容易造成误诊，邪气就滋长起来了。

妇女产后，或体虚的人，或者本来就有重病的患者，感受了瘟疫之邪，就容易造成病情迁延，或者不敢下，或者没认清病症，就造成了耽误。

他还列举了泻下以后会出现的一些情况。如有的人反而呕吐，有的人反而痞满。

他说该扶正的时候要扶正，该攻下的时候就不能瞻前顾后。他认为该泻下就一定得用大黄，用承气汤等。

这些是吴又可的经验，可以说他从临床实际出发，一个局一个局地设出来，然后一个局一个局地破除，旨在认清疾病的本质。

治疗疫病是以邪实为主，还是以正虚为主？正虚应该用什么补？补到什么程度？一个劲地补也不对，但是不补又容易导致正气脱失，承受不了承气汤。用承气汤祛除邪气，反而把正气消耗光了，就容易造成危害。

因此，治病就如下棋，而且还是一个残局，是不好下的一盘棋。治病不是那么简单，如果认为一个壮实的人患了病，无非是用白虎汤或承气汤来治疗，这是不对的。

临床上情况很复杂，患者患疾病的过程当中，可能会伤正气；也可能患者开始就正气不足，然后又感受了外邪。这些复杂的情况叠加在一起，怎么处理，只有临床高手，才能精准判断，不至于耽搁病情，做到治疗效如桴鼓。

我们用好了这些古人的经验，就是对中医学的一个发展，一个贡献，也是用科学捍卫中医。

想要中医药的效果好不是那么简单，不是单纯用什么药片、什么方就行了，因为临床现象是非常复杂的。

吴又可还说了一系列更复杂的情况，后边还会展开说明。

第11讲
妇女儿童疫病的特点

吴又可在《温疫论》当中提到了一些特殊人群，如妇女和儿童患病后应该怎么处理，以及一些其他复杂情况，并将其结合在一起讨论。

一、孕妇患疫病如何治疗

妇女的特点就是经、带、胎、产。疫病也会影响月经、怀孕、产后的情况。传染病来临，谁都可能会被传染，不可能有"怀孕了不感染"的优待。孕妇感染了传染病，怎么办呢？

《素问·六元正纪大论》："黄帝问曰：妇人重身，毒之何如"。"重身"就是妊娠，可以理解为一个人身子加一个胎儿，就是两个身子。"毒之何如"，即如何用药来治疗？"毒"也可指比较猛的药。"岐伯曰：有故无殒，亦无殒也。"这是说妇人患病了，没有把胎儿伤了，治疗也不会造成危害。

《温疫论·妊娠时疫》说："孕妇时疫，设应用三承气汤，须随证施治，切不可过虑，慎毋惑于参、术安胎之说。病家见用承气，先自惊疑，或更左右嘈杂，必致医家掣肘，为子母大不祥。若应下之证，反用补剂，邪火壅郁，热毒愈炽，胎愈不安，转气传血，胞胎何赖？是以古人有悬钟之喻，梁腐而钟未有不落者，惟用承气，逐去其邪，火毒消散，炎熇顿为清凉，气回而胎自固。当此证候，反见大黄为安胎之圣药，历治历当，子母俱安。

若腹痛如锥，腰痛如折，此时未堕欲堕之候，服药亦无及矣，虽投承气但可愈疾而全母。昧者以为胎堕，必反咎于医也。或诘余曰：孕妇而投承气，设邪未逐，先损其胎，当如之何？余曰：结粪瘀热，肠胃间事也，胎附于脊，肠胃之外，子宫内事也，药先到胃，瘀热才通，胎气便得舒养，是以兴利除害于顷刻之间，何虑之有？但毒药治病，衰去七八，余邪自愈，慎勿过剂耳。凡孕娠时疫，万一有四损者，不可正治，当从其损而调之，产后同法。非其损而误补，必死（四损详见前应补诸证条后）。"

张仲景在《伤寒杂病论》里并没有说过孕妇患了传染病怎么办，但提到了"经水适来""经水适断"感染邪气，热入血室。

吴又可说孕妇患了疫病，"设应用三承气汤"，假设应该用三承气汤，就要随证施治，该用就用，不要考虑太多。"慎毋惑于参、术安胎之说。"他说不要因人参、白术、黄芪能安胎，就坚持用这几味药。尤其是参和术是热性药，容易助邪气。

"病家见用承气，先自惊疑，或更左右嘈杂，必致医家掣肘，为子母大不祥。"古代好多有文化的人都了解一些医学的常识，患者家属一看用承气汤就说不行啊，不能这么做。他们认为妇人正怀着孕，或者怀孕不容易，这时候用承气汤，大人孩子都可能受伤，所以不让用。吴又可说"若应下之证，反用补剂"，就是本来这个该用攻下的方药，用承气汤，患者没有服用，反而用补剂，就会加重病情。

这时就会出现"邪火壅郁，热毒愈炽，胎愈不安，转气传血，胞胎何赖？"用补药就造成邪火拥堵，热毒更胜，胎儿就更加不安，邪气传到母血，胎儿就会有危险。

对于这个情况，吴又可做了一个比喻。他说："是以古人有悬钟之喻，梁腐而钟未有不落者。"过去的寺庙或者是大的村庄，都有一口大钟，电影《地道战》就有此情景。"悬钟"就是把钟悬挂在一棵树，或者别的东西上。吴又可说的是挂在房梁上，悬挂大铁钟的梁已经腐朽了，那么大铁钟肯定会掉下来。

他这个比喻是说胎儿很危险，"惟用承气"，才可以逐去其邪，火毒消散，体内很快转为清凉，"气回而胎自固"。他认为，这就像《黄帝内经》说的，外来的邪气影响胎儿，影响母子的平安，用承气汤泻下，邪火去了，保留的还是正气。他认为这样做母子俱安。

他说："当此证候，反见大黄为安胎之圣药，历治历当，子母俱安。"瘟疫邪气导致孕妇犯病，邪气入里，这时大黄反而成了安胎的药了。他认为把邪气去了，把危害去了，胎儿才更安全。

"若腹痛如锥，腰痛如折，此时未堕欲堕之候，服药亦无及矣，虽投承气但可愈疾而全母。"当妊娠期感染了时疫，出现了腹痛如锥，腰痛如折，这是先兆流产的情况。邪气影响，即使给患者喝安胎的药，也可能保不住了。他说，"虽投承气，但可愈疾而全母"，胎儿可能保不住了，但还能保住大人。

过去孕妇生病了，经常有人问："保大人还是保小孩？"吴又可认为胎儿虽然保不住了，但是能够保全了母亲，也是对的。"昧者以为胎堕，必反咎于医也。"但有人认为，胎儿没了，是医生治错了。这其实是不对的，两害相较要取其轻，两利相较要取其重。

这就好像兴利除弊，吴又可有自己的理论认识。于是他说，或许有人问他，"孕妇而投承气"，患者怀孕了还给她喝承气汤，万一有什么不好，怎么办？"设邪未逐，先损其胎，当如之何？"假如邪气还没去，把胎反而伤害了，怎么办呢？

吴又可说："结粪瘀热，肠胃间事也。"邪气跟宿食糟粕凝结在一块，这时邪气在胃肠，而"胎附于脊，肠胃之外"。肾主骨生髓通于脑，肾主生殖，胞胎主要是跟肾和后背的"脊"相连。所以胞胎既没在胃，也没在肠，只是"子宫内事"。

吴又可说："药先到胃，瘀热才通，胎气便得舒养，是以兴利除害于顷刻之间，何虑之有？"他认为孕妇喝了药，胃肠道先吸收药，药起作用后宿食糟粕和温热邪气都排出去了，胎儿倒有可能保住了。我觉得他说的很有道理。

不过他说："但毒药治病，衰去七八，余邪自愈，慎勿过剂耳。""毒"就是偏性，是指承气汤里的大黄、芒硝等药性猛烈，治十分的病就给她去掉七八分就可以了。剩下的百分之二三十，待正气强了，就能够把邪气赶出去，就自愈了。这里提出来给孕妇治病，注意不要过度。

他说："凡孕娠时疫，万一有四损者，不可正治，当从其损而调之，产后同法。"四损就是损气、损血、损阴、损阳，即气血阴阳虚损了，或者说损了气血经脉。这是关于四损的两种不太一样的说法。

吴又可在《温疫论》中说："凡人大劳、大欲、及大病、久病后，气血两虚，阴阳并竭，名为四损。"可以总结为：损了气，就气虚；损了血，就血虚；损了阴，就阴虚；损了阳，就阳虚。

吴又可认为患者有了四损，就要先调损，产后治疗也是这样。他还说，"非其损而误补，必死"。如果患者不是损证，就给他用人参、附子、干姜，或者黄芪、白术等，这是不对的，是误补，容易造成死亡。

他的这个经验，吴鞠通也有类似的说法。吴鞠通在《温病条辨·产后六气为病论》里说："余治黄氏温热，妊娠七月，胎已欲动，大实大热，目突舌烂，乃前医过于瞻顾所致，用大承气一服，热退胎安，今所生子二十一岁矣。如果六气与痉螈之因，暸然心目，俗传产后惊风之说可息矣。"

有一位姓黄的孕妇，怀胎七月了，患了传染病，"胎已欲动"，胎动得很厉害，就像要出生了似的。大实大热导致孕妇发热得厉害，眼睛都鼓出来了，舌头也烂了。吴鞠通说这时是前医过于瞻前顾后所致，然后用大承气汤，一服即"热退胎安"。患者喝了药立马就退热了，胎儿也不闹腾了，不会有早产的风险。

他说，"今所生子二十一岁矣"，即他写书时那个孩子已经长大了，已经 21 岁了。吴鞠通（1758—1836）大概 40 岁的时候写的《温病条辨》。可见吴鞠通当时给孕妇治病时才 20 岁左右，他那时候就敢开这样的方，可见吴鞠通是很有胆量的人，大家可以翻阅吴鞠通的《温病条辨》。因此，吴鞠通是一位"年轻的老中医"。

二、儿童患瘟疫的特点

《温疫论·小儿时疫》说："凡小儿感冒风寒疟痢等证，人所易知，一染时疫，人所难窥，所以耽误者良多。何也？盖由幼科专于痘、疹、吐、泻、惊、疳并诸杂证，在伤寒时疫甚略之，一也；古人称幼科为哑科，盖不能尽馨所苦以告师，师又安能悉乎问切之义？所以但知其身热，不知其头疼身痛也，但知不思乳食、心胸膨胀，疑其内伤乳食，安知其疫邪传胃也？但见呕吐恶心口渴下利，以小儿吐泻为常事，又安知其协热下痢也？凡此，何暇致思为时疫，二也。小儿神气娇怯，筋骨柔脆，一染时疫，延挨失治，即便二目上吊、不时惊搐、肢体发痉、十指钩曲、甚则角弓反张，必延幼科，正合渠平日学习见闻之证，是多误认为慢惊风，遂投抱龙丸，安神丸，竭尽惊风之剂，转治转剧，因见不啼不语，又将神门眉心乱灸，艾火虽微，内攻甚急，两阳相拂，如火加油，红炉添炭，死者不可胜记，深为痛悯。今凡遇疫毒流行，大人可染，小儿岂独不可染耶？但所受之邪则一，因其气血筋骨柔脆，故所现之症为异耳，务宜求邪以治，故用药与大人仿佛。凡五六岁以上者，药当减半，二三岁往来者，四分之一可也。又肠胃柔脆，少有差误，为祸更速，临证尤宜加慎。"

吴又可说完了妇女，紧接着讨论小孩。儿科号称"哑科"，因为患儿不太会表达。所以在临床上有这么一句俗语："宁治十男子，不治一妇人。宁治十妇人，不治一小儿。"就是宁肯给十位男患者看病，也不看妇科。因为过去讲究男女授受不亲，给女子看病就要用帐子，医生看不见患者，望闻问切也不能做到全面。女患者要么只从帐子中伸出一只手来给医生摸脉，要么让医生"悬丝走脉"。"悬丝走脉"其实只是一个仪式，并不能靠其诊断，如果说用一个红头绳牵出来，医生在好几米外的另一个屋里一摸就能摸出患者的脉搏跳动，那是不可能的。医生其实是借着摸脉的仪式，让家属叙述家庭的情况，以及请他来看病的目的。旧社会有这样的一个风俗，即妇女不能直接摸脉。

吴又可说："凡小儿感冒风寒疟痢等，人所易知"。因为小孩的病常见的三个症状就是发热、咳嗽、腹泻，多是感冒风寒，或是疟疾，或者痢疾，这些都是比较容易诊断的，但小儿时疫是不容易诊断的，"一染时疫，人所难窥，所以耽误者良多。"这就是说小孩患了传染病是不容易诊断出来的。

其原因吴又可说是因为小儿科专于常见病，除了前面说的发热、咳嗽、腹泻，还有麻、痘、惊、疳等。麻是麻疹；痘是天花或者水痘；惊是惊风；疳是疳积证。这四大难证不容易治疗，容易造成孩子夭折。

他说"盖由幼科专于痘疹、吐泻、惊疳并诸杂证"，所以在伤寒时疫"甚略之"。很多医生"主攻"儿科的疑难点，而忽略了小儿时疫，或者说遇到的疫病儿童很少，经验不多。古人称幼科为哑科，因为他们不能够把所有的痛苦、感觉都告诉医生。

"师又安能悉乎问切之义？""师"就是医师，或者医生。你怎么能够知道小孩的表述是否恰当？给小孩摸脉能那么准吗？小孩的脉跟大人的不一样，小孩的寸口脉比较短，有时候"一指定三关"，即用一个手指头按下去便能摸到寸关尺三部脉，所以寸关尺脉象不能摸清楚。

"所以但知其身热，不知其头疼身痛也。"一摸患儿身上烫，就知道是发热了，但患儿的头痛不痛，身上疼不疼，患儿说不清楚。

"但知不思乳食、心胸膨胀，疑其内伤乳食，安知其疫邪传胃也？"只知道患儿不想吃饭，一摸腹部胀满，像是伤了食（食积），其实这是瘟疫邪气从膜原入了肠胃。

"但见呕吐恶心口渴下利，以小儿吐泻为常事，又安知其协热下痢也？"小孩子积食也会出现这些症状，就没有想到是热邪迫于肠道，这时应该给他用下法，但是因为觉得小儿吐泻是常事，就没有这样做。

"凡此，何暇致思为时疫，二也。"虽然症状很多了，但医生还是想不到是时疫造成的。后来温病学家也借鉴了这些见解。吴又可接着说："小儿神气娇怯，筋骨柔脆，一时染疫，延挨失治，即便二目上吊、不时惊搐、肢体发痉、十指钩曲，甚则角弓反张，必延幼科，正合渠平日学习见闻之证。"

儿童患了传染病后因延误失治，病情就更加严重了，有的孩子会出现惊风。惊风在临床上不少见，有时候是因高热惊厥引动肝风。热邪通过卫气营血到了血分，影响或耗伤了肝血肾阴，身体就开始抽风，而家属请的都是小儿科医生，没有请善于治疗传染病的医生。

儿科医生认为小儿惊风是常见闻之证，"是多误认为慢惊风"，以为小孩只是一个慢惊风，用抱龙丸、安神丸等，"竭尽惊风之剂，转治转剧"。用了很多安神的、防止惊风的药物，却越治疗越严重。吴又可说这是用的药不对，应该把祛除瘟疫邪气作为首要任务，而不是安神解痉。吴又可的见解很深刻。

吴又可说，误诊是有原因的。"因见不啼不语，又将神门眉心乱灸。"小孩有时候见了医生，会因为害怕哭闹。但医生见小孩不哭也不说话，于是采取了一个治疗措施，即用艾灸手上的神门，或者眉心（印堂）。因为"头为诸阳之会"，艾灸是驱寒的，可以驱寒扶阳。而小孩感染了瘟疫邪气，往往是火热之证，这时候艾灸就是火上浇油了。

他说："艾火虽微，内攻甚急，两阳相拂，如火加油，红炉添炭，死者不可胜记，深为痛悯。"吴又可认为这样错误的治疗造成了很多不该病亡的小孩亡故了，实在是可惜了。

"今凡遇疫毒流行，大人可染，小儿岂独不可染也？"大人抵抗力强还容易得传染病，小孩怎么会躲得了呢？也就是说，疫情来了小孩也会受伤害。所以吴又可说："但所受之邪则一，因其气血筋骨柔脆，故所现之症为异耳。"大人和小孩即使都患传染病，但表现出来的症状往往有所区别。比如大人可能会说头痛、身上难受，有一点不舒服早早就发觉了；小孩不会表达难受，只有身上烫或不吃饭、不说话、呕吐等，才会被发现，发现晚了表现也不一样。小儿生病有这样的特点。

"务宜求邪以治，故用药与大人仿佛。"他说这时要以驱邪为第一要务，而不是上来就补。他说："凡五六岁以上者，药当减半，二三岁往来者，四分之一可也。"五六岁的小孩，药的用量要轻，相当于大人的一半。二三岁的小孩，大人用量的四分之一即可。"又肠胃柔脆，少有差误，为祸更速，临证尤宜加慎"，这是进一步解释了用量要慎重。

我们在临床上遇到小孩患病，常用的一个方子名为七珍丹。患儿吃了这个药方会泻下。吴又可在这里介绍了另一个方子，叫小儿太极丸。

小儿太极丸：天竺黄五钱，胆南星五钱，大黄三钱，麝香三分，冰片三分，僵蚕三钱。

上为细末，端午日午时修合，糯米饭杵为丸，如芡实大，朱砂为衣。凡遇疫证，姜汤化下一丸，神效。

小儿太极丸与七珍丹功效相似，其中天竺黄清心祛痰；胆南星是胆汁（猪或牛、羊苦胆的汁）与天南星结合，既祛痰又镇惊；大黄泻下；麝香、冰片开窍醒神；僵蚕息风、止痉、解毒。这几味药配伍就有解毒、祛痰之功。

他说，"上为细末，端午日午时修合"，端午正中午的时候做这个药，而不是半夜去做。还要加糯米饭"杵为丸"，即将糯米蒸熟后捣烂，与细的药粉拌匀，然后搓成丸如芡实大，或如小黄豆粒大小，以"朱砂为衣"。朱砂加上前边的六味药，实际上是七味药组成小儿太极丸。

吴又可说："凡遇疫证，姜汤化下一丸，神效。"疫病用这个方来治疗有非常神奇的效果。不过现在麝香比较贵重，十分难得。而且很多人认为朱砂含汞不安全，所以有时不用朱砂"为衣"。我在公社医当赤脚医生的时候，为了药丸更好看、更有效，有两味药可以"为衣"。一是青黛，即大青叶加工制成的干燥粉末，当做好了药丸，我们就把它放在青黛里轻轻一滚，药丸就成了青色的。二是用代赭石粉，做出来跟朱砂"为衣"差不多。这样做出来的药丸有青的，有红的，看着也好看，患儿以为是糖豆一样，让他吃更容易一些。

给患儿用药是不容易的，他们不容易服下去。怎么服也有窍门，比如给他吃香蕉，他嚼一口将咽的时候，让小孩先别咽，然后给他小小的一粒"糖豆"，告诉他不嚼，直接咽下，这样用药就比较方便。馒头、油条等嚼后和药物一起吃下去也是可以的，但都不如香蕉好用。这样用药比较方便。

三、经期患瘟疫的特殊治法

孕妇和小儿时疫，我们说了，接下来再说说妇人患时疫的特殊情况。

妇人月经期前后，即月经刚来或刚断感染热病，张仲景在《伤寒杂病论》里提到了这种情况，称"热入血室"。

妇人"经水适来"或"经水适断"患了传染病，就容易情志不正常，"如见鬼状者"。妇人在月经期前后患了病，身体虚了，就容易说胡话，即神昏谵语。而且常表现为"昼日明了，暮则谵语"，即白天看着还没事，一到晚上就说胡话，这是身体虚导致的。

这时候张仲景说热入血室以后，刺期门。期门穴在腋中线与肋骨下缘交叉的点，是肝经的穴位。刺这个穴位，是为了泄其实邪。张仲景认为热入血室后，"无犯胃气及上二焦，必自愈"。通过针刺或用小柴胡汤可以治疗"热入血室"引起的说胡话。如果热邪跟血结在一块儿，就得用胶姜汤、桃仁承气汤，或抵当汤治疗，根据患者病情选择。

《温疫论·妇人时疫》说："妇人伤寒时疫，与男子无二，惟经水适断适来，及崩漏产后，与男子稍有不同。夫经水之来，乃诸经血满，归注于血室，下泄为月水。血室者一名血海，即冲任脉也，为诸经之总任。经水适来，疫邪不入于胃，乘势入于血室，故夜则发热谵语。盖卫气昼行于阳，不与阴争，故昼则明了，夜行于阴，与邪相搏，故夜则发热谵语，至夜只发热而不谵语者，亦热入血室，因有轻重之分，不必拘于谵语也。经曰：无犯胃气及上二焦，必自愈。胸膈并胃无邪，勿以谵语为胃实而妄攻之，但热随血下，故自愈。若有如结胸状者，血因邪结也，当刺期门以通其结，治之以柴胡汤，治之不若刺者功捷。经水适断，血室空虚，其邪乘虚传入，邪胜正亏，经气不振，不能鼓散其邪，为难治，且不从血泄，邪气何由即解？与适来之义，有血虚血实之分，宜柴胡养荣汤。新产后亡血过多，冲任空虚，与夫素善崩漏，经气久虚，皆能受邪，与经水适断同法。"

吴又可在张仲景的基础上，讨论了妇人时疫的问题，并且也吸收了张仲景的经验，他说，"妇人伤寒时疫，与男子无二"，妇女若是患了伤寒或疫病，与男子应该是没有什么区别的，但这是指平时，而不是月经来或者断的时候。他说，月经前后及崩漏产后，就与男子稍有不同。

"崩漏"总的来说就是月经不正常，"漏"就是点滴而下；"崩"就是血崩，月经量很多，就好像河堤决口一样，也就是大出血。产后身体虚，患了疫病就会跟男子有所区别。区别就在于妇人可能出现血虚或者是血瘀的情况。

吴又可说："夫经水之来，乃诸经血满，归注于血室，下泄为月水，血室者一名血海，即冲任脉也。"

血海的位置有人说在肝，因为肝藏血；也有说是在子宫；还有人说是在冲脉，"冲为血海，任主胞胎"；或者统指冲脉和任脉，因冲任二脉跟妇人的关系最密切。吴又可认为血海就是冲任二脉，这二脉"为诸经之总任"。

任脉行在人体前面，与后边的督脉相对，都在人体的正中线；冲脉与任脉离的比较近，一个往下走，一个往上走。

"经水适来，邪不入于胃，乘势入于血室，故入夜则发热谵语。"邪气从口鼻而入，伏于膜原。现在邪气从膜原出来了，向里传的时候没到胃，因此时血室较虚，乘机入了血室。"虚处留邪"，跟下雨后，低洼的地方存水一样，造成妇人夜里发热谵语。

晚上发热谵语是因为血属阴，气属阳。血分有热，晚上就会发热，说胡话。"盖卫气昼行于阳，不与阴争，故昼则明了，夜行于阴，与邪相搏，故夜则发热。谵语至夜，只发热而不谵语者，亦热入血室，因有轻重之分。"吴又可解释白天卫气不跟阴（血）争斗，所以妇人白天清醒不说胡话，但晚上阴气就会与邪气相搏，所以就可能发热。但是患者不一定晚上说胡话，白天也可能发热，因为病症有轻有重，所以"不必拘于谵语也"。

他说，"经曰：无犯胃气及上二焦，必自愈"，引用的就是张仲景的《伤寒杂病论》，将其称为经典。他还说，经水刚来与刚断治疗是不一样的，即妇人月经将来或第一天和最后一天，患了传染病，在治疗上是不一样的。所以，中医辨证是很有讲究的，也是很细致、很精准的。

"胸膈并胃无邪"，即邪气没在胸膈也没在胃，"勿以谵语为胃实而妄攻之"，他说不要因为患者说胡话了，就以为是胃里有邪气，用承气汤来治疗，那是不对的。"但热随血下，故自愈"，这是说月经刚来，热邪随着血液一起往下走，热邪就被排出去了，所以能够自愈。"若有结胸状者"，结胸是指从心口到脐下都硬痛，手指头按着不舒服。他说有的人出现了像结胸的症状，是"血因邪结，当刺期门，以通其结，治之以柴胡汤，治之不若刺者功捷"。如果患者胸腹胀满疼痛，可以刺期门以通肝瘀，来解决或者治疗结胸之证，也可以用柴胡汤。但是柴胡汤不如刺期门见效快。这些都是说"经水刚来"会出现的一些情况。

他说，"经水适断，血室空虚，邪气乘虚传入，邪胜正亏"，这时候邪气胜，正气是偏虚的，邪气就容易乘虚而入。"经气不振，不能鼓散其邪，为难治，且不从血泄，邪气何由即解？"

他说，经水刚来的时候，邪气跟经血下走，邪气就不至于停在体内。现在经水刚断，血室空虚，邪气来了，就不好往下排了。这时候热邪出不去了，是比较难治的。他说这"与适来之义"不同，有血虚、血实之分。这时候治疗不能单纯用柴胡汤了，应该用"柴胡养荣汤"。

柴胡养荣汤：柴胡、黄芩、陈皮、甘草、当归、白芍、生地、知母、天花粉，姜枣煎服。

柴胡养荣汤组成与小柴胡汤不一样，其去小柴胡汤的半夏、人参，因为它们比较温燥，所以不用，然后加当归、白芍补血，加生地养血凉血，加知母、天花粉养阴退热，并用姜枣来煎服。

所以，吴又可治经水适断的时疫用柴胡养荣汤，而不用小柴胡汤。

四、产后患瘟疫的治疗

《温疫论·下后反痞》说："新产后气血两虚，或禀赋娇怯，因下益虚，失其健运，邪气留止，故令痞满。今愈下而痞愈甚，若更用行气破气之剂，转成坏证，宜参附养营汤。"

参附养营汤：当归一钱，白芍一钱，生地三钱，人参一钱，附子（炮）七分，干姜（炒）一钱。

照常煎服。果如前证，一服痞如失，倘有下证，下后脉实，痞未除者，再下之。此有虚实之分，一者有下证，下后痞即减者为实；一者表虽微热，脉不甚数，口不渴，下后痞反甚者为虚。若潮热口渴，脉数而痞者，投之祸不旋踵。

《温疫论·妇人时疫》说："经水适断，血室空虚，其邪乘虚传入，邪胜正亏，经气不振，不能鼓散其邪，为难治，且不从血泄，邪气何由即解？与适来之义，有血虚血实之分，宜柴胡养荣汤。新产后亡血过多，冲任空虚，与夫素善崩漏，经气久虚，皆能受邪，与经水适断同法。"

吴又可说的"新产"，就是刚生产后的产褥期，生孩子后时间不长，"亡血过多，冲任亏虚"。产后瘟疫，"与夫宿善崩漏，经气久虚，皆能受邪，与经水适断同法。"

新产妇和善崩漏的患者，与月经刚断的妇人是相似的情况，感染时疫可以用一样的治疗方法，也就是他说的"同法"，都可以用柴胡养荣汤。

张仲景的小柴胡汤组成为柴胡、黄芩、人参、甘草、半夏、生姜、大枣七味药，柴胡养荣汤与小柴胡汤比较，益气的力量减轻了，养血的力量增强了。

关于患者出现神昏谵语，患了传染病邪气到底是在胃，还是在心，还是在血室，不同的医学家有不同的说法。按照张仲景的说法，就是邪气入了血室引起谵语，在胃的时候也可以谵语。但是后来的温病学家，认为谵语的病位是在心或心包，认为邪气首先犯肺，然后逆传心包，患者就出现神昏谵语。这两种不同的说法，都是有根据的。

不同的医家有不同的论述，《难经·四十九难》提出，伤寒病时，"肺邪入心，为谵言妄语"，肺里的邪气入了心包，影响到心神，患者就会说胡话。但是后来这个观点没有人在意，或者说没有人注意。到了温病学兴起时叶天士提出，"温邪上受，首先犯肺，逆传心包"，才把《难经》的词给接上。张仲景《伤寒杂病论》认为谵语的病因多在胃，属于阳明，"胃有燥屎"使热邪蒸腾，影响心神，要用承气汤来泻，或者是热入血室，用小柴胡汤或刺期门来治疗。

后来吴鞠通就继承了叶天士的思想，治疗神昏谵语用的是清宫汤。这个"宫"就是心包，心的宫殿。心者君主之官，住在宫殿里边，宫殿里边有了热，不舒服，国君发出来的命令就不是那么准确，所以患者就说胡话，清宫汤用的是都是带"心"的药，玄参心、莲子心、竹叶卷心、连翘心、犀角尖，古人有"心有灵犀一点通"的说法，所以犀角尖也是通心神的。还用了连心的麦冬。这几味药组成清宫汤，用于清心包的热。疫病除了前面说的复杂情况，孕妇、小儿、月经期，还往往有兼证。

五、瘟疫兼感冒风寒的治疗

兼证的处理，要根据情况去判断，是以兼的病症为主，还是以瘟疫为主。也就是说，治疗要有主次。

吴又可说："疫邪伏而未发，因感冒风寒，触动疫邪，相继而发也。"比如有人感染了 COVID-19，但没有立即发病，后来他又受了风寒，因此"既有感冒之因由，复有风寒之脉证，先投发散，一汗而解。"风寒之证比较明显，就用张仲景的麻黄汤、桂枝汤这一类发汗解表药，患者喝药后就减轻了。他说一两天后

"续得头疼身痛，潮热烦渴，不恶寒"，这就是说一个人感了风寒后喝姜糖水，或者是桂枝汤、麻黄汤，感冒就好了，过了一两天，头痛得厉害，还出现潮热、烦躁、口渴、不怕冷，这是什么原因呢？

他说这是因为风寒证已经去了，而潜伏的瘟疫邪气发动了，所以要用"以疫法治之"，不能再用桂枝汤、麻黄汤了，要用治疫的方法。治疫的方法就是入了胃以后要用下法，在表的时候要用白虎汤一类的通过战汗、自汗来治疗。

六、瘟疫兼疟疾的治疗

除了感冒兼证外，还有一种情况是疟疫兼证，应该分主次。疟是疟疾，表现为往来寒热。疟疾发作开始表现为发冷，且冷得厉害，会持续寒战10分钟到1小时，盖多少被子捂着都不能解决。寒战停止后又会开始发热，体温升高，持续时间会更长。高热后开始出汗，由颜面手心微汗逐渐转为全身大汗淋漓。疟疾发作要经过发冷、发热、出大汗三个阶段。有的人是一天发作一次，也有的人是间隔一天发一次，也就是间日疟。

疟疾在吴又可的时代，即在明朝时还很普遍，现在基本上已消灭了。疟原虫在红细胞里繁殖，就会造成疟疾病。现在人们加强灭蚊，并且会服用一些抗疟疾的药物，所以很少人能被疟原虫传染了。

吴又可《温疫论·疟疫兼证》提出，"疟疾二三发，或七八发后，忽然昼夜发热、烦渴不恶寒、舌生苔刺、心腹痞满、饮食不进，下证渐具，此温疫著，疟疾隐也，以疫法治之。温疫昼夜纯热、心腹痞满、饮食不进、下后脉静身凉，或间日、或每日时恶寒而后发热如期者，此温疫解，疟邪未尽也，以疟法治之。"

疟疾发作两三次，或者七八次以后，身体就虚了，正气不强了。"忽然昼夜发热"，患者不再是周期性的寒热往来，而是"昼夜发热"，发热不止，而且"烦渴不恶寒"，舌头生芒刺，心腹痞满，饮食不进，这些症状已经不是疟疾了，"下证渐具，此温疫著，疟疾隐也"，瘟疫的证候很显著，疟疾的证候已经不显著。所以"依疫法治之"，即用治温疫的方法来治，用承气汤治疗。

他说，"温疫昼夜纯热"，不是一阵子的发冷、发热、出大汗，而是一昼夜里一直发热。"心腹痞满，饮食不尽，下后脉静身凉，或间日或每日，时恶寒而发热如期者，此温疫解，疟邪未尽"，经过泻下，脉静身凉不再发热。但是，过了一天或两天后，患者又出现一阵冷一阵热，出汗的情况，吴又可说这是因为温疫已经解了，但疟疾又显现出来了。

这时应该用疟法来治。《金匮要略·疟病脉证并治》里有一些方法，如"温疟者，其脉如平，身无寒但热，骨节疼烦，时呕，白虎加桂枝汤主之……疟多寒者，名曰牝疟，蜀漆散主之。"

吴又可认为："凡疟者寒热如期而发，余时脉静身凉，此常疟也，以疟法治之。设传胃者，必现里证，名为温疟，以疫法治者生，以疟法治者死。里证者下证也，下后里证除，寒热独存者，是温疫减，疟证在也。疟邪未去者，宜疏；邪去而疟势在者，宜截；势在而挟虚者，宜补。疏以清脾饮，截以不二饮，补以四君子。"

发冷、发热、出大汗定时而发，其他的时间不发热，这是比较常见的疟疾。如瘟疫邪气传胃出现里证一样，疟疾的邪气也可以传胃，传胃后叫"温疟"。

所谓温疟，是只发热不发冷，"以疫法治者生，以疟法治者死"，当疟疾传到胃后，如果还用治疟疾的方法来治，就容易造成不良后果，而用瘟疫的方法来治就能够治好。"里证者，下证也，下后里证除，寒热独存者，是温疫减，而疟证在也。"有里证就用下法，下后里证就没了，还有时寒、有时热、有时出大汗，那还是疟疾。

他说，疟邪未去者"宜疏"。当疟邪还没有完全去除的时候，应该用疏导邪气的方法来治疗。"邪去而疟势在者"，用截法，即疟疾还发作，就要想办法让其不发作。如果不仅有疟疾，还有"挟虚"的情况，这时应该用补。他说疏疟用清脾饮；截疟用不二饮；补虚用四君子汤。

清脾饮里有白术、茯苓、知母、青皮、厚朴、黄芪、甘草、柴胡、生姜，兼有小柴胡汤和达原饮的功效，可以疏泄邪气。

截疟用不二饮，"不二饮"就是不用第二个方子，用这一个方就能治好。不二饮常用于治疗阴疟、老疟，用的是常山、槟榔、知母、贝母等药来治疟疾。青蒿也可截疟，但在古代最常用的是常山。常山截疟效果不错，但是它的副作用比较大，患者吃了容易呕吐。

对已经出现了虚证的虚疟，要用补法。疟疾长期反复发作，患者就没有力气了，站都站不起来，这时候要用四君子汤（人参、白术、茯苓、甘草）补虚。

七、瘟疫热深厥深的治疗

在临床上，还有一种复杂的情况，即"热深厥深"。胃实发狂，谵语神昏，这不是因为热入血室造成的，而是胃里有实邪。吴又可说："四逆、脉厥、体厥，并属气闭，阳气郁内，不能四布于外，胃家实也，宜下之，下后反见此证者，为虚脱，宜补。"

四逆、脉厥、体厥都表现为手脚冰凉，脉摸不着，身体一摸也凉。

他说，这些都是阳气内郁，不能输布于外造成的。"胃家实也，宜下之"，即热深厥深属于里热证时，用大承气汤泻下就行。患者开始手脚冰凉，泻下后就暖和了，说明药用对了。

患者开始手脚是温暖的，喝泻下药后手脚冰凉了，脉也摸不着，就是虚脱了，这时应该用补法。

"发狂，胃家实，阳气盛也，宜下之。有虚烦似狂，有因欲汗作狂。"这又是另外的情况。

前面提到的"急证急攻"，一下再下，都是根据病情的需要决定下与不下。

吴又可说，舌苔白的时候，不用下法。舌苔如果黄了，在达原饮里要加上大黄。因为此时邪气已经入里化热了，病情加重了，有了里证，即有入胃的证候，可能呕吐胀满，这就得用泻下的方法，不能单纯地用达原饮治疗了。

泻下以后能不能再用下法？不仅要判断患者证候的虚实，还要看正气，如果正气太虚了，还用下法，伤了胃气，反而成了误治。我们要认真地学习，仔细辨证，前文也说过。

所以，我们还是要以中医学理论为指导，不是单纯去思考这位患者是不是该用泻下，或者应选什么方子，是承气汤？还是柴胡养营汤？还是别的什么方？

我们用什么方，都要好好想一想，要像蒲辅周先生治乙脑一样，不只守着一个方治传染病。乙脑也是传染病，且还是很严重的传染病，但是蒲辅周老先生用了不同的方子，治的效果都很好，所以关键得要辨证。

只有辨证准确了，才能效如桴鼓。这才有利于中医学的发展。

第12讲
瘟疫后期，调养有序

一、瘟疫后期有独特证候

中医学对传染病的控制，是对整个过程的控制，一开始就显得格外重要。按照吴又可说的，邪是从口鼻进入，然后潜伏在膜原。那么在这之前，我们就要有预防，预防措施没防住邪气入体，邪气到达膜原，就要积极治疗。

在膜原的时候，我们用达原饮把邪气散开。邪气散开后或向表，或向里，或表里分传，或表里分传再分传，或表而再表，或里而再里，或单表不里，或单里不表等。吴又可说有九种传变。

瘟疫急性期，通过三斑四汗，来解决"在表"的问题；通过承气汤系列泻下，来解决"在里"的问题。到了瘟疫后期，泻下后还有不同的治疗方法，前文对此进行了介绍。这一节讨论进入疾病后期，疫病大势已去，看着就快好了，要怎么处理。

《素问·热论》说："其死皆六七日之间，其愈皆以十日之上。"患病一星期以后就属于疾病后期了，这时候不能再大张旗鼓地攻邪了，要注意调整气机保养正气。所以治病是按照一定次序展开的，不是随意用什么药方就用什么药方，那是不行的。

在瘟疫后期，中医学治疗以恢复正气为主，因是"治得病的人"。中医学有数千年与传染病斗争的历史，积累了丰富的理论经验与技术。

我的师父邓铁涛先生为我主编的《中医群英战 SARS》题字，

写道："历经突发"非典"之战后，世人开始正确认识中医。"我觉得老先生说得非常准确。

中医治疗方案从备选成为了必选。在前两版对抗疫情的方案里，还没有中医学相关的内容，但到后来中医逐渐成了主力，只要一有疫情，第一时间想到的就是中医。通过中医治疗，一次次把感染者人数清零。所以，中医有这么好的历史机遇，是不容易的，是大家奋斗而来的！

我在《外感热病学史》里谈到了，从甲骨文关于疫病的记载到清代温病学的成就，再到当代治乙脑，战非典。《温疫论》是承接着经典的，同时又启发了明清的温病学，并且到现在我们仍在沿用其中的理论。但我觉得《温疫论》的价值，还没有被最大化。很多人学习了四大经典，也学习了温病学，但把《温疫论》忽略了。有些温病学家实际上学的就是吴又可。

吴又可的《温疫论》非常重要，它里面既有理论，也有科学预见、伟大发现。科学预见是预见了病毒、细菌，把它们统称为"疫气"。伟大的发现就是发现了邪气传入的途径之一，即从口鼻而入。这些都是非常了不起的贡献。

二、瘟疫后期应该重视养阴

吴又可说，到了传染病后期，就应该注意养阴，因为热病伤阴，所以要注意饮水。后世的温病学家读了吴又可的书，总结出来一句话："留得一分阴液，便有一分生机。"可见养阴多么重要。这是人们到清代才认识到的。

而明代的吴又可，也是通过实战，根据自己的观察，得出来的这些结论。

吴又可举了一个病例："一人感疫，发热烦渴，思饮冰水，医者以为凡病须忌生冷，禁止甚严，病者苦索勿与，遂致两目火进，咽喉焦燥，不时烟焰上腾，昼夜不寐，目中见鬼无数，病剧苦甚，自谓但得冷冻饮料一滴下咽，虽死无恨。于是乘隙匍匐窃取井水一盆，置之枕旁，饮一杯，目顿清亮，二杯，鬼物潜消，三杯，咽喉声出，四杯，筋骨舒畅，饮至六杯，不知盏落枕旁，竟尔熟睡，俄而大汗如雨，衣被湿透，脱然而愈。盖因其人瘦而多火，素禀阳脏，始则加之以热，经络枯燥，既而邪气传表，不能作正汗而解，误投升散，则病转剧，今得冷冻饮料，表里和润，所谓除弊便是兴利，自然汗解宜矣。更有因食、因痰、因寒剂而致虚陷，疾不愈者，皆当舍病求弊，以此类推，可以应变于无穷矣。"

吴又可以一位患者的具体案例进行教学。他说这位患者感染瘟疫，发热烦渴，就想喝凉水，但医生认为生病了就一定不能喝凉水，不能吃生冷的食物，故坚决不让他喝凉水。"病者苦索勿与"，患者苦苦哀求，医生依然严令禁止，"遂致两目火进"，于是导致了患者两眼如冒火星那么难受。

"咽喉焦躁，不时烟焰上腾"，患者嗓子里就跟着了火一样，难受得没办法。"昼夜不寐，目中见鬼无数"，白天睡不着，晚上也难受得睡不着，闭上眼睛就像看见鬼一样。他就觉得乱了套了，很无奈。

"病剧苦甚"，患者病情越来越加重，难受得不行。"自谓但得冷冻饮料一滴，下咽虽死无恨。"他说只要喝一滴冰凉的水，就算病死了也不觉得遗憾了。

"于是乘隙"，因此，患者趁着没人看着他，没人管得那么严，"匍匐着窃取井水一盆，置之枕旁。"这是说患者是爬着去的，"窃"这个字很生动，其偷的是冰凉的井水。患者将刚打上来的一盆井水，放在枕头旁边，喝了一杯下肚，就觉"目顿清亮"，即眼睛立马就亮了，不冒火星了；喝了两杯，就觉"鬼物潜消"，眼睛再看不到乱七八糟的东西了。

《灵枢·大惑论》曰："五脏六腑之精，皆上注于目而为之精。"中医学认为眼睛是由肝血肾精滋养，是非常重要的一个器官，是五官之一。

"三杯"下去后，"咽喉声出"，就能够说出话来了，看来患者之前都不能说话；第四杯下去，筋骨舒畅。饮至六杯（不觉之间，连着喝了六杯下去），"不觉盏落枕旁，竟而熟睡"，患者喝了水舒服了，不知不觉就睡着了，就像喝醉了那样，突然就睡着了。

"俄而大汗如雨，衣被湿透，脱然而愈。"患者睡了一觉，出了大汗，被子衣服都湿透了，一下子就好了。

这是一个典型的案例，虽然是偶发的一个现象，但吴又可由此引申，阐述一个道理。吴又可说，"盖因其人瘦而多火"，中医学有"胖人多虚，瘦人多火"的说法，且将人们的体质分为九种体质。吴又可说，这位患者体瘦，"素禀阳脏"，他平时阳气偏盛、多火，可以认为是阴虚体质。

"始则加之以热，经络枯燥，既而邪气传表，不能作正汗而解，误投升散，则病转剧。"这位患者患了传染病，经络气血少，干枯而燥。后来邪气从膜原传到表，本想通过出汗来退热，但是医生没有这样给他治疗。"误投升散"，误投了麻黄、桂枝这一类的升散药，疫病越来越厉害。"今得冷冻饮料"，这个饮料不是指现在说的饮料，说的是井水，"表里和润，所谓除弊便是兴利"，患者喝了水，内火就被浇灭了，表里都和润了。因此，"自然汗解矣"。出了汗后，热就退了。还有的人因食、因痰、因寒剂而致虚陷，疾病久不愈，这时"皆当舍病求弊"，并说"以此类推，可以应变于无穷矣"。

吴又可说，通过这个例子就知道了，治疗有些时候得顺势而为，要辨证，不要单纯地说不能够吃生冷饮食，把患者限制得太过，这是一个错误的认知。治病过程中还要看患者是否有宿食、痰，是不是虚寒体质。然后在治疗上有所调整，即在疫病后期，治疗要有所变化。

吴又可说，"盖内热之极，得冷冻饮料相救甚宜，能饮一升，止与半升，宁使少顷再饮"，就是说再渴都不能咕咚咕咚地喝凉水，像那位患者一连喝六杯，也是不可取的。吴又可说，若患者能喝一杯，就给他半杯，足够解渴，患者喝了凉水后还要观察他的反应，避免喝多凉水伤及身体。

按照中医学的理论，食物消化吸收靠脾胃，靠胃消化谷物，靠脾传输营养；喝的水要靠肾阳蒸腾，因为肾主水。这就像一个锅里装满了凉水，要想蒸干粮，得靠火，然后就解决吃饭问题了。肾阳就是元阳，是命门之火，把水加热后，热气蒸腾才能把馒头蒸熟了。

中医学认为水的代谢比食物的消化还重要，还费劲。人们喝进来的水靠肾阳蒸腾上走，口就不渴了，水液再通过肺输布全身。肺为华盖，通过三焦水道，下输膀胱，才能排出去，"气化则能出矣"，还是靠肾。

因此，喝多了水，肯定加重肾的负担。

三、养阴的瓜果启迪吴鞠通

吴又可说瘟疫患者，"烦渴思饮，酌量与之。若引饮过多，自觉水停心下，名停饮，宜四苓散最妙。如大渴思饮冰水及冷冻饮料，无论四时皆可量与。盖内热之极，得冷冻饮料相救甚宜，能饮一升，止与半升，宁使少顷再饮。至于梨汁、藕汁、蔗浆、西瓜皆可备不时之需。如不欲饮冷，当易白滚汤与之，乃至不思饮，则知胃和矣。"

瘟疫容易伤阴，因此吴又可嘱咐患者梨汁、藕汁、甘蔗汁、西瓜汁，都可以备不时之需，即瓜果类可以随便喝、随便吃。

"如不欲冷饮，当易白滚汤与之。"这是说患者如果不想喝凉水，可以建议他多喝白开水。"白滚汤"就是白开水。"乃至不思饮，则知胃和矣"，患者不再想喝水了，就不能勉强他喝了，这时候再劝他多喝水是不对的，因为不思饮可知胃已和。

吴鞠通在《温病条辨》里提出来"五汁饮"，告诉患者梨汁、藕汁、甘蔗汁、西瓜汁不再是随便吃，而是把它们变成了一个方，可见这是在吴又可的基础上又有了发明创造。

吴鞠通说，"太阴温病，口渴甚者，雪梨浆沃之"，即把大雪梨，如深州大雪梨或赵县大雪梨，榨汁随便喝。又说"吐白沫黏滞不快者，五汁饮主之。"五汁饮用的是梨汁、荸荠汁、鲜芦根汁、麦冬汁、藕汁，虽然与吴又可说的物品不一样，但是大同小异。这些多是药食同源，且能榨汁的瓜果蔬菜特别多，并不是非此不可。葡萄汁、苹果汁也可以，不是必须就这几味。

四、多饮水停，需要四苓

前面提到一个病例，即喝六杯水后身体见好。那是因为患者体瘦多火，且伤了阴液，故其喝了很多凉水后反而汗出病除。

但是凉水喝多了也会影响身体，故吴又可说道，"烦渴思饮，酌量与之，若引饮过多，自觉水停心下，名曰停饮，宜四苓散最妙。"

四苓汤：茯苓二钱，泽泻一钱五分，猪苓一钱五分，陈皮一钱。

吴又可接着说："取长流水煎服。古方有五苓散，用桂枝者，以太阳中风，表证未罢，并入膀胱，用四苓以利小便，加桂枝以解表邪，为双解散，即如少阳并于胃，以大柴胡通表里而治之。今人但见小便不利，便用桂枝，何异聋者之听宫商。胃本无病，故用白术以健中，今不用白术者，疫邪传胃而渴，白术性壅，恐以实填实也。加陈皮者，和中利气也。"

吴又可说，喝多了水，水饮不化，腹中肠鸣，都是水，这时候用四苓散。四苓散是张仲景五苓散的加减方，即五苓散去白术、桂枝加陈皮。吴又可说，"今人但见小便不利，便用桂枝，何异声者之听宫商雅乐"，且桂枝性温热，故不用桂枝。"胃本无病，故不必用白术健中。今不用白术者，疫邪传胃而渴，白术性壅，恐以实填实也。加陈皮者，和中利气也。"吴又可解释了自己不用白术而用陈皮的原因。四苓散中有茯苓、猪苓、泽泻，都能够利湿，再加陈皮行气。四苓散是在张仲景五苓散的基础上有所变化的，用于停饮很合理。因此吴鞠通在《温病条辨》也大量用四苓散，而不用五苓散。

还有一种情况，疾病的后期，即生病一星期以后，患者出现了阴虚血燥，所以要慎用参、芪，或参、术、芪三味药。虽这三味药补气效果非常好，但是在传染病过程当中要考虑能不能用，即用的时候要有法度，需谨慎。

五、疫乃热病，慎用参术芪

吴又可说"疫乃热病也"，邪气内郁，阳气不得宣布，积阳为火，阴血每为热抟。这是说外来的邪气侵入人体，往往跟人体的阳气聚集在一块引起发热，浑身像火炭一样那么烫。如果发热是"暴解之后，余焰尚在，阴血未复"，即邪气通过泻下，或者通过三斑四汗，病情得到了缓解，但是还没有完全好，就好像救火，火苗不见了，但是底火还没有完全熄灭。这时"大忌参芪白术"，就是指不能吃人参、黄芪和白术；"得之反助其壅郁"，即用了参芪白术就容易使气血不通，郁而化热。那么这种情况怎么办呢？

"余邪留伏，不惟目下淹缠，日后必变生异证"，邪气留下，当时可能没有什么不适，但时间长了就一定会演变其他的疾病，"或者周身痛痹，或四肢挛急，或流火结痰，或遍身疮疡，或两腿粘痛，或劳嗽涌痰，或气毒流注，或痰核穿漏，皆骤补之为害也"。这些就是用了补药后邪气留存体内会出现的后遗症。

如周身痹痛，四肢挛急，可能是误治和失治造成的；如病毒脑炎后遗症、小儿麻痹后遗症，表现为筋骨挛急，或不能行走终致残疾，可能是治疗后期没有调理好造成的。"遍身疮疡"即脓毒血症，是传染病合并了感染，毒素随着血流流向全身，故化脓的地方多。

有的患者因劳作出现痰壅，或肺脓肿，或支气管扩张，这也可以看作是劳作过度引起的后遗症。吴又可认为上述病症都是进补不当造成的。

其应对方法为"凡有阴枯血燥者，宜清燥养荣汤"，即阴虚血虚的患者，都可以用清燥养荣汤。

方中有天花粉、知母两味药，知母是白虎汤的一个成分，天花粉是瓜蒌根，两者都是养阴效果很好的药，张仲景也常用这两味药。方中还用了当归身以补血。另外，我们有时候开方还会用到当归须，即归尾以活血。所以当归身和当归须一个补虚，一个通血，部位不同作用也不一样。当归身是大切片，我们抓药一看到当归片就要知道，用它是为了补血。方中还用了白芍以养血平肝，用地黄以补肾养血，兼清热，在这一方面地黄汁效果更好。该方还用了陈皮、甘草，并说明加灯心煎服。从全方组成来看，既有白虎汤的组成部分，也有四物汤的组成部分，再加上陈皮理气，甘草和中，所以清燥养荣汤对阴虚血虚是非常好的一个方子。

吴鞠通对于类似的病症用的是增液汤，我觉得也可以选用。

吴又可说，如果患者平素多痰，不是阴枯血燥，"脾为生痰之源"，脾虚或"及少年平时肥盛。食物营养过剩会导致少年肥胖，"投之恐有腻膈之弊，亦宜斟酌"。这意思是说对这样的患者应少用清燥养荣汤，可以考虑柴胡养营汤，它是清燥养荣汤的加方，主要多了柴胡、黄芩两味药。

吴又可说"大抵时疫愈后"，即疫病后期调理之剂，"投之不当，莫如静养，皆饮食为第一。"他认为用药把握不准时，还不如不给患者喝汤药，让其慢慢养着，这时饮食就很重要了。

"静养"，可以理解为别活动太多，不能过早活动，少干活或不干活。这时再配合饮食适当调理，如喝点肉汤、鱼汤、鸡汤等。

六、瘟疫后期，用人参有法度

上面说到用人参有适应证，有法度，并不是指参、术、芪这三味药就不能用。吴又可是这样说的，"凡人参所忌者里证耳"。里证就是在胃脘、胃肠有湿热和积滞聚积在一起。这时应该用承气汤泻实，如误用了人参补虚，就会造成病情加重。"里证"又叫下证，治疗以泻下。

接着他又说了，"邪在表，及半表半里者，投之不妨。"即邪气在表或在半表半里的时候，用人参是可以的。

他举例说道："表有客邪者，古方如参苏饮。"参就是人参，苏是苏叶。还有小柴胡汤、人参败毒散，都用了人参。他解释这些方用人参是为了"扶正解表"。

体虚的人有了表证，不要单纯用桂枝汤、麻黄汤，这时需要扶正，尤其是阳气虚患者要加人参。半表半里如久疟挟虚，邪气半在表半在里，即疟疾得的时间长了，人体虚了，就要用补中益气汤，这时用人参不但无碍，而且得效。这就说明人参用对了。

即使是暴疟，就是突然得的疟疾，邪气正盛，投之不当，亦不至胀，因为"无里证也"。他这是告诉我们，刚得的疟疾用了人参，虽然用药不准确，但是也没什么妨碍，因为没有里证，即没有可下的证，误用了人参不要紧。

"夫里证者，不特伤寒、温疫传胃，至如杂证。"这是说不但传染病用补药不合适，一般的杂证出现了里证也不应该用人参。如气郁证，证属肝郁，老太太与儿媳妇生气，就叫气郁。或者血瘀证，气血不通了，患者有明显疼痛，这是不通则痛，瘀血影响了气血的运行。或者火郁证，患者脸红脖子粗，长疖子长疮，血压高。或者湿郁证，患者湿气很盛，表现为呕吐、胀满。或痰郁、食郁之类。皆为里证，不能用人参。

这些里证如用人参，"投之即胀，盖以实填实也。"所以，杂证虽然不是瘟疫，也不能用人参。

"今温疫下后"，瘟疫病用了下法后，"适有临时之通，即投人参，因而不胀"，即刚泻下气通或胃肠道通了，就马上吃人参，也不会胀满。这是说的温疫下后用人参，而不是一开始就给患者吃人参。

因此，"医者病者，以为用参之后，虽不见效，然不为祸，便为是福，乃恣意投之。"这几种情况，看似用人参没事，患者自我感觉也挺好的，就可能接着吃，然而病情加重了。所以，有的疾病后期吃一次人参不要紧，但吃多了就不行。

吴又可解释，"不知参乃行血里之补药，下后虽通，余邪尚在，再四服之，则助邪填实，前证复起，祸害随至矣。"再四就是多次的意思。如有些患者本来体虚，或者反复泻下造成的体虚，时间长了，消耗了气血。他们一用人参，就觉得精神爽快。医生看了也高兴，患者用了也高兴，都认为人参好或者用对了，于是明日、后日"再三投之"，即成变证。

吴又可这是告诫我们，还有余邪时，人参这味药连着服用就会引起变证，临时用一下可能没事。所以气虚用人参，也要防止过量、时间过长，否则可能出现"灰中有火"。

"灰中有火"是叶天士说的，他的年代比吴鞠通早，比吴又可晚，提出了外感热病和用卫气营血辨证。吴又可著有《温疫论》，他著有《温热论》。叶天士在《温热论·论湿邪》里说，"湿热一去，阳气也衰微也，面色苍者，须要顾其津液，清凉到十分之六七，往往热减身寒者，不可就云虚寒，而投补剂，恐炉烟虽熄，灰中有火也"。他说的清凉之剂用到十分之六七，与"喝水能喝一升，给他半升"意思一样；他说不要看到热减了，身凉了，就认为是虚寒，给患者投补药，这时要想到可能"灰中有火"，与吴又可说的"余邪留伏"同理。

　　吴又可还对上述患者用人参感觉良好进行了分析，"盖下后，始则胃家乍虚"，这是说刚下后患者就是稍微虚了，"沾其补益而快"，即用点人参一补，患者觉得痛快，身体舒服。"殊弗思余邪未尽"，吴又可强调泻下后没去考虑余邪，就只想到补正气而"恣意投之"，给患者用大量的补药，"则渐加壅闭，邪火复炽，愈投而变证愈增矣"。这就是为何吃的人参多了，病反而越来越重了。

　　他说道："所以下后，邪缓虚急。"他对此进行了总结，认为泻下后如果邪气除去一大部分，就像敌人被打退了一样，病情不再那么严重，但是这时正气虚得明显，"是以补性之效速，而助邪之害缓"。所以这时用人参辅助正气的作用就表现得很迅速，但是它有碍于病症，有助长邪热的副作用，并且这个副作用当时还看不出来，通常是后发的。

　　吴又可临床经验非常丰富，所以他才能够把疾病看得很透，将用药的尺度把握得非常好。除了用人参扶正，吴又可还提到了食疗的问题。

七、瘟疫后期，注意饮食养生

　　患者到了疫病后期，不再呕吐、腹胀、高热，食欲逐渐恢复，这时吴又可主张食物要逐渐增加，避免吃的东西多了引起积食。积食就会造成病情的反复。在吴又可之前，《黄帝内经》里也有相关的论述。

　　《素问·热论》说"病热少愈"，患热病后，病症稍微减轻了，"食肉则复，多食则遗，此其禁也。"这是说病刚见轻就吃肉热病会反复，吃太多了还会有后遗症，所以这是一个禁忌。

　　《素问·玉机真脏论》也说过类似的情况，总的来说是要辨虚实。《素问·玉机真脏论》说，人得病有五种"实"的情况会造成死亡，还有五种"虚"的情况也会造成死亡。

五实即脉盛、皮热、腹胀、前后不通、闷瞀。脉盛就是脉搏洪大，跳得很快；皮热是一摸上去身上烫热；腹胀就是肚子胀；前后不通就是大小便不通畅；闷瞀就是眼睛看不清楚，憋闷难受。这五种情况都叫实证。这些实证只能用泻法，不能用补法。

五虚证即脉细、皮寒、气少、泄利前后、饮食不入。脉细就是脉搏很细，摸上去没有力气；皮寒就是身上冰凉，怕冷；气少，就是气不够用，呼呼喘气，没有力气；泄利前后就是腹泻，小便也多；饮食不入就是吃东西吃不进去。这些都是虚证，可以用补益的药物。

经过治疗以后，岐伯说："浆粥入胃，泄注止，则虚者活。"如患者喝了豆浆、小米粥，腹泻的情况好转了，这种情况属虚证，就有活的希望，虽然只是食物不是补药，但只要情况有好转，生存的机率就大。

另外还说，身上一出汗，"得后利"，大便一通畅，"则实者活"，即实证患者汗出或大便通利也可活。向外出的是汗，向下排的是便。胀满减轻，就如同交通堵塞后扫清了障碍，道路又畅通了。

吴又可继承了《黄帝内经》的思想，"时疫有首尾能食者，此邪不传胃，切不可绝其饮食，但不宜过食耳。有愈后数日微渴、微热，不思食者，此微邪在胃，正气衰弱，强与之，即为食复。有下后一日，便思食，食之有味，当与之，先与米饮一小杯，加至茶瓯，渐进稀粥，不可尽意，饥则再与。如忽加吞酸，反觉无味，乃胃气伤也，当停谷一日，胃气复，复思食也，仍如渐进法。有愈后十数日，脉静身凉，表里俱和，但不思食者，此中气不苏，当与粥饮迎之，得谷后即思食觉饥。久而不思食者，一法以人参一钱，煎汤与之，少唤胃气，忽觉思食，余勿服。"

他说"时疫有首尾能食者"，即患者患了时疫，但从头到尾都食欲尚可，什么都能吃，他认为"此邪不传胃"，这是说邪气没影响到胃，这时切不可绝其饮食，但也不宜过食。"愈后数日，微渴"，有的患者病愈后，过了几天，表现为有些口渴，微微发热，不想吃饭，他认为"此微邪在胃，正气衰弱，强与之，即为食复"。这是有少许邪气停留在胃，如果患者本来不想吃饭，就不要勉强他进食，勉强进食引起的病情反复就称作"食复"。即外来的邪气跟里边的饮食凝聚在一起，病情就加重。这些都是后期要注意的。

"下后一日，便思食"，用了下法第二天就想吃东西的患者，"食之有味，当与之"，患者想吃，就应当与之。"先与米饮一小杯"，即叫他喝米汤一小杯，而不是吃肥肉，"喝了一杯，加至茶瓯"，然后再喝多一点，渐进稀粥，这样循序渐进，"不可尽意"，即不能叫他吃多了，"饥则再与"，患者感觉饿了就再给他点。这是一个少食多餐的办法。他说，"如忽加吞酸"，如果患者进食后突然反酸，觉饮食无味，"乃胃气伤也，当停谷一日"。即胃气伤了，不应该再让患者进食，应"停谷一日"，即饿一天。"胃气复，复思食也。"胃气好了，患者能感到饿了，又想吃东西了，"仍如渐进法"，即先喝小米汤，再喝粥，这样慢慢来。

"有愈后数十日，脉静身凉，表里俱和，但不思食者"，有的患者病愈后几十天了，不发热了，也没有其他不适，就是不想吃饭，这是因为"此中气不苏，当与粥饮迎之"。这时就要让患者喝点粥，不再是他不想吃就不让他吃了。"得谷后，即思食觉饥"，这类患者吃了粥，食欲就慢慢恢复了。可以先叫他少喝点，有的患者喝上一两口粥，就又愿意吃了。

八、久不思食，人参开胃气

吴又可说："久而不思食者，一法以人参一钱，煎汤与之，

201

少唤胃气，忽觉思食，余勿服。"

久不思食，即长时间不想吃饭，针对这种情况有一种方法是用人参一钱，熬汤后给患者喝，人参汤可以鼓动胃气，患者喝了如果忽然感到饿了，就不要再喝了。这就是说只要有了食欲，就不能再喝参汤了，人参汤喝多了或者吃饭多了，都对久不思饮食之人不好。

下面是我师父朱良春先生的老师章次公先生讲的，他给林伯渠先生治病的例子。章次公先生到原卫生部当中医顾问的时候。一次林伯渠老先生患病好些天，不想吃饭，还总是打嗝，于是请章次公去会诊，并请他作为救治专家组的组长。

章次公先生就说用野山参一两，熬汤给林老喝，这里的量需要注意，不是一钱，是一两。但是熬的参汤林老咽不下去，因为他吃东西就吐，于是又用棉球蘸了参汤往林老嘴里滴，就这样一滴、两滴地喝。

在熬参汤的时候，章次公先生就叫厨房熬新米粥准备着，别的大夫就大眼瞪小眼，说：哎呀，这人都好多天不吃饭了，他哪能喝粥啊，不可能！没想到，林老喝完参汤慢慢就睡着了，他之前生病，又恶心又吐，睡眠也不好，很是难受，没想到喝参汤后一会儿就睡着了。睡了近一个小时，林老睁开眼就说"好饿呀"。这就是用的吴又可说的方子（唤胃气）。一听林老说"好饿"，马上就给他拿新米粥，且叮嘱他慢慢喝，就这样胃气被引开了。所以林伯渠先生后来又活了很多年。这个经验很可贵。

对于传染病的治疗，不管中医西医，只要能够取得好的效果，就应该受到我们的重视。对古人的经验，我们既要有继承，也要有发扬。

九、气血阴阳虚损，依次恢复

吴又可说："邪毒即退，始而复气，继而复血，继而复肉，继而复筋，继而复骨。"这个"继"，就是接着的意思。他认为毒邪进入人体，先伤的是气，气是动力，气伤了后就会伤血，伤了血以后伤肉、伤筋、伤骨。气血肉筋骨分别归属五脏。肺主气，心主血，脾主肉，肝主筋，肾主骨，故有先伤肺，后伤心、伤脾、伤肝、伤肾这么一个次序的过程。

基于此，吴又可说道，人体恢复的时候也有个次序，先是气得到恢复，后来血恢复、肉恢复……也是一个逐渐恢复的过程。

吴又可说："以柔脆者，易损，亦易复也。"又说："天倾西北，地陷东南，男先伤右，女先伤左。"这是说虚的地方容易伤。男子属阳，左为阳，右为阴，女子相反，故男子先伤右，女子先伤左。

他还说："及其复也，男先复左，女先复右，以素亏者易损，以素实者易复也。"这是有讲究的，中医特别讲究治损的方法。

当然，吴又可的说法是对前人经验的继承，《难经》里也说了损气损血。如《难经·十四难》提出："损其肺者益其气，损其心者调其营卫，损其脾者调其饮食，适其寒温，损其肝者缓其中，损其肾者益其精，此治损之法也。"

笔者当了五年的风湿科主任，在治疗风湿、类风湿方面，根据前人经验，提出了"补虚益损治风湿"。我认为先有虚后有损，风湿病一开始属虚，有"晨僵"的表现。晨僵就是早晨起来手胀，攥不了拳，脚走不了路。风湿病严重了以后，就变形了，出现损筋、损骨，即骨头也变形了，所以风湿病又被称为"不死的癌症"。补虚容易，治损难，应该先治虚，后治损。这就是继承，既跟吴又可学知识，又学《难经》说的虚损。

《温疫论》除了治疗传染病，对杂病治疗也有指导作用。吴又可在书中还讨论了热病后期、传染病后期的"劳复虚弱"，主要方法是安神养血。

他说"疫邪已退，脉证俱平"，但是元气还没有得到恢复，或者是因为梳洗沐浴，或者是说话过多，劳动过多，即"多言妄动"，遂致发热。这是说本来病好了，因为洗澡，或是运动，或是言语等，而"前证复起，惟脉不沉实为辨，此为劳复"。

劳复的脉是虚的，跟实证反复而不想吃饭、腹胀的情况有所不同。这时候不能再用泻药，即不能用承气汤治疗。

他说道：劳复"盖气为火之舟楫，今则真气方长，劳而复折。真气既亏，火亦不前，如人欲济"。他认为劳复就是气虚会影响一系列的事情。这就像有人想着要过河，却发现"舟楫已坏"。这就是前面提到的气虚影响了血、肉和筋骨的功能。他说"是火也，某经气焰"，这时火在某个经络里，就占了主导地位，"陷于经络则为表热，陷于脏腑则为里热。虚甚热甚，虚微热微"。

邪气有时候在里，有时候在表，主要看它在什么部位，再进行治疗。

他说了治法，"轻则静养可复，重则大补气血。真气一回，血脉融和，表里通畅。所陷之火，随气输泄，自然热退，前证自除矣。"气血不再虚，一般就不发热了，逐渐就痊愈了。这意思就是不用泻下，泻就错了。

吴又可接着说："若误用承气，及寒凉剥削之剂。变证蜂起，卒至殒命，宜服安神养血汤。"误下后气血虚，要安神，要养血。

安神养血汤组成有茯神、枣仁、当归、远志、桔梗、芍药、地黄、陈皮、甘草、龙眼肉，也就是归脾汤去人参。这两个方剂是相似的。气血虚就要养血又安神，因为心主血脉，血藏神。

食复，就要养胃，要节食消导。

如果人吃东西后，邪气又反复了，这时治疗也是有法则的。吴又可说，"若因饮食所伤者，或吞酸作噫"，或心腹满闷而加热，"此名食复"。这是吃东西引起的发热反复。这指疾病后期，且"轻则损谷自愈"。这是说轻的话，不用给他吃药，少吃点就能好。又说"重则消导方愈"，消是消化，导是导滞，指食复严重就可以用些消导药，如保和丸之类。

吴又可还说，"若无故自复者，以伏邪未尽"，此名"自复"。这次不是吃得多引起的，是自己又反复了，是说已经很注意了，病邪还是反复了。这就要根据证候来辨别怎么治，"当问前得某证，所发亦某证，稍与前药，以撤其余邪，自然获愈"。

观其证候，治同内伤，这是说疾病后期，可认为是内伤的调理。疾病初期，如治疗瘟疫邪气，就像打仗一样，该用白虎汤，就用白虎汤；该用承气汤，就用承气汤。后期的治疗，就跟内伤杂病一样，调理脾胃。这是一个治疗的思路。

吴又可举了三个后期调理的病例。

第一个病例。患者叫严正谱，30岁，患了疫病后，脉证都好了，饮食渐进，忽然身体肿起来了，跟吹气球一样。吴又可说这是"气复"，是正气恢复了。他说大病以后，血还没有充足，气回来了。气属阳，恢复得快。血气本是互相依附的，这时气不能在血里藏着，就飘出来，成了浮肿。后来这位患者因为能吃了，就没有用药，浮肿也慢慢下去了。他说"若误投行气、利水药"就错了。我想这个浮肿，应该叫营养不良性的浮肿。患者因为疫病吃不好，营养不良导致，后来能吃了，就好了。

第二个病例。患者20岁，患的是噤口痢，也就是痢疾，不能吃饭，昼夜无度，"肢体仅有皮骨"。皮包着骨头，可见瘦得不得了。后来，"痢虽减，而毫不进谷"。这位患者痢疾见好，却一点也不想吃饭。吴又可让他"以人参一钱，煎汤。入口不一时"，好像过敏似的，身体突然肿起来了。患者原来瘦得皮包骨头，现在忽然浮肿，"如吹气球"。可见那时候也有气球，但我想应该不是现在塑料、橡皮的东西，或许是羊和猪的膀胱这样的气球。

这位患者"日后饮食渐进，浮肿渐消，肿间已有肌肉矣"。这也是一个靠饮食恢复，浮肿消退的例子。吴又可说道："若大病后三焦受伤，不能通行水道，下输膀胱，肢体浮肿，此水气也。"水复与气复是不一样的。他说如果是三焦不通引起的，应该用金匮肾气丸来治疗。这个与前一个例子不一样，这个病例是阳气虚，即阳气虚造成的水肿。

第三个病例。患者40岁，患了疫病后，"四肢脱力"，即没有力气，"竟若瘫痪"，像瘫痪一样，"数日后"，右手才开始能动。又过了几天，左手才可以开始动。

除了上面三个例子，吴又可还提到，"子室所患"也是这样，即儿媳跟第二位患者是一样的，也是阳气虚，但比较轻，增加饮食慢慢就恢复了，不需要额外用药治疗。

我们中医人就要有这样的理论自信，不吃药也能把病治好，这样才能够推动中医药的疗效。我在《中国中医药报》发表的文章也提到了这一点，"理论自信，推动疗效自强；传承自觉，助力体系自立"。中医学就是靠这样不断地继承和发展，靠道术并重来复兴中医体系！

第13讲
瘟疫后期，变成杂病

这一讲将"瘟疫后期，变成杂病"这一话题作为主题。主题通常可以作为中医学的一个特点。

一、传染病与杂病混同，是历代医家的课题

其实在张仲景之前，《汤液经》也是这么一个体例。《汤液经》用脏腑辨证，治的是杂病；用青龙、白虎、朱雀、玄武、阴旦、阳旦汤的"六合辨证"，治的是天行热病。因此，热病和杂病，可以放在一起说；伤寒和杂病，也可以放在一起说。

《温疫论》很好地处理了瘟疫和杂病的关系。有的人一生可能会患几次传染病，常常很快就治愈了；或者传染病伴随其一生，但这样的患者毕竟是少数。而杂病就比较常见，通常发展为慢性病，如痹证、关节病，可能一辈子也不能完全治愈；胃病或者其他的病，也可以是终身的。所以杂病的病史往往可能更长，而传染病可能仅仅是一时性的。

中医界有一个争论，我们到底是"治人的病，还是治病的人"。人的病是分阶段的，病的人是永恒的。一个人从生下来，就进行着生、长、壮、老、已的一个过程，所以要处理好人的病和病的人之间的关系。

对于疫病和杂病，我们可以结合在一起说，也可以分开说，比如分阶段，看哪个是主要矛盾。外感病与内伤，它们可以互

相交织在一起，也可以互换主角。有时主角是传染病，呈阶段性，我们很快就能把它处理好；有时是内伤杂病，可能就要长期和它做斗争。中医药几千年的大智慧中，也有治疗传染病的历史经验。

具体经验是逐渐积累形成的，比如吴又可在《温疫论》里，就论述了一些疫病与杂病，往往是互相交结在一起。甚至，杂病和疫病有一些相同的证候，因为疫病会引起人体的气机和代谢的不正常，即疫毒是干扰身体的邪气。

疫病会影响人体气的升降出入，吴又可提出了很重要的一个观点，即疫病影响排便。不排便不行，排便多是病。吴又可还提出了一个概念，叫热结旁流。这是说排便有时候是结块，有时候是溏泻，需要分清情况，辨证论治。

二、疫邪影响排便，闭泻情况不同

吴又可提出了热结旁流、协热下利的概念，"热结"是说胃肠道有宿食糟粕，形成了结块。"旁流"是由热结后身体做出的一个自救反应所产生的，本想着靠液体冲击把热结冲下去，或润滑下去，但是有时候，达不到目的。热结不去，阴液从旁边流走了，所以叫"热结旁流"。

协热下利跟这个不一样，协热下利没有结块，指的是腹泻。热邪下迫肠道，宿食和糟粕与津液不分，混成水样便，叫协热下利。

吴又可还说了"大便闭结，大肠胶闭"，这几个证候都是邪气在里之证，但表现的不一样。

这和人的体质有关系。有人平常一天多次大便且不成形，也有人几天大便一次，所以体质不一样，患了病症候也不太一样。

体质属阳气盛的人，容易伤阴，容易化热；阴气、阴寒盛的人，容易伤阳，变成虚寒。所以他说，"其证不同，在乎通塞之间"，换言之，升降出入都有标准，太快了是毛病，太慢了也是毛病，不升不降，不出不入，人的生命就完结了，就不能正常生活了。

他说的协热下利者，腹泻的情况与肠炎相当，"其人大便素不调，邪气乘于胃，便作烦渴，一如平时泄泻，稀粪而色不败，其色但焦黄而已。"协热下利没有大便秘结的情况，一直是不成形的粪便，其颜色也不变，气味难闻，只是焦黄，是有热的原因，有湿热。他说："此伏邪传里，不能稽留于胃，至午后潮热，便作泄泻。"

这类患者一贯排便是溏薄的，邪气入了胃，就形不成结块，因为热邪随着粪便而下，故始终没有秘结。但有一个现象，午后潮热，又"子后热退"。这里提到了"子午"之时，子时在半夜，"甲子夜半少阳起"，午时是中午，午后阳气越来越少，阴气开始盛，所以午后发热叫潮热。阴虚者也会午后潮热，有时候邪气在阳明，在胃腑的时候，胃肠的腑气不通，也会潮热。

协热下利者，后半夜，除了潮热退，还有泄泻的变化，因为这时阳气开始往上升了，泄泻也就减轻了。如果次日不作潮热，痢疾也止，即为病愈。这是说的轻证，即邪气传到胃后，经过一个昼夜的变化，有可能就好了。

比如 COVID-19 或"非典"患者，有的人就是以腹泻为主，很快就痊愈了。

三、热结旁流，多为实证

"非典"暴发的时候，香港陶大花园的患者们主要表现是腹泻而不是咳嗽。

所以，香港当时的"非典"疫病就相当于协热下利，有很多人都是通过下水道传染发病。因为香港比较潮湿，所以造成这样一种情况。

《温疫论·大便》说："热结旁流者，以胃家实，内热壅闭，先大便闭结，续得下利纯臭水，全然无粪，日三四度，或十数度，宜大承气汤，得结粪而利立止。服汤不得结粪，仍下利并臭水及所进汤药，因大肠邪胜，失其传送之职，知邪犹在也，病必不减，宜更下之。"

"潮热未除，利不止者"，这是说到时候仍然就发热，不像前面一泻就好的情况了，而是腹泻不止。其治疗，吴又可说要用小承气汤"以彻其余邪"。

小承气汤：大黄五钱，厚朴一钱，枳实一钱；水姜煎服。

小承气汤里没有芒硝，因芒硝的作用是软坚。小承气汤用大黄、枳实和厚朴，为了行气和清热，因势利导，又叫"通因通用"。

《黄帝内经》里有类似的话，叫"塞因塞用"，"塞"就是堵塞。"通因通用"，这里是指用了小承气汤后，邪气郁结彻底地被清除，剩余的邪气没有了，"利自止"，也就不潮热了。

吴又可说，"利止后二三日"，午后忽加烦渴，潮热下泄，"仍如前证，此伏邪未尽，复传到胃也，治法同前"，仍然要用小承气汤治疗。这是说疫邪去了又来，又潮热，又泻下，但这时候还要接着用小承气汤治疗，这样才能够治好，不要看到泄泻就不敢用小承气汤，那是不对的。

如果是杂病，遇到这种情况也是这个治法。热结旁流，要通因通用，用承气汤荡涤邪气。吴又可还说："热结旁流者，以胃家实。"

在《伤寒杂病论》里，张仲景说："阳明之为病，胃家实是也。""胃家实"就是指阳明经腑有实邪。邪气盛则实，正气夺则虚，精气夺则虚。

阳明有实邪，内热壅闭，先大便闭结，续得下利纯臭水，全然无粪，日三四度或十数度，这样就要用大承气汤。

热结旁流就是指里有粪块出不来，排的都是粪水，没有成形的粪便，这就是不正常。用了大承气汤后，"得结粪而利立止"。粪块排出来后，热结旁流就停止了，就不会再腹泻了。

张仲景《伤寒杂病论》也说过多次这样的情况，如"燥屎五六枚"，就是指热邪在胃肠道。"服汤不得结粪，仍下利并臭水，及所进汤药"，吴又可说这是喝了大承气汤后，没有排出粪块来，排的还是粪水、稀水，甚至喝的汤药都排出来了。这说明没有吸收，这是大肠邪胜的表现。邪气盛，失其传送之职，"知邪犹在也，病必不减，宜更下之"。这是说遇到这种情况，要接着泻下，不用停顿，用这一治法即可。

四、大便胶闭，乃变相大便秘结

对大便秘结的病症，吴又可说"大便秘结者，疫邪传里，内热壅郁，宿粪不行，蒸而为结，渐至便硬，或者便更硬"。这时下之，结粪一行，瘀热自除，诸证悉去。临床上也常见到排便难、黏滞难出、臭秽难闻的情况，这种情况被称为"胶闭"。胶结凝聚，大便不通畅，所以用大承气汤。

大承气汤：大黄五钱，厚朴一钱，枳实一钱，芒硝三钱；水姜煎服，弱人减半，邪微者各复减半。

张仲景的大承气汤原方中大黄四两、厚朴半斤，吴又可是照着此方来用的，药味没有加减，用量有所减小，煎服法也参照了《伤寒杂病论》。

吴又可说，"疫邪未尽"，痢下赤白，用芍药汤来进行治疗。疫邪传到里后，出现腹泻、痢疾、痢下赤白，赤就是指血液，白是指黏液或脓液。临床上见到的溃疡性结肠炎，或者慢性肠炎，都可能出现这种证候。

泻下赤白，即有白的、红的情况。吴又可说，"大肠胶闭者"，即大肠里有邪气和湿热凝结在一起，闭阻了气机。其人平宿大便不实，假如遇温邪传里，大便"蒸作极臭"。这是说热势蒸腾，气味非常臭秽难闻。且粪液变得像黏胶一样，至死不结硬，愈蒸愈闭，以致胃气不能下行，疫毒没有出路，不下即死。像这样的病症，便特别黏稠，排不下来，如果不用泻下的方法，毒热邪气就影响人体，甚至疫毒之气，蔓延全身。所以说，邪气没有出路，就会造成重证，或者死亡。

他说，"但得胶粘一去"，下证自除，豁然而愈。

有的COVID-19患者也有这样的情况，但是说来容易，做起来难。因为，若是患者已经没有力气，喝了承气汤药来不及上厕所，就会把病床弄脏，弄得室内臭秽难闻。没有这一泻，病就好不了；有这一泻，就给医护人员增加了很多的负担。有时候，医疗的仪器也在病床上。虽然"豁然而愈"，救了他一命，但确实也给机构，给护理增加了很多难度。

五、赤白痢疾，因势利导

吴又可说："温疫愈后三五日或数日，反腹痛里急者，非前病原也。"这是说患者瘟疫病好了三五天后，又腹痛腹泻。普通痢疾也会腹痛，很急迫地想蹲厕所。吴又可认为这不是前面的疫病引起的，"此下焦别有伏邪所发，欲作滞下也"。滞下就是痢疾。因为里急后重，所以蹲着厕所不愿意起来。

他说："发于气分则为白积，发于血分则为红积。"白痢，即白色的脓液、黏液，又叫"白积"，归气分；红痢，即便血的痢疾，又叫"红积"。红白积都是气机不顺畅。

气血俱病，红白相间，又有脓又有血，既伤了气分，也伤了血分，"邪尽利止，未止者宜芍药汤"。芍药汤由白芍、当归、槟榔、厚朴、甘草所组成。

芍药汤中芍药能够治腹痛，也能养阴和血，当归能补血，这是两个补药；槟榔泻下，厚朴理气，甘草和中，还用水姜煎服。

对里急后重者，还要加大黄三钱；如果血分伤得厉害，"红积"者"倍芍药"，即芍药一钱不行，要用成两钱或者三钱。在临床上，芍药用量应稍微大一点，少了往往是"病重药轻"。"白积"属于气分，槟榔要加倍，理气的力量要增强。这些需要根据病的情况调整。

瘟疫好了以后，有的人不是腹泻，而是便秘。这时候的治疗，也要根据情况治疗。大便不通的时候，需要"增水行舟"，即养阴润燥来治疗。但有时候需要补阳气，让阳气有推动作用才行。临床上，补水、补火的情况是不一样的。

吴又可说，"愈后大便数日不行，别无他证"，这看起来患者已经好了。但是大便解不下来，患者又不觉得特别痛苦，这是什么原因呢？

六、便秘原因杂，治疗方法多

"此足三阴不足，以致大肠虚燥，此不可攻"，这已经不是传染病了，就不需要用承气汤来攻下，"饮食渐加，津液流通，自能润下"。但有的时候不是这样的情况。

"若觉着谷道夯闷"，这是说肠道不通，肛门憋闷作胀，有便排不出来。这时候用"蜜煎导"可以解决痛苦，即把蜜熬去多余的水分，直到可以捏成团为止，然后做成一个栓剂，放到肛门里，就做成了类似开塞露的药物。有的人用咸萝卜条代替蜜煎导，也能促使排便。

他说，"甚则宜六成汤"，即严重的便秘用蜜煎导栓剂达不到效果，要喝药才行。口服的药有六成汤。

六成汤：当归一钱五分，白芍药一钱，地黄五钱，天冬一钱，肉苁蓉三钱，麦冬一钱；照常煎服。日后更燥者，宜六味丸，少减泽泻。

此处六成汤，跟后面的七成汤，命名都是有讲究的。

"河图"里说，天一生水，地六成之，地二生火，天七成之。六成指水，七成指火，所以水和火的这两个数不一般，六是阴数，七是阳数，一个水，一个火。在这里"六"就得到了体现。

六成汤中的当归、白芍、地黄，是四物汤里的主要成分，汤中加肉苁蓉、天冬、麦门冬。肉苁蓉能够既补阳气，补肾阳，又能够润便；天冬跟麦门冬相近，俗称"二冬"，都能够养阴。他说"照常煎服"，又说"日后更燥者，宜六味丸，少减泽泻"。即六味丸把泽泻去了，因为他觉得泽泻利湿，是不合适的。大便更燥，就需要养阴。

病愈，是指瘟疫的证候好了，但却变成了杂病，证候就不一样了。医者就要对患者"终身负责"，不能说治好了温病，就不管了。

有人说过一个笑话，古代有一个人，被射了箭，他去看病，有人拿个剪子，把箭杆儿一剪，说我是外科，给你剪了，我看完了，你上内科看里边的吧。

现在分科过细也有弊端，医生对于心血管、肺、消化、泌尿，实行各管一段，如有别的病需要会诊，或者转科，但不一定就能得到解决。中医不能说把患者传染病看完，就不管内科了。中医治病是以人为主体，对患者全过程负责。

有的患者"病愈后，脉迟细而弱"。迟脉一般是阳气虚才迟，一呼一吸，脉四至以下叫"迟脉"，脉五至以上是数脉，一呼一吸脉五动算是正常的脉。脉迟而细，是说脉摸起来像一条线一样，这是因为脉道里边充盈的气血少。

《灵枢·决气》说"壅遏营气，令无所避，是谓脉"，气推动血在脉里运行，就好像河流一样。如果河在夏天汛期，河水很多，河床就很宽；到了旱季，河床就窄了，水也少了，只在河底、河心这些地方有水，别的地方都没水了。脉细就相当于气血不足，津液不足，所以脉迟细而弱，力量不足，是上游来的津液不够。

"每至黎明，或夜半后，便做泄泻"，这种情况不是便秘。黎明即快天亮时，阳气已盛，阳气推动着津液往前走，就泄泻；或是夜半以后就开始泻。吴又可说，此命门真阳不足，宜七成汤。这就是五更泻，用七成汤治疗。

七成汤：破故纸（炒锤碎）三钱，熟附子一钱，辽五味八分，白茯苓一钱，人参一钱，甘草（炙）五分；照常煎服。愈后更发者，宜八味丸，倍加附子。

七成汤用的药，跟六成汤不一样。破故纸（补骨脂）是补肾的，熟附子急救回阳，辽五味子能够收敛，茯苓利湿健脾，人参大补元气，甘草调和诸药。所以七成汤能补阳气助命门火。

六成汤、七成汤均与"河图"有非常紧密的关系。

他还说："或亦有杂证，属实者，宜大黄丸下之，立愈。"杂证既不是阴虚，也不是阳虚，属于疫病后的变证，如一般内科杂病的大便秘结，就要用大黄丸泻下，所以吴又可说照常煎服。"愈后更发者，以八味丸。"这是说属阳虚的，用八味丸，即金匮肾气丸，且倍加附子。这也适合"冷秘"，与"证属实者，宜大黄丸，立愈"是不一样的病情。

一般大便不通，或者二便不通，都属于急证。我们常说"缓则治本，急则治标"，古人认为，二便不通就是急证，并非脑血管、心血管病才急。

七、小便不利，分在气在血

吴又可说"热到膀胱，小便赤涩"，邪到膀胱干于气分，小便胶浊，干于血分，就尿血蓄血。故热邪到了膀胱以后，分在气分，还是在血分。

这个诊治方法源于张仲景的五苓散和桃核承气汤。五苓散治水热互结在膀胱，或者在下焦；桃核承气汤治血热互结。水热互结的时候小便不利，血热互结的时候小便利，所以热在气分和血分是不一样的。

叶天士在卫气营血辨证里，将气分和血分加以利用，吸收了吴又可的一些思想，如"留邪欲出"，是指邪气留在里，其想出来的时候，小便数急，或膀胱不约，小便自遗。邪气出来的时候，患者没有感觉，小便就排出来了，这叫遗尿；膀胱热结，小便闭塞，膀胱有邪气，小便可能出不来，这叫"癃闭"或者尿潴留。

"热到膀胱者，其邪在胃，胃热烁于下焦，在膀胱但有热而无邪，惟令小便赤色而已，其治在胃。"他说的这情况，就像泌尿系感染，有人老想去上厕所，表现为尿急、尿痛、尿频。但他言"治在胃"，而不是吃八正散，治膀胱的热。他认为要考虑邪在胃，疫邪分布下焦，影响膀胱的气化。

"膀胱实有之邪，不一于热也，从胃家来的治在胃，兼治膀胱"，这是说要看热邪从哪来，从源头上治理，不要只治膀胱。"若纯治膀胱，胃气乘势，涌入膀胱，非其治也"，这相当于开门让强盗进入，也是说治的地方不对。这时候治疗要强调源头，要治胃，就要用泻下的方法。"若肠胃无邪，独小便急数，白膏如马遗，其治在膀胱，宜猪苓汤。"

猪苓汤：邪干气分者宜之。猪苓二钱，泽泻一钱，滑石五分，甘草八分，木通一钱，车前二钱；灯心煎服。

吴又可特别强调，邪出膜原以后，或者向表，或者向里，向里就是在胃，在胃就需要用下法。

当胃里没有邪气，即没有胀满、呕吐等症状，如果小便解出"马遗"，就像是马尿那样，是白色的，这时治疗要用猪苓汤。猪苓汤利湿清热，方中有猪苓、泽泻、滑石、甘草、木通、车前，这些药都是利湿清热的。如果在血分，就用桃仁汤或桃核承气汤。

桃仁汤：邪干血分者宜之。桃仁（研如泥）三钱，丹皮一钱，当归一钱，赤芍一钱，阿胶二钱，滑石二钱；照常煎服。

吴又可说："小腹痛，按之硬痛，小便自调，有蓄血也，加大黄三钱，甚则抵当汤。药分三等，随其病之轻重而施治。"

桃仁汤有桃仁、丹皮、当归、赤芍、阿胶、滑石，治疗热在血分，但是如果"小腹疼，按之硬痛，小便自调，有蓄血加大黄三钱，甚则抵当汤"。抵当汤用水蛭、虻虫、大黄来治疗，作用就不一样了。

故血蓄下焦还要看是在气分，还是在血分。

八、虚实有先后，治疗分主次

传染病的治疗，如瘟疫后期，虽与杂病不好区分，但这也不要紧，主要看疾病是前期虚，还是后期虚。

虚实分前后，所以治疗不同，虚证需要补，实证需要泻，即根据证候来治疗立法、选方用药。

吴又可说"病有先虚后实者"，先是体虚，后感染邪气，"宜先补而后泻"，这是一个治法。也有"先实而后虚者"，先是实邪，胃肠积滞，这时候就应该先用泻法，先泻而后补，邪气去了，表现出虚损，就需后补。

必须分清治外感和治内伤，判断两者的先后，以及矛盾更突出的一方，所以治疗也有先有后。他说"假令先虚后实者"，先是一个虚的人，后来又感受了邪气。或因他病先亏，或因年高血弱，或劳倦之极，或新产下血过多，或旧有吐血崩漏之证，这都是一些杂病。如此正气虚了，就叫作虚者，容易外感邪气。比如COVID-19这类传染病，老人或体虚的人，就容易被传染上。

时疫将发，触动旧疾，即时行的邪气来后，触动了旧疾，或者旧病跟新得的病融合在一起，这时病症就不单一了，治疗就有难度。

如旧有吐血崩漏，妇女月经多点滴而下叫"漏"，出血太多叫"崩"，以致亡血过多，然后疫气逐渐加重，"以上并宜先补而后泻"。这些都应该先用补法，叫"留人治病"。即把人先留下来，然后再说治病。也有时先驱邪，叫治病留人。它与留人治病是不一样的原则。

补后"泻者"，即需要用泻法，疏通气血，这时用疏导之剂。"导"是导滞，使邪气往下走，可以用枳实导滞丸、五积散等。"并承气下药"，也可用承气汤往下泻。

"概而言之也"，原则上疏导气机、疏导积滞，或是泻下余热，都是泻的方法。

"凡遇先虚后实者，此万不得已而投补剂一二贴，虚证少退，便宜治疫。"吴又可主张的是要用攻里泻下的方法。他说："若补剂连进，必助疫邪，祸害随至。"他说如果一补见点效果，就觉得治对了，就连续补起来，补剂吃了一天又一天，必然会助长邪热之气。所以就会导致后面更难治了，等于养虎遗患，养痈遗患。

"假令先实而后虚者"，这是说先患了疫病，后来体虚的患者。"疫邪应下失下，血液为热抟尽"，患者的血液被热邪耗伤了很多，就成了虚证。原来是实证或者虚证，"原邪尚在，宜急下之"，邪气盛，而虚不突出，这时候应该"急下存阴"，邪气去了后再慢慢养虚体。

对于此类患者，"邪退六七，急宜补之"。这就与普通、单纯的里实治疗不一样。在治疗时就要知道，患者已经有虚了，泻下就不要用十足的力量。邪退六七分，就得补虚，紧接着用补剂。

"虚回五六，慎勿再补"，虚的程度已经补回来五六成了，不能再补，否则就把邪气给留住了。

这些是治病的方法，该补还是该泻，用到什么程度，吴又可把临床路径、诊疗方案都讲得特别细，我觉得非常有用。

"多服则前邪复起""下后必竟加添虚证者方补"。如果吃多了补剂，旧病或疫病又起来了。泻下后添加了虚证，就抓住真有虚这个情况治疗。

"虚"的证候，就是咱们说过的"脉细，皮寒，前后利，没有力气"，这就是真正的虚证，否则就不是真虚证。"若以意揣度其虚"，不是虚证，误用补剂，贻害不浅。吴又可非常反对"烂补"，动不动就是附子、干姜，或者用人参、黄芪，他认为这是不对的。

临床上，瘟疫可能变成内伤杂病，即外感热病后，还有一些需"舍证从脉，或舍脉从证"的复杂情况。

九、舍脉从证，舍证从脉

吴又可说："温疫得里证，神色不败，言动自如，别无怪证。"里证即表现为发热，或胃肠胀满，没有其他的奇怪症状。忽然之间"六脉如丝"，"六脉"是指左手寸关尺、右手寸关尺，这是说寸关尺六部的脉像丝线一样细了。"沉细而软，甚至于无，或两手俱无"，甚至摸不着脉了，或"一手先伏"，一手的脉摸不着。

吴又可说，"察其人，不应有此脉，今有此脉者，皆缘应下失下，内结壅闭，营气逆于内不能达于四末，此脉厥也"，这不是真虚证，而是一个假虚证。仅仅脉摸不着了，或者脉沉伏在里，或者特别细，这是正气在里集合，要把邪气赶出去，所以体表的脉摸不着。

这样的人一定要用下法，不能被"脉厥"所蒙蔽。如果以为这是虚寒，不敢用下法，就是错了。也有"过用黄连、石膏"诸寒之剂，强遏其热，致邪愈结，脉愈不行。

这是说了另一种情况，即过去患了瘟疫，用大剂的黄连或石膏，强行清热，但这两味药清的是在肌肤、在体表的热，而不是胃肠的热，过量用就造成了邪气内结厉害，脉也就摸不着。

医生见到脉微欲绝，以为"阳证得阴脉为不治，委而弃之"。医生认为应该是"热实"的证，却见到一个阴脉，就觉得不可医治了，"以此误人甚众"。

"若更用人参生脉辈，祸不旋踵"，这仍然属于脉证不符。"大虚有盛候，至实有赢状"，这时应该"舍脉从证"，看舌头，如有黄燥苔，或舌苔焦黑起芒刺的情况，宜承气汤缓缓下之，"六脉自复"。不用猛泻下，这时候大黄就不能用三两，就得减少一些，用一钱，或是缓缓地下。

"大虚有盛候，至实有赢状"，所以辨别证候真假，需要长期临床积累经验，才知道脉证的虚实真假。这句话就是吴又可提出的"脉证不应"。

关于如何了解病机，吴又可提出的一些论述，可供我们参考。

吴又可说，"表证脉不浮者，可汗而解"，意思是表证脉浮，邪气才容易往外走，才容易出汗。脉不浮，"以邪气微，不能牵引正气，故脉不应"，也要发汗，但相对困难一些。邪气不太盛，就好像边境有外敌来侵犯，但是来的小股敌人，不需要大部队上，这时的脉就不是浮脉。

吴又可说，"里证脉不沉者，可下而解"，意思是邪气在里，在胃，脉本应该沉实有力，但现在不是沉的脉，反而有点虚，或有点软，这时候也得要用泻下法，来解除这个病症。

至于出现脉不沉的里证的原因，他说："以邪气微，不能抑郁正气，故脉不应证。"脉不沉，是因为里面的郁结不是那么严重，气血还容易向外输送，脉就不是那么沉。

"阳证见阴脉，有可生者，神色不败，言动自如，乃禀赋脉也。"有时候，患者有发热、脸红、气粗的证候，脉没有力量，这时候就能挽救。因为神色不败，脸色还有光泽，说明气血足，且活动自如，那么这就是天生的脉弱，即经常是这样没有力量的脉。

也有例外，"但须再问前日有无此脉，无此脉者乃脉绝也！"就要问问患者，前两天是不是脉也这么弱，如果前两天也是这么弱，就是天生的这样；如前两天不这样，就叫"脉厥"。这就是说脉突然摸不着了，应是邪气壅堵了，这时候就该用泻下的方法。

"下后脉实，亦有病愈者，但得证减，复有实脉，乃天年脉也。"泻下以后，脉应是软的，即不再那么硬且有力了。但是有的人泻下后，仍然脉硬，脉搏很有力量，这就说明这个人体质好，这种脉叫天年脉。

吴又可说："夫脉不可一途而取，须以神气、形色、病症相参，以决安危为善。"判断一个证是虚证，还是实证，不能单凭一个脉。

国医大师李士懋先生说"脉无假"，主张"以脉定证"，他特别强调脉诊，当然这与前面说的并不矛盾。他说"脉无假"，里实证脉表现不出来，正反映了气机郁闭，是邪气郁闭在里，故脉摸不着，这脉就不是假脉。他这样说也能说通，值得大家参考。

脉证不同步的时候，我们就要注意，是舍证从脉，还是舍脉从证。

吴又可所说的神气、形色、脉证相参，全面考虑，就不至于误诊。所以舍脉从证，需要全面考虑。

吴又可为了说明自己的观点，举了一个病例。患者张昆源，正年六十，患病为滞下。滞下就是里急后重，一天大便三四十次，"脉有歇止"。脉象经常有间歇，各个医生都认为这是雀啄脉，脉象就像麻雀吃食一样，吃两下停停，认为这是必死之候，不敢给患者开药。

患者后来请吴又可看病，"延予诊视，其脉参伍不调"，或两动一止，或三动一止，"而复来"。这就是脉有间歇，称二联律或三联律，跳两下停一下，或跳三下停一下。他说，"此涩脉也"，患者年高血弱，下利脓血，六脉短涩，"固非所能任"。这位患者岁数大了，又有脓血便，所以六脉这么短涩，是一个很虚弱的证，但"询其饮食不减，形色不变，声音烈烈，言语如常，非危证也"。

吴又可认为这个人走路有劲，说话也有力，声音也洪亮，吃东西也不少，出现了这样的脉，不一定是死证，应是可以治疗的。

他用芍药汤加大黄三钱，即芍药、当归、槟榔、厚朴、甘草加大黄。该患者服后"大下纯脓成块者，两碗许"，脓便排出来有两碗多，患者自觉舒快，脉气渐续，而利亦止。吴又可给他治疗后，脉就不再有间歇了。像这个情况，有可能是"菌血症"，或毒血症，影响了心率，把毒驱除后，就不会这样了。

"四五年后，又得伤风，咳嗽，痰涎涌甚，诊之又得前脉"，即脉又有间隙了，二联律、三联律又表现出来了。因咳嗽吐痰，故不再用芍药汤加大黄了，而用杏桔汤两剂，"嗽止脉调"。用杏仁、瓜蒌皮、贝母、前胡、黄芪、金银花、桔梗这些清热、祛痰、解毒之类的药品。

治好了以后，"乃见其妇"，说道："凡病善作此脉，大抵治病，务以形色脉证参考，庶不失其大体，方可定其吉凶也。"这是说，虽然患者年过花甲，但是治疗时，该往下泻的时候泻，该祛痰的时候祛痰，该用大黄就要用。患者年届花甲，泻痢不爽，日行几十次，脉结代确属重证，经过四诊合参，给他使用下法，气机顺畅后，脉搏也就正常了。

中医学关于传染病后期调理，首先重视的是饮食，其次是方药，总之，需要根据证候来治疗。如大便秘结，或益气利于排便，或阴液不足，给患者喝五汁饮，吃一些有润下作用的东西，喝粥、萝卜汤、冬瓜汤等。甚至有人喝肉汤，也有利于排便。病后的合理饮食，要因人而异，且饮食应该有节，不能吃太多了。吃多了，堵住了，就伤了脾胃。

饮食要有法度，不能想吃就吃，恢复期应该先喝汤，吃些软的食物，然后逐渐吃好消化的，渐进饮食。不能迷信，不要听说吃什么好就一个劲儿地吃。这是我们强调的饮食合理。

骨肉果菜搭配合理，也因人而异。有的人吃素，不吃肉食，也有的人就是喜欢肉食，所以可以根据他的生活习惯和饮食条件适当调整。饮食还因时而异，因地而异。在北方，不必一定叫他吃南方的甘蔗；在南方，也不一定非吃北方的某样补品。医生跟患者商量，将各种因素结合起来考虑，因时因地因人而异，这样才能够达到调理的目的。

这也是我们所学《黄帝内经》的精髓，这么给患者调理，就能够巩固疗效，患者患了病，就不至于越治越乱。

在临床上，我们对患者是一个全过程的负责，不能说只治这个病，不管那个病。中医学是讲究为人服务，以人为本，这就是中医学的特点。

第14讲
因病致虚，因虚致病

一、虚证与实证，可以互相转化

在传染病的过程当中，往往会出现一个现象，患者在患病的过程中，由阳、热、实证，逐渐变成了里、虚、寒证，也就是"因病致虚"。或者是患者本身体质很弱，加上外来的邪气很强，又患了传染病，就叫"因虚致病"，或叫"因病致虚"。

像这样复杂的情况，《黄帝内经》里有所讨论，它主要是讲邪正之间的斗争。"正气存内，邪不可干"，也就是说人的正气强了，即使是邪气来了也不会发病。邪气来到人群当中，人很多，但是得病的人并不多，发病率低，就叫"正气存内，邪不可干"。得病的人往往是身体虚，"邪之所凑，其气必虚"，不得病就是因为"正气存内"，邪气被挡在了体外。

关于盛虚，《黄帝内经》说，"邪气盛则实，精气夺则虚"，即邪气盛了，人就容易得实证，往往表现为发高热，腹部胀痛，呕吐，这些都是"有余"的情况。

"精气夺"，精气就是正气，包括气、血、阴阳、精、津、液。"实"是从邪气的角度来说的，"虚"是从正气的角度来说的。

中医学治疗传染病，主要是外避邪气，内养正气，从这两个角度来切入。外感和内伤之间有一个复杂的"关系转变"过程，往往外感病的后期就容易变成"内伤"。像COVID-19一样，患者一开始发热、咳嗽，看着是个实证，到后期各脏腑器官就衰竭了，一衰竭就变成内伤了。

吴又可在《温疫论》里，提出了这样的观点，"阳证阴脉，身冷如冰，为体厥。"这是说患者开始是阳证，以实热证为主，应该用泻下的方法，但由于没有及时泻下，或邪气太盛，阳气郁闭于里，不能通达于外，出现了"热深厥深"。这时的患者表现出身冷如冰，摸上去身体是凉的，但身体里面一派热象，这就叫"体厥"。像这样该下而没有泻下的情况，就容易造成误治。

二、体厥证复杂，困惑算卦人

为了说明此情况，吴又可举了一个非常典型的例子。

患者施幼声，是位算卦的先生，算了一辈子卦。"年四旬，禀赋肥甚"，四十岁，体肥胖。中医学认为胖人多虚，瘦人多火，体胖往往属于痰湿体质。

该患者在六月"患时疫"。六月正好是夏季暑天，这时候气温很高，患病表现为口燥舌干，苔刺如锋，一看就是没有津液的舌象，舌苔还长出芒刺。"不时太息"，经常地气短、叹息。"咽喉肿痛，心腹胀满，按之痛甚。"他从心口到腹部，都是满的，一按就很疼，不让人摸，像这种情况就是承气汤证。按照张仲景说的，相当于结胸证。所以该患者渴思冰水，即口渴，非常想喝凉水。傍晚表现得更厉害，小便赤涩，"涓滴而下"，一点一点地尿，而且"痛甚"。"此下证悉备"，应该用泻下的方法。

但他的表现让医生不敢用泻下法，因其"通身肌表如冰"，身体从上到下都是凉的，指甲是青黑色的。按照现有的知识，青黑色的指甲是缺氧，提示血氧饱和度不足。如 COVID-19 的患者，病好了后，指甲还是青黑色的，或者患病的时候脸是青黑色的，这就是缺氧的表现。

古人说黑色代表北方、冬天、寒冷，是肾的颜色，往往虚寒才见青黑色。这位患者"六脉如丝"，呈一个虚象的脉，"寻之则有，稍按则无"。

摸脉的"举寻按"，就是用力不同。"举"是指轻轻地往脉上一放，不使劲，或使得劲很小；稍微一按，中等力度叫"寻"；使大劲"推筋着骨"叫"按"。"寻之则有"是指轻放摸不着，使点劲就能摸着脉，再使劲脉就按断了，不跳了。这是一个很虚的脉，而且是在实证里见到虚脉的例子。

或者说，该证是里为实热，外为假寒的真热假寒证，里有一团火，外有一身寒。那么这就是一个寒包火的例子。

吴又可说，"医者不究里证热极，但引陶华《全生集》以为是阴证"，这时候，医生们都以为是寒证，虚寒证不用下法，也不敢用热药，就请了吴又可会诊。吴又可来了以后说："未服（药）延予至，以脉相参，表里正较"，互相对比，吴又可认为"此阳证之最者"，这是阳热实证里最严重的了，"热深厥深"，应该用下法，"但嫌下之晚耳"，只是觉得下得太晚了。

吴又可进行了解释，"盖因内热之极，气道壅闭"，里面太热了，气血不通畅堵住了，就像在马路上看不见车走是因为堵车了。这种壅堵现象造成了"脉厥"。临床有体厥，也有脉厥。一摸身上冰凉，叫"体厥"；一摸脉，摸不着叫"脉厥"。

"阳郁则四肢厥逆"，因为这位患者特别胖，"素禀肥盛，尤易壅闭，今元阳已极，以至通身冰冷，此体厥也"。

有脉厥，又有体厥，看似很矛盾，应该"急投大承气汤"，嘱患者慢慢地，一勺勺地喝。"缓缓下之，脉至厥回，便得生意"，用泻下的方法，腹气一通，脉就不至于摸不着，不会像游丝一样细了，生命就得到了挽救。

但是施先生的媳妇一听，不同意，因为其媳妇也懂点医，是位"发烧友"，"其妻闻一曰阴证，一曰阳证，天地悬隔，疑而不服"。

吴又可说这是热极，应该用下法；前面的医生说，这是寒证，不敢用下，两位医生的观点差得很多，"更请一医"，就又请了另一位大夫来看。问其是什么病，这位大夫说是阴毒，是阴寒太盛，应该用灸法，艾灸丹田。

随后施先生的哥哥，又请了三位医生来进行会诊，都说是阴证，他的妻子就很犹豫，想少数服从多数。病家请了四位大夫，都说是阴证，仅吴又可一人说是阳证，所以患者家属就不敢用下法。

施先生是算卦的，他说"何不卜之神明？"那个时代，大家有了疑问，就说算一卦，问问天地，问问鬼神。"遂卜"，于是用了占卜的方法，说"得从阴则吉，从阳则凶"。若是按照阴证治疗，就将得到"吉利"；若按照阳证治疗，就是凶事。因此就不同意用吴又可的方法，"更惑于医之议阴证者居多"，乃进附子汤。

服用附子汤后，"下之如火，烦躁顿加"，身体里就跟着了火一样，烦躁得更厉害了。

患者就后悔了，说"吾已矣，药之所误也。"他说这个药用错了，耽误了他的治疗。"言未已，更加之，不逾时乃卒。"施先生说完这些话后，病情越来越厉害，无药可医了。

如改用大承气汤，熬药也需要时间，已来不及了，"不逾时"古人说一天为十二个时辰，一个时辰是两个小时。不到两个小时，施先生就去世了。

吴又可感慨说："向以卜谋生，终以卜致死，欺人还自误，可为医巫之戒。"

吴又可所说，在《黄帝内经》里也有阐述，"拘于鬼神者，不可与言至德。"扁鹊也说过，"信巫不信医者，六不治也。"在古代，医生和巫师之间存在矛盾，巫师不让找医生，医生认为找巫师耽误治病，如患者找巫师不信医，医生就不治。

吴又可在事后有所讨论，主要针对虚实夹杂的病症。他说，病有纯虚纯实，非补即泻，如果是纯虚就补，如果是纯实就泻，这个是毋庸置疑的。对于不是十分明朗的病症，就需要"乘除"。乘和除代表的就是运算。他说"设遇"既虚且实者，补泻间用，当详孰先孰后。这是说患者既有实证又有虚证，到底是先用补，还是先用泻；是用补的药多，还是用泻的药多，就得算计一下，算计就是"乘除"。遇到这种情况，他说可缓可急，随其证而调之。

"随其证而调之"，也就是如张仲景所说，"观其脉证，知犯何逆，随证治之"，这才是中医辨证论治。中医治疗就是一个移动靶射击，像老鹰抓兔子一样，看兔子往哪边跑。但不管兔子再狡猾，左边跑，右边跑，老鹰都能把它抓住。这不像固定打靶那样，瞄准了，扣动扳机，打几环就是几环，结果想改也改不了。现代医学就像是一个固定靶，比较精准；中医学，像是一个移动靶，会随着目标移动而移动。对于变证，就要用移动靶的射击方法，才能够取得预想的成绩。

三、少妇吐血患瘟疫，补泻有方遇良医

为了说明虚实夹杂的复杂情况，吴又可又举了一个案例。他说江苏吴江的沈青来女士"正少寡"，"少"是指三十岁之前，在三十岁之前她守寡了。

患者"素多郁怒"，有吐血证，即好生气，经常咳血、吐血，"岁三四发"。每年里要犯病三四次，"吐后即已，无有他证，盖不以为事"。除了吐血，没有别的毛病，患者就没把它当回事。

一年暮春时节，沈女士"别无他故，忽有小发热"，天已经变暖，没外受风寒，也没有别的原因，身体就热起来了。"头身痛，不恶寒而微渴"，患者头痛身痛，却不怕冷，口渴。如恶寒不渴，就是感染风寒，患者现在不恶寒而微渴，吴又可说这是瘟疫。

她患了瘟疫后"至第二日，旧证大发"，即疫病第二天，吐

血"胜常"，吐血超过了平常，于是更加眩晕、手振、烦躁。这时患者手颤抖，心里也烦，病情跟过去不一样了。"种种虚燥，饮食不进"，然后"热渐加重"。然后发热的程度越来越高。

"医者病者，但见吐血"，以为旧证复发，不知其为疫也。因为仍然吐血，不知道患得是疫病，仍然按照吐血来治，认为她是阴虚伤了血络，为血虚，结果就误治，出了问题。

吴又可说，他们没注意到在吐血前，患者已经有了微热，有患瘟疫的征兆。各个医生都想着用补法来治疗，有人就问吴又可此法可不可行，吴又可说失血补虚，权宜则可。失血多了，给补点虚，倒是可以，但是吐血是内里有郁结，"正血不归经，所以吐血""结血牢固，岂能吐乎"，若是血凝结在里边了，患者想吐也吐不出来。

吴又可说这种情况需要补，可以小补，但不能大补。不能见患者吐血，就认为是虚证，就大补，他说这是不对的。吴又可说对这样的人，方子不能用太寒凉的药，人参等补药也不能用太多，暂时一用可以，如果连续用，就会出问题。

"用参暂效，不能拔去病根，日后又发也"。吴又可认为，对外感热病，若是正气虚的时候，可以用人参，但是得有节制，不能用得过分了。过分了就助长邪气，不利于往外驱邪。

他又说："况又兼疫，今非昔比。"因疫而发，血脱为虚，邪在为实，是虚中有实，若投补剂，始则以实填虚，这个获益是用补法取得的，一开始用补，能够见效，这是对的。

但"既而以实填实，灾害并至"。它已是实证了，如还给用人参来补，就错了，这就等于是把实证当成虚证来治。因此他开的方子中用人参两钱，并用茯苓、当归、白芍佐治。茯苓健脾利湿，当归、白芍养血活血，两剂以后，虚证减退，热减六七，原来的乏力、浑身不舒服的情况也减轻了。因其见效很快，热降了一半多，医者病者都说是用参得效，"均欲速进，余禁之不止，乃

229

恣意续进"。

吴又可叫患者和医生不要再用人参，但是管不住，患者又接着喝了。本来开这个方子是权宜之计，只是暂时宜用。患者不听，随便喝，喝了后，"便觉心胸烦闷，腹中不和，若有积气"。这时患者觉得心胸烦闷，腹中不适，经常憋闷，好像有气堆积着，"求哕不得"，想打嗝，打不出来，憋得难受。"此气不时上升，便欲作呕"，心下难过，浑身也很难受，遍体不舒，然后"终夜不寐"。患者整个晚上都睡不着觉，让人给她一个劲儿敲打，"喜按摩、捶击，此皆外加有余之变证"。

这都是增加了邪气而产生的变证，本应该用泻法，不应该用补法。他说"所以然者，应有三分热"，只应有三分的疫邪，三分的热，但"适有七分之虚，经络枯涩，阳气内陷，故有十分之热"。

三分疫邪加上七分虚，疫邪和血虚生热，加起来就成了十分。分而言之，其间是三分实热，七分虚热。

即邪气占三分，正气虚占了七分。因为过去患虚证，用人参等补剂虚证很快就能改善，所以热就减六七分，这里减的是虚热。剩下三分有余的热，是实热，是邪气盛的热，绝不是人参可以解除的，"断非人参可除者，今再服之，反助疫邪"。再喝人参，不但不能把三分有余的邪气祛除，反而增加了热邪，又增生了一些有余的变证。

吴又可会诊后，说"少与承气，微利之而愈"。患者喝了承气汤，腹气一通，就痊愈了。

这位不到三十岁的寡妇，比林黛玉幸运，遇见了吴又可。林黛玉也吐血，她的医生虽然是宫里的御医，但是治疗效果不好。

吴又可说，假如这个病，不用承气汤，也能好。"静养数日亦愈"，多休养几天也会痊愈，但是患者用多了人参，光靠静养就不行了。应该静养加少用人参，或用承气汤缓下。

"以其人大便一二日一解"，则知胃气通行。患者的大便一两天一次，就知道是胃气通了，能够通到肠道，热就有了出路。

吴又可说，通过大便就能判断是否痊愈。"邪气在内，日从胃气下趋"，所以有自愈的机会。

也有的人是另外一种情况，"间有大便自调而不愈者"。有的人虽说每天都有排便，但是不能自愈，这是因为"内有湾粪"，即肠道里有瘀滞的东西，瘀而化热，热跟邪气宿食糟粕凝结在一起，"隐曲不得下，下得宿粪极臭者，病始愈"。

如果用泻下方法后，把原来的郁结解下来，排出的宿便气味特别难闻，但只有排出去后，人才能好。"设邪未去，恣意投参，病乃益固，日久不除"，假如说瘟疫邪气没祛除，就一直用人参来补，这样不仅旧病治不了，新患的疫病也治不好，导致"日久不除"。

他说这样患者就容易越来越虚弱，有的人一见形体渐瘦，一直咳嗽发热，天长日久好不了，便指为"怯证"，认为是虚证。即"愈补愈危，死者多矣"。像这样滥用人参进补而病危甚至死亡的，就是因为不知道这是实证，应该泻实。他说："要之，真怯证，世间从来罕有，今患怯证者，皆是人参造成。"

他说，这世界上真正的怯证，即虚弱证，是不多的。有这么多虚弱的病，都是吃人参造成的。

"近代参价若金，服者不便，是以此证，不生于贫家，多生于富室也。"他说，多数都是那些富贵人家才得这样的病。有病没病就煮人参喝，喝得多了，就造成了如同虚弱的病。该去邪不去邪，养着邪气在身体里，就造成了怯证。

吴又可经常遇到一些吐血的妇人，寡居的女子，多为抑郁吐血。此类人群患了疫病，开始用补气血，气血壮了后应该扶正去邪。这就是攻补兼施，不能一味地补而不管邪气，这样病就加重了。

四、虚烦似狂，峻补勿攻

还有一种虚实错杂的情况，就是"虚烦似狂，峻补勿攻"。这就需要峻补了，不能攻下。

临床上认不清证也是有的，如见烦躁，好像是阳证、实证、热证，但实际上可能是虚阳外越。像这样的人，就应该补，不补而泻，就麻烦了。

吴又可说，"时疫坐卧不安，手足不定"，这类患者坐一会躺一会，就是不能安稳地在原地待着，甚至手脚乱舞，手足无措，这些都是难受的表现。"卧未稳则起坐，才着坐即乱走"。还没躺稳，就坐起来了，还没坐稳就又站起来了，整个人心烦意乱。"才抽身，又欲卧，无有宁刻。"

有的患者甚至出现一些意识的障碍，表现"或循衣摸床，撮空理线"。手乱抓，一会儿抓衣服，一会儿抓被子，或者拿过针就要引线做衣服，实际上手里什么也没有。

"师至诊脉"，医师来为他诊脉，他就"将手缩去"不配合，"六脉不甚显，尺脉不至"，六部脉都不太明显，尤其尺脉不至。

尺脉是脉的根，摸不着就说明"此平时斫丧"太多，即平时损伤得太厉害了，"根源亏虚，因不胜其邪，元气不能主持"。所以，这是"虚阳外越"，是假神，是心肾已经大量亏虚，阳气浮越于外，"故烦躁不宁，固非狂证，其危有甚于狂也，法当大补"。

这样的人应该赶紧补，让心神安定，气血壮，血能藏神病就见好了。气血虚了，"有急下者，或下后厥回，尺脉至者，烦躁少定"。他说这是邪气少退，正气逐渐恢复。

有人使用了泻下法后，手脚冰凉的情况得到了缓解，尺脉有了，烦躁也减轻了，说明这是一个实证，下后阳气逐渐恢复。但"不二时"，不过两个时辰，"邪气复聚"，即四个小时后邪气又来了，该用泻下的证又产生了。

吴又可说，这时"勿以前下得效，今再下之，下之速死，急宜峻补，补不急者死"。他说这种情况不能再下了。前面用了泻下的方法，手脚冰凉的情况有了好转，尺脉也摸着了，但是四个小时后患者又难受了。这时如见腹胀、烦躁，再泄下，严重损伤正气就是误治，此时应该急补。

五、警惕"突变虚寒，转为内伤"

像前面案例的情况，清代叶天士在《温热论》里也有描述。叶天士吸取了吴又可的这些见解，提出"或其人肾水素亏，虽未及下焦，先自彷徨矣"。

邪气还没传到下焦这人就已虚，身体顶不住，马上要虚脱了，所以应该用补，"先安未受邪之地，恐其陷入易易耳"。要先补肾，不要等邪气到肾，再用补肾的方法。若人正气太虚，在邪还没到肾时，可以用补的方法。

吴又可还说了另一个情况，在瘟疫过程中出现了腹胀，不是只有破气的药材才能够奏效，他主要用大黄祛邪。

吴又可说，"瘟疫心下胀满，邪在里也"，心下即剑突以下，此处胀满，是邪气在里。若开方纯用青皮、枳实、槟榔诸香燥破气之品，希望这些药把胀满消除，他说"此大缪也"，这是不对的。

他说气不通，原有主客之分。有的时候是正气虚，不通是里有郁滞；也有的时候是有邪气，聚集在里造成了气血不通，才出现了腹胀。

要看里边有无有形的实邪，热邪与糟粕结在一起叫实邪，如果没有外来的邪气，只是自身的气机郁滞，用木香、砂仁、豆蔻、枳壳之类的药，就能够让上升的逆气降下来，气闭就可以得到通畅，无不见效即都能够得到效果。

但若是邪气引起的胀满，如瘟疫之邪造成的，疫毒之气传于胸膈造成的升降之气不利，因而胀满，这时要首先除去邪气。

邪气从口鼻而入，伏于膜原，然后传到胃，这个矛盾主要是邪气造成的，而不是胀。他说但得客气一除，本气自然升降，胀满立消。这时要用承气汤，主要是用大黄而不是用枳实、厚朴。他说若专用破气之剂，但能破正气，邪毒不能发泄。

他说像这样的情况，不用小承气汤治不好。用承气汤的目的是通利上中下三焦之气，用了承气汤通气后，膜原即使还有未尽之邪，也没有大的阻碍了。否则上中下三焦皆阻，会造成痞满之证。

"大承气汤一行，所谓一窍通，诸窍皆通，大关通而百关尽通也。"承气汤中的大黄有一个外号叫"将军"，又叫川军，因为大黄能斩关夺隘，故有涤荡之将军的美誉。

吴又可非常喜欢用大黄，他说胃肠积滞，就好像河道的壅塞一样。大黄本非破气药，以其润而最降，故能逐邪拔毒，破结导滞。大黄能攻逐邪气，降逆气，加枳实和厚朴为佐使，帮助大黄发挥作用。

假如纯用破气之品，津液就会越来越少，消耗了后"热结愈固，滞气无门而出，疫毒无路而泄"。即若是单纯用枳实、厚朴，不用大黄，达不到祛除邪气的目的。

关于大黄，历代医家都有所论述，陶弘景说，"大黄，其色也"，因为它的颜色是黄的，所以叫大黄。它有"将军之号，当取其骏快也"，泻下作用很快。

张仲景也特别喜欢大黄，李杲说它"推陈致新，如戡定祸乱，以致太平，所以有将军之号。"

如果是邪实，因分辨不清误用了补法，一定会越补越留邪，关门留寇，造成病没有治好，人也越来越虚弱，这就叫"邪实妄补，必致狂赢"。

吴又可说，"有邪不除，淹缠日久，必至狂赢，庸医望之，辄用补剂，殊不知无邪不病，邪去而正气得通，何患乎虚之不复也"。虚是因为里有邪气，如果邪气去了，那自然恢复饮食后，正气就强了，就不需用补。

他说今投补剂，邪气益固，正气日郁，郁和热越来越严重，瘦弱也日益加重，这都是没有辨对证，造成的"乃至骨立而毙"。意思是患者瘦得不得了，最后性命也保不住了，"犹言服参几许，补之不及，天数也"。于是有人说吃了很多人参，也没补过来，这是天命如此。其实，这是误治。

吴又可说，"病家只误一人，医者终身不悟，不知杀人无算"。若是患者这样说，还情有可原，只误患者一个人；如果医生只用补剂，不敢用大黄，或者不会用大黄，就是"庸医杀人不用刀"。

对这样的情况，清代的医学家徐大椿也说过，要学《黄帝内经》五谷为养，五果为助，五畜为益，五菜为充。他说"毒药则以之攻邪"，"毒药"就是气味厚，疗效比较猛烈的药物，"故虽甘草、人参，误用致害，皆毒药之类也"，像甘草、人参这么好的药，若是用的不对，也是有害的。

六、论大黄走而不守，黄连守而不走

对于黄芩、黄连，吴又可认为它们是苦寒药，用时应该加泻下药配合使用，不能够单纯地用。他很少用黄芩、黄连，尤其是把大黄与这两个药比较，他偏喜爱大黄，而不怎么主张用黄芩、黄连，这里面有他正确的主张，也有一些论述不够全面。

吴又可说："每见今医，好用黄连解毒汤，黄连泻心汤，盖本《素问》热淫所胜治以寒凉，以为圣人之言必不我欺，况热病用寒药，最是快捷方式，又何疑乎？每遇热甚，反指大黄能泻，而损元气，黄连清热，且不伤元气，更无下泄之患，且得病家无有疑虑，守此以为良法。由是凡遇热证，大剂与之，二三钱不已，增至四五钱，热又不已，昼夜连进，其病转剧，至此技穷力竭，反谓事理当然。又见有等日久，腹皮贴背，乃调胃承气证也，况无痞满，益不敢议承气，唯类聚寒凉，专务清热，又思寒凉之最者莫如黄连，因而再倍之，日近危笃，有邪不除，耽误至死，犹言服黄连至几两，热不能清，非药之不到，或言不治之证，或言病者之数也。他日凡遇此证，每每如是，虽父母妻子，不过以此法毒之，盖不知黄连苦而性滞，寒而气燥，与大黄均为寒药，大黄走而不守，黄连守而不走，一燥一润，一通一塞，相去甚远，且疫邪首尾以通行为治，若用黄连，反招闭塞之害，邪毒何由以泻？病根何由以拔？既不知病原，焉能以愈疾耶？问曰：间有进黄连而得效者，何也？曰：其人正气素胜，又因所受之邪本微，此不药自愈之证，医者误投温补，转补转郁，转郁转热，此以三分客热，转加七分本热也。客热者，因客邪所郁，正分之热也，此非黄连可愈；本热者，因误投温补，正气转郁，反致热极，故续加烦渴、不眠谵语等证，此非正分之热，乃庸医添造分外之热也。因投黄连，于是烦渴、不眠、谵语等证顿去。要之黄连，但可清去七分无邪本热，又因热减而正气即回，所存三分有邪客热，气行即已也。医者不解，遂以为黄连得效，他日藉此，概治客热，则无效矣。必以昔效而今不效，疑其病原本重，非药之不到也，执迷不悟，所害更不可胜计矣。问曰：间有未经温补之误，进黄连而疾愈者何也？曰：凡元气胜病为易治，病胜元气为难治。元气胜病者，虽误治，未必皆死；病胜元气者，稍误未有不死者。此因其人元气素胜，所感之邪本微，是正气有余，足以胜病也，虽少与黄连，不能抑郁正气，此为小逆，以正气犹胜，而疾幸愈也。医者不解，窃自邀功，他日设遇邪气胜者，非导邪不能瘳其疾，误投黄连，反招闭塞之害，未有不危者。"

　　虽然是很长篇幅，但是有一些认识偏颇，这是值得讨论的，后世医家对他的一些论述，提出了一些不同的意见。严格说来，黄连是擅长于清热，清内在脏腑的热，可以清心火；黄芩清肺火，二者都可以清上焦。而大黄是清胃肠道，即下部的湿热，疗效更佳。黄连、黄芩往往是守而不走，大黄是走而不守，或者通过泄下清热，让邪气有出路。

张仲景的《伤寒杂病论》里，有大黄黄连泻心汤，将大黄和黄连两味配合在一起使用，这跟吴又可有所不同。吴又可方子里，很少把这两味药结合起来。因此后人对于吴又可的主张，有些批评，认为其不全面，应该学习张仲景，不应该过分地否定黄连的清热作用。

黄连是一味很好的药，用好了也会促进学术的发展。

有论必争，可以发展学术，清代的年希尧、孔毓礼，都对在外感热病中，黄连该用不该用，以及如何把黄连和大黄相比较，提出了一系列的论述。

大家可以自行找出书来仔细翻阅，看他们是怎么论述的。这里主要是想让大家学张仲景的大黄黄连泻心汤，把这两个药配起来，甚至如果觉得大黄、黄连配合还不够用，可以把大黄和厚朴、枳实与黄连配合起来。

吴又可的主张，有他的道理，值得我们大家去学习和研究。学术发展是无止境的，每一个时代的医家，都在传承过程中，吸收前人的优点，来弥补自己的缺陷。像《温病条辨》中吴鞠通就学习了吴又可的优点，但也有不同的。吴鞠通对吴又可的认识也有些批评，认为不够全面，甚至部分有些片面。

吴鞠通是非常能写、能说的一个人，他是这样评价吴又可的，"吴又可力为卸却伤寒，单论温病，惜其立论不精，立法不纯，又不可从。"

他说吴又可"又不可从"，我觉得不然，要看哪一点"可从"，哪一点不可从，不能一概而论。

如果说，他主张热病入里以后要用泻下，用承气汤就用得非常好，在邪气出表的时候，用白虎汤来清热，也用得很好。

而他对黄连、黄芩的部分说法，我们可以不采纳他的方法，所以承前启后就能发展学术。

我们学习吴又可，就是学习他善于继承。他既继承了《黄帝内经》，又继承了张仲景，还启发了明清的温病学，同时也论述了其他的一些病。比如瘟疫与蛔虫造成的厥逆、蛔厥，它们之间的关系，两者加到一起的时候，吴又可主张少用附子、干姜，或者是不用，主要是用一些能够清泻热邪的，并分开来治。

瘟疫如果有呃逆，要判断其病机，是属虚，还是属实。

像这些情况，在之后其他的篇章里，还会进行详细地讨论，应该如何辨别它的病机，怎么来使用中药。

中医学是一个道术并重的学术体系，只有掌握了中医的道，然后以道来驾驭术，这个术就会越用越好用。就是要学会思路方法，这样才能成为一个医学家，成为一代大家，也能够战胜传染病。

第15讲
瘟疫后期的复杂病情

这一讲，我们谈瘟疫后期的复杂病情。关于这个话题，前一讲里有所涉及，如因病致虚和因虚致病的问题。

《温疫论》不仅讨论温病，还承接着历史，启迪后人。书中既说明传染病，也说明遇到杂病的处理办法。吴又可不是传染病专科医生，而是全方位为大众服务的全科医生。

一、瘟疫病后期，如同一盘残棋

吴又可是一位治疗杂病的高手，因此他才能够在治疗瘟疫的过程当中，对于很多复杂的情况，提出真知灼见。传染病到了后期，就跟下棋时，遇见了一盘残棋一样。开始起步时，满盘棋子想动哪一个就能动，有主动性。到了后期，可发挥的余地就很少了，就要看对方怎么走，局势怎么判断，所以要求严格。有时候一招走错，满盘皆输。

不允许犯错，做事就比较难了。中医学与传染病斗争了几千年，吴又可的《温疫论》进行了开创性的探索。前文说过，吴又可在研究传染病过程当中，有科学的预见，预见了微生物，像病毒、细菌，把它们当成疫气、疠气。

他还有伟大的发现，发现了邪气从口鼻而入，改变了过去认为传染病都是由太阳、阳明、少阳，由表入里，以六经传变从皮肤进来的过程。

　　吴又可的伟大发现，是邪从口鼻而入，直接到膜原；然后邪气从膜原出来，发生九传。这是伟大的发现，即发现了致病的真实途径。邪气不是从皮肤来的，是通过口鼻进入，通过呼吸和消化道发病。这个发病途径的发现意义重大。

　　在他之前，虽然有的人也有零星的论述，但没他说的准确、明确。而且作为临床路径，作为恒定不变的路径，敢于对经典提出挑战，这是其他人从来没有的。

　　经典里虽然也有相关线索，如天气通于肺，地气通于口的论述，但是在论传染病的过程当中，并没有这样说，而是按照六经的次序，尤其是学习《伤寒杂病论》后，都是先从皮毛发病。因此吴又可这个伟大的发现，是很了不起的。

　　他的临床路径很明确，邪气从口鼻而入于膜原，膜原既不在表也不在里，躲开了辛温解表的难题，避免了用张仲景的辛温解表方药来治疗，不再需要辛温发汗了。他在疾病初期用的是达原饮，而达原饮的作用就是把邪气从膜原赶出来的过程，约等于张仲景的解表。

　　这也与温病学家里的卫气营血辨证有些相似。在卫分证的时候，"在卫汗之可也"，也是要解表的。把邪气从膜原赶出来，就相当于解表。解表以后，邪气或者向里，或者是向表。

　　吴又可所说的"表"，不是说指有"恶寒"的表证。张仲景强调表证，就得用麻黄汤、桂枝汤之类发汗。

　　而吴又可的"表"，是邪气在表、出表，是从表出去的意思，提出三斑四汗的治法。吴又可把临床路径讲得很清楚。入里就是入胃，即入胃肠道，通过泻下使胃肠道的邪气出去。

　　这在前文也说过，这就是他的一套理论，有科学预见、伟大发现、临床路径和诊疗方案。瘟疫病后期，吴又可对于疾病的复杂情况，也有一个全面的权衡。

　　他的诊疗方案，放在当代临床上，仍然用得上。

患了 COVID-19 的患者，一开始有点发热咳嗽，到了后期病情就复杂了，尤其是合并心血管、脑血管疾病。

吴又可一开始就特别强调，"论阴证世间罕有"。

二、瘟疫与伤寒学派，临床路径不一样

伤寒学家主要是强调寒邪致病，尤其是三阴病很严重，正气衰竭，需要回阳救逆，要用四逆汤之类来救治，属阴证伤寒。

吴又可说这样的情况很少有，"伤寒阴阳二证，方书皆以对待言之"。伤寒有寒证，也有热证。热证指的是白虎汤证、承气汤证，寒证指的是四逆汤证、理中汤证，而麻黄汤、桂枝汤证不是热证，它们在表不在里。吴又可用达原饮避免了发汗的提法。故他说方书都用"阴阳二证来对待言之"。他说既有阳又有阴，既有寒又有热，后人提出《伤寒杂病论》是用的八纲辨证。

"八纲辨证"起源较早，近现代的医学家胡希恕先生、冯世伦先生，主张《伤寒杂病论》的实质，认为六经辨证就是八纲辨证，即相对而言，既有阴又有阳。吴又可进一步说，伤寒学家凡论阳证的时候，一定要随着跟上一个阴证，否则只说了阳，不说阴，不懂阴，是不行的。而瘟疫就不一样了。

他说伤寒学家看问题，就是"但窥其人多蓄少艾"，指患者房事过度，身体亏虚不知道保养，损耗得多。"或适在妓家"，这个人经常吃喝玩乐，不懂得养生，"或房事后得病"，认为虚人外感，就是肾虚后又感受了病邪。

所以有的人认为，这样身体虚之人易得病，肯定是阴证，以虚寒为主，不能用或经不起用承气汤，也经不起白虎汤。

他说，瘟疫这种传染病不能这样认识。他认为瘟疫邪气"发于膜原，气壅火郁，未免发热，到底终是阳证"。这跟前面所说的内伤、杂病虚损是没有关系的，因为这是传染病，与阴证也没

有关系。他说"况又不知阴证，实乃世间，非常有之证"。阴证不是一个常有的病，"而阳证似阴"的情况有很多。"热深厥深"，阳证似阴，即真热假寒证，这是经常可见的。

这种情况，上一讲也提过他的认识。吴又可比较强调的就是传染病的主要特点是急性期在阳明阶段。所以到了清代，温病学家有一个说法为"阳明乃温病之渊薮"。就是说温病到了阳明阶段，就不传变了。要么就是用承气汤，助其从下而出，要么就是用白虎汤，从表而散。温病按在经、在腑来治疗，主要在阳明阶段。

这个说法，实际上吴又可已经具备了内容，只是没有提出"阳明乃温病之渊薮"的概念，而实际上是他做成了这件事。

"热深厥深"，不可误为寒证。吴又可反复强调，这就是前面所说的阳证似阴。

他说："不论伤寒和温疫，传入胃家，阳气内郁，不能外布，即便四逆，所谓阳厥是也。"在传染病过程当中，有的人会手脚冰凉，吴又可说不管是伤寒还是温疫，都可以有这样的情况，这在伤寒就叫真热假寒，或叫阴阳格拒。

用伤寒的理论来认识，出现这样的情况，张仲景用的是四逆散，用柴胡、白芍、枳实、甘草，即用疏散的方法来治疗。

而吴又可一般是用泻下法来治热深厥深。"又曰：厥微热亦微，厥深热亦深"，所谓"其厥深者"，就是手脚冰凉。

三、伤寒瘟疫都有"热深厥深"

"阴阳之气，不相顺接，便为厥"，按照中医学理论，阴阳之气，如环无端，围着身体转动，一天要运行"五十度"，行于阴，行于阳，各二十五度，就叫"五十而复大会"。一个经一个经地按照肺、大、胃、脾、心、小肠、膀、肾、包、焦、胆、肝的接续顺序。沿着这十二经，顺次衔接起来，从手太阴肺，手足阳明大肠，再到足阳明胃，足太阴脾，然后再一圈一圈地运转，昼夜五十度，永不停歇。若是气出不来了，阳气一旦被邪气阻碍，不能到四肢末端，这人就会手脚冰凉。

他说这种情况非常多，"因其触目皆是，苟不得其要领。于是误认者良多"。他说若不了解这个情况，就会误把"热深厥深"的病情，判断为虚寒病，误认是阳气虚造成的。一般认为是阳虚生外寒，阴虚生内热。

"夫温疫，热病也，无感寒"，温疫是一个发热的病，并没有受寒，那么阴寒从哪来呢？这是第一种常见误诊的情况。

"治温疫数百人，才遇到两三个正伤寒"，按照吴又可说的，四季里都有温热病。只有冬天容易伤寒，所以他说，治的很多人，遇到伤寒的情况非常少，这是他说的第二点，需要注意。

"及治正伤寒数百人，才遇二三真阴证"，这是他推论的第三点。吴又可治伤寒，也是用张仲景的方。《伤寒杂病论》里用得最多的解表方，是麻黄汤、桂枝汤。如果为温病，很快入里了，用得最多的是白虎汤和承气汤之类的方，这就使得"真阴证"比较少。伤寒里的真阴证也很少。

这三点加起来，吴又可就总结说，热深厥深，多用泻下的攻邪方法，用温补的很少。

"前后统论，苟非历治多人，焉能一见。"假如没有临床经验，没治过那么多患者，怎么能有这样的见解。就因为见得多，并不是作为理论家凭空捏造的，而是实践出真知，根据临床说的。

吴又可说，"阴证岂世间常有之病耶"。阴证不是世间常有的，是一个不常有的证候，"观今伤寒科盛行之医，历数年间或偶得一个真阴证"。就是伤寒学家多少年看病，偶然碰见一个真阴证，就认为可抓住一个真阴证，然后写到书里，到处去讲，好像社会上真阴证很多似的，其实真阴证不多。吴又可说的这种情况需要大家注意。

四、瘟疫伤寒谵语，都有虚有实

还有一种情况，越到温病后期，越容易出现神昏谵语，这种不要反复用泻下的方法。

神昏谵语在张仲景的《伤寒杂病论》里，治疗也是经常用到承气汤。患者意识模糊，"独语如见鬼状"，是瘀血和热邪结在腹部，或结在下焦，或热入血室，都是要用泻法。比如用承气汤，或用小柴胡汤，或行针灸，"勿犯中上二焦，必自愈"。有时候要用桃核承气汤，或抵当汤，来治这些精神不正常之证。

这些治疗，不是按虚证来治。对此证，吴又可批评了人们的误补，但是也不主张一个劲地泻下，下了又下，对人的正气不管不顾。他不是这样说的。

吴又可说，"应下稽迟，血竭气耗，内热烦渴、谵语"，应该下但是耽搁了，这个人的气血耗损得很严重，内热也很盛，所以表现心烦、口渴、谵语。

出现了这个情况，"诸下证具，而数下之"，就是反复用泻下的承气汤，喝了很多次后，"渴热并减，下证悉去"。这样口渴和发热的情况基本解决了。五六天以后，"谵语不止者，不可以为实"。多次下后有这种情况，不可认为是实证。

反复泻下五六天后，患者没有痊愈，而出现了说胡话，这是"此邪气去，元神未复"。治疗应该用清燥养荣汤，再加朱砂一钱。

清燥养荣汤：知母、天花粉、当归身、白芍、地黄汁、陈皮、甘草；加灯心煎服。表有余热，宜柴胡养荣汤。

这是说反复泻下后的谵语，就不能再用泻下了。这时候的谵语，就得用清燥养荣汤。对这种情况，咱们可以参考他的做法。

《伤寒杂病论》说："发汗多亡阳，谵语者，不可下，与柴胡桂枝汤。和其荣卫，以通津液，后自愈。"

桂枝（去皮）、黄芩、人参各一两半，甘草（炙）一两，半夏二合半，芍药一两半，大枣（掰）六枚，生姜（切）一两半，柴胡四两。上九味，以水七升，煮取三升，去滓，温服。

方子里用的是黄芩、人参，和半夏，是小柴胡汤加减，加上桂枝汤来调和营卫。

张仲景还说过，"胃气不合，谵语者，少与调胃承气汤"，这是泻法。

大黄（去皮，清酒浸）四两，甘草（炙）二两，芒硝半斤（味咸苦，大寒）。

而"厥逆，咽中干燥，烦躁，谵语，狂乱"，就要饮甘草干姜汤。这是温阳散寒的方法。

甘草干姜汤：甘草（炙）四两，干姜（炮）二两。

"伤寒十三日不解，过经谵语者，以有热也，当以汤下之"，用下法治谵语。

"伤寒八九日，下之，胸满烦惊，小便不利，谵语，一身尽重，不可转侧者，柴胡加龙骨牡蛎汤主之。"

半夏（洗）二合，大枣六枚，柴胡四两，生姜一两半，人参一两半，龙骨一两半，铅丹一两，桂枝（去皮）一两半，茯苓一两半，大黄二两，牡蛎（煅）一两半。上十一味，以水八升，煮取四升，内大黄切如棋子，更煮一二沸，去滓，温服一升。

"伤寒八九日"，看病的时间较长，前面说的十三日，这里说八九日，泻下以后"小便不利，谵语，一身尽痛，不可转测"，用柴胡加龙骨、牡蛎。

因此张仲景治疗谵语，也是分虚实寒热的，很少用补。主要是用柴胡剂和承气汤这类来调理。

吴又可给出的清燥养荣汤，是针对热病后期的谵语，治疗以养阴补虚为主。

五、夺气不语，法当峻补

另一个热病后期复杂的证候，就是"夺气不语""法当峻补"。吴又可说，患者"时疫下后，气血俱虚，神思不清"。这是在一定的季节里，患了疫病，然后用了泻下的方法，应是病情有所缓解，但他出现了"气血俱虚"的情况。气虚了以后，气短、懒言、不想动；血虚，脉摸着就很微弱。

"神思不清"，就是迷迷糊糊的。迷糊表现在"惟向里床睡，似寐非寐，似寤非寤，呼之不应"。患者卧床向里，不愿意跟人对话，正气不足。意识模糊，别人问他，他也回答不准。问一句，就回一句，或者干脆将身子往里一翻，面冲着墙，看着似乎醒了，又似乎睡着了，叫他也不说话，这就是"正气夺"。

"与其服药不当，莫如静守"。这个时候，不能再泻下了，再用，就用之不当了。这是一个虚证，不能当实证治疗。如果你不管他，让他躺着，不喊他，给他吃点东西，这样缓缓也可以。

"虚回而神思自清，言语渐朗"，给他用食疗养养生，他也可能好，不至于误治。"若攻之"，假如用攻邪的方法，"脉必反数，四肢渐厥，此虚虚之祸，危在旦夕"。

吴又可说这时候，若用承气汤来给他治疗，大承气汤一喝，患者就容易虚脱，这叫"虚虚之祸"。

"虚虚"是指本来"体虚"，然后又"让他虚"，虚上加虚，就造成了一个祸患，"危在旦夕"。关于如何治疗，他说："凡见此证，表里无大热者，宜人参养荣汤补之。"

人参养荣汤：白芍药三两，当归、陈皮、黄芪、桂心（去粗皮）、人参、白术(煨)、甘草(炙)各一两，熟地黄(制)、五味子、茯苓各七钱半，远志（炒，去心）半两。加生姜三片，大枣二枚，水煎服，早晚各一次，远食服。

人参养荣汤的方子，是吴又可在明代学的经验方。

出于南宋的陈无择《三因极一方论》，方里有人参、白术、茯苓、甘草，这就是四君子汤，在其基础又加了陈皮、黄芪，还有四物汤的当归、白芍、地黄，就是四物汤去川芎加五味子、桂心和远志。这就相当于"八珍汤"，或者是"十全大补汤"，也与"归脾汤"的组成相似，就是养气血、安心神、补虚的思路。

吴又可还提出，如果不喝这个汤药，或者不喝药，"能食者，自然虚回"。能吃东西的患者，虚证就能补回来，不一定非要吃方药。

他说："设不食者，正气愈夺。""虚证转加，法当峻补"，即用补法治疗，马上给他峻补，不能吃饭的人，正气虚得厉害，就得用补法，能吃的可以不用补。

六、老人"易耗而难复"，慎用下法

吴又可还论述说，年老体衰的人，一定要慎用攻下，不要轻易泻下。治老年人，或者小孩，都要慎下。

小孩子阳气比较盛，朝气蓬勃、生机勃发，所以治疗的时候，还不至于顾虑那么多。老年人就相当于秋天或者冬天的树木。秋天的树叶说落就落了，这句话是告诉我们，对待老人要慎下。

吴又可说，"三春旱草，得雨滋荣"，春天干旱的草，若是下雨了，立马就绿油油的，长出来新的枝叶，特别滋润。而"残腊枯枝，虽灌弗泽"，如果是腊月，或者秋天、冬天，树枝枯了，别说下一点雨，就是大水漫灌，浇透，它也不会滋润，因为季节不同。"凡年高之人，最忌剥削。""剥削"是指"攻法"。

老人的气血受伤，使劲出汗不行，泻下不行，用吐也不行。

"设投承气，以一当十"，假如使用承气汤，用一份的分量，就相当于用了十份。若用方剂泻，方子原本要用十克，对老人用一克，就能起到十克的作用，这叫"以一当十"，因此说不能过量，要减量使用，用法和"火神派"等人用法不一样。

对于老人的补法，"设用参术，十不抵一"。用补药的时候，对于老人用的量虽很大，但是效果差。即使用了十足的量，也只相当于用了一分药，是如此复杂的情况。

对此，他说，"盖老年荣卫枯涩，几微之元气，易耗而难复也"，老年人的营气、卫气都很衰弱，所以元气也很弱。

这就好像残灯容易被风吹灭。他说老年人"不比少年气血，生机甚捷，其势勃然"，说少年人"但得邪气一除，正气随复。"青年人用承气汤以后，正气随着就上来了，所以青年人容易治。

吴又可说老年人不好治，"所以老年慎泻，少年慎补，何况误用耶"。所以老年人尽可能少用承气汤，而少年人少用人参一类的补药。不能用错了。这是他强调的一个治法。

他还说有一些不一样的特例，"万有年高禀浓，年少赋薄者，又当从权，勿以常论。""万有年高"中"万有"，就是一万个里有一个。有的人，年龄虽大，但是体质很壮，用承气汤也没事。也有的人虽然年轻，但是体质弱，这就不能够按照常法来泻，需要临证活法地仔细分析。

吴又可虽然主张以寒凉和攻下为主来治疗瘟疫，但他也学习前人的经验。如寒凉派刘河间的学术主张，在过去也是常用的。所以有的人说外感病，要学"河间学派"的经验。

吴又可直接学的是张仲景，也可以说吴又可受了刘河间和张仲景的影响。

七、附子可以救急，也能缓解"药误"

他说用附子治瘟疫，也有对错的问题。为了区分是用对了，还是用错了，特举例说明。说用附子治愈的，也有可能治的不是病，而是前面"误治"的结果。

他说"尝遇微疫"，曾经遇到一个患了疫病的患者，但是刚开始病情不严重，"医者误进白虎汤数剂，续得四肢厥逆，脉势转剧"。本来疫病不重，喝了白虎汤"数剂"后，手脚就出现了冰凉。手凉过肘，足凉过膝，就叫"厥逆"。

这个人的病、脉，都是象征加重的，他说"更医谬指为阴证"。换了一位医生，没认清这个病是邪气没有祛除。按照吴又可的意思，用白虎汤来治，虽然是没治好，但患者不一定就虚，不一定就是虚寒。但换的医生说这是阴证，改投附子汤。结果治愈了。

吴又可说，"此非治病，实治药也"。他说用附子汤治的，不是之前的本证，而是治的药误。就是不该吃白虎汤，或吃得多了。吃多后，再用附子汤，实际上是纠偏，纠正了多用白虎汤的偏差。

"虽误认病原，药则偶中"，所以"医者之庸，病者之福也"。

他认为，那个医者辨证不对，但实际上却取效了，有个好的结果，是患者有福气。

吴又可说，"盖病本不药自愈之证"，原本该病就是不治也能够好，因为他连着喝了几天白虎汤，阻碍了胃气。"人以胃气为本"，人无胃气则亡，所以胃气是后天之气，靠水谷滋养能滋润五脏六腑。胃气受白虎汤的阻碍出不来，所以就出现了四肢厥逆，"疫邪强伏，故病增剧。今投温剂，胃气通行，微邪流散。"他说："若果直中，无阳明证，误投白虎汤一剂立毙，岂容数剂耶。"如果真是一个虚寒证，而不是热深厥深，或阳热实的证，用白虎汤一剂，就可能让患者命没了。不至于让患者连着喝这么多天，还没病故。

他在阐述医学的道理时，就是反复论证来说。他认为这个案例治的就是药误，而不是治的真病。

吴又可这样认为，现在我们学习的时候，也认为这个论述有一定道理，但是似乎也有强词夺理的嫌疑，因此后世的医学家有不同见解。清代有一位医学家叫孔毓礼，就批评说："白虎汤既能遏抑邪气，缘何动辄以白虎作疫病之表药耶？"既然吴又可说白虎汤能够阻碍胃气，又为什么经常用白虎汤来治温疫呢？也就是说吴又可的话，自相矛盾。龚绍林也是这样认为，白虎汤用正确则不阻碍胃气，我认为说得对。

对于吴又可的论述，需要我们辨证地来认识，要继承他的优点和长处，对他的不足也要尽量避免，不要自相矛盾。

八、阳证似阴，当辨真假

还有一种情况，叫"阳证似阴，当辨真假"。吴又可说，"凡阳厥"，就是热深厥深的人，手足逆冷，或冷过肘膝，甚至手足指甲皆青黑，遍身冰冷如石。

若是单看这个证，多数都认为是一个阴寒证，不敢说是一个实热证。"血凝青紫成片，或六脉无力，或脉微欲绝，以上脉证悉见纯阴，犹以为阳证何也？"吴又可说这些脉证，一看都像虚寒，没有一个是热性的，你怎么说它是一个阳证呢？

吴又可接着分析说，前面说了"外证""及审内证""内证气喷如火"。患者张开嘴，或者把手放到口鼻这里，感觉"气喷如火"，患者自己都说，出的气发烫，"龈烂口臭"。齿龈溃烂，口腔出的气，气味特别难闻，"烦渴谵语，口燥舌干，舌苔黄黑，或生芒刺"，一张嘴就露出了真相。此证就是里证，且"心腹痞满，小腹疼痛，小便赤涩"，小便不顺畅，大便燥结解不下来，或协热下利，或泻下粪水，虽然稀但是特别臭秽，这样的情况叫热结旁流。他说"以上内三焦，悉见阳证"，所以为阳厥也。

遇见这样的情况，我们的判断是首先张嘴，如没有难闻的味，舌苔也不厚，也没有呕吐、腹胀、便秘或热结旁流等症状，就不能轻易认为是一个热深厥深，真热假寒证，即为一个真寒证。吴又可说这些里证表现如此热，肯定是真热假寒证。"粗工不察，内多下证。"水平不高的医生看不到这些里证，"但见表证"，只见脉体纯阴，误投温剂，祸不旋踵。

误以为是一个需要回阳救逆的证，用四逆汤，一旦治疗就是误治了，患者可能因此就毙命了。"凡阳证似阴者，温疫与正伤寒通有之。"吴又可认为温疫和伤寒病，都有这样的阳证似阴的证候，"其有阴证似阳者，此系正常寒家事，在温疫无有此证"。

吴又可说的"阴证似阳"，就是虚阳外越的戴阳证，患者面红如妆，脸红异常，还有点烦躁，并不是一个热证，而是一个寒证，因为里是一派寒证，加之格阳于外，属格阳证、戴阳证、虚阳外越的情况。

吴又可说这是伤寒才有而瘟疫没有的情况。我们需要辨证吴又可说的这种情况。

事实上，在某些传染病后期也会出现这个情况，像流行性出血热、COVID-19，都是温疫。很多患者最后的死因，有可能是休克，或者是 DIC。DIC 就是弥漫性的血管内凝血，血压测不出来、血容量低，手脚冰凉，这时候需要回阳救逆。

温疫并不是从头到尾一直都是热证、实证。这样认为就错了，它有常，有变，并不是一成不变。

"非典"时，杨志敏和林琳看到一些患者，到后期出现了大白肺，就是肺实变，这时候就不发热了，气虚症状非常明显，原来的病是温病、瘟疫。但辨证时，却是一派阳虚、气虚，对于应不应该回阳益气，她们拿不准，然后就问邓铁涛先生，接着又问朱良春先生，又给周仲英先生打电话。这些老先生们说"辨证论治，有是证，用是药"，鼓励她们用回阳救逆的药，结果是一用回阳救逆，患者就痊愈了。

我们在"非典"中可以得出这样的经验，并不是说瘟疫一定不会出现阴证。

温病学家叶天士，其卫气营血辨证，主要是说温病过程是先从卫分、气分到营分、血分，未提突变虚寒，转为内伤的情况，但临床上，温病到后期，也可以因阳气衰竭而死亡。

吴又可讨论了很多这样阳气衰竭的病情，但他没有在理论上提出这个观点，吴又可说"温疫阳证似阴者，始必由膜原，以渐传里"，说这是温疫的阳证似阴。这就是前文所说的，邪气一定是从膜原开始发病，逐渐传到里边，先几日发热，后来才出现了四逆证。

吴又可说："伤寒阳证似阴者，始由阳经发热，脉浮而数，邪气自外，渐次传里，里气壅闭，脉体方沉，乃至四肢厥逆，盖非一日矣。"

他说，这是一个变化过程，一开始有发热，后来逐渐出现里气壅闭，甚至四肢厥逆。真阴证又是另一种情况，"始则恶寒不发热，其脉沉细，当即四逆，急投附子回阳，二三日失治即死"。真阴证，不发热，且从一开始就只恶寒而不发热，脉沉细，然后出现了四逆，这时候用四逆汤，回阳救逆，用附子是对的。

他提出一个最简单的辨证方法，"捷要辨法"就是"凡阳证似阴，外寒而内必热"，里边一定是有热性的证，"故小便血赤"，小便出血或者是小便发红赤。凡阴证似阳者，格阳之证也，上热下寒，故小便清白，"但以小便赤白为据，以此推之，万不失一"。就是要看患者的小便，是清长而白、清凉，还是点滴难出、赤涩疼痛。用这个来辨别，有理有据，是值得我们学习的地方。临床上，寒热的真假，非常难辨，最需要真功夫。吴又可阐述的阳证似阴的情况，在临床上，有可能跟他说的完全一致。

另外，也有可能由阳证转为虚，或者本来就是一派虚寒，逐渐演化加重，始终没出现过阳证。

后世的医家，也有人不同意吴又可的说法，孔毓礼就说"阴证似阳，疫病难言无之。"这就是说疫病也有阴证似阳。龚绍林说"疫本阳证，何以似阴。"

阳气郁闭不能出来，造成这个似阴情况。因此临床上一定要辨别清楚，才不至于发生错误。

九、热病恢复期，需要重视饮食

在热病后期复杂的病情里，要注意"治内伤如相，治外感如将"。治传染病就好像将军一样，当机立断，该用大承气就用大承气，该用小承气就用小承气，该用白虎就用白虎。

而治内伤就像宰相一样，到底是给哪里救灾，给谁拨款，怎么扶持，都要好好计算。给这个人补了以后，别人会不会有意见，或者怎么来处理。所以内伤复杂在从哪开始调理。虚了以后，从脾胃切入最容易，关于补脾好，还是补肾好，吴又可有论述。

吴又可说，"凡人胃气强盛，可饥可饱。若久病之后，胃气薄弱，最难调理。"若患者胃气强，能吃，正气就有恢复的机会。如果胃气弱了，久病之后胃气薄弱了，这时候一吃东西就容易出问题，所以就不好调理。

吴又可是这样解释，"盖胃体如灶、胃气如火、谷食如薪""合水谷之精微，升散为血脉者如焰"，把胃跟灶火相类比，胃气强，就如灶盖得大，炉膛大，往里边添柴火，添多添少，火都是灭不了，仍是旺火。

若是胃气弱，如一个小铛锅，这时候若是给它多加柴火，就会把火给压灭了。但若填少了，火接不上，也就灭了。

所以最难调理的，是虚的人，就相当于用一个小炉膛做饭一样。胃壮的人，就像一个大炉膛。

他讲的这个道理，很好理解。他说温病的后期，主要是靠饮食来恢复后天之气，用后天来养先天。所以要"先与粥饮，次则糊饮，次糜粥，次软饭"，循序渐进，不要错了。

人患了传染病以后，发热逐渐退下去，可以先叫他喝稀粥，再喝糊糊，然后喝稠粥，最后再吃比较软的饭，不能吃特别硬的。这样循序渐进，逐渐使胃气增强。假如这个人不想吃，也不要勉强给。他说就像炉火一样，应该守着它，以备不时之需，患者只要一饿，想吃了，就给他点吃，就是少食多餐的过程。

他说："思谷即与，稍缓则胃饥。"胃里饿得就像有人来挖一样，很不舒服，"再缓则胃气伤"，再缓后，胃气受伤了，再让患者吃，他就不吃了。

这是在强调患者饮食需要注意的地方，若是不想吃东西，仍然给他按顿、按时间吃，胃就堵了。胃气壅甚，就必然胀满"难支"，无法消化。

《黄帝内经》里也说过，"多食则遗，食肉则复"。所以疾病后期尽量不要吃大鱼大肉类难消化的食物，想要调理好，饮食非常重要。有时候还有瘀虚并存的情况，应该要攻补兼施，辨证论治。

吴又可说，凡人向有他病尪羸，过去身体很虚弱或有疟疾病史，或内里有瘀血，或吐血、便血、尿血、咳血等情况，或男子经常遗精、滑精，或女子有崩漏、带下证、气血虚、闭经、血枯等患者，若感受了疫气，治疗起来就比较难。特别虚当补的时候，一定要给补上。当泻的时候，也不能因为患者身体弱不敢泻，有里证不下，邪气就去不了，病就好不了。

补药用对了，对病情有帮助；若用错了，就容易越补越重，出现"愈进愈危"。假如用的是人参、白术、当归、生地、茯神、枣仁这一类药，或四物汤、四君子汤、八珍汤类方，医者自己觉得挺好，但是药不对症，反而越喝越不好，这就是闭门留寇，邪气没有祛除，正气受到了损伤。

水平比较高的医生见上述情况，"稍以疫法治之，发热减半，不时得睡，谷食稍进"。上工用治疫的方法就是对的。

治瘟疫，要看邪气是在表，还是在里，在膜原要用达原饮，在表要用白虎汤之类，在里要用承气汤之类来治。这些都是治疫的方法。

他说，有的治疗不理想，"医以杂药频试，补之则邪火愈炽，泻之则损脾坏胃，滋之则胶邪愈固，散之则经络益虚，疏之则精气愈耗"，所以后期比较复杂。

身体虚弱的人往往没有在急性期去世，反而在后期因合并了其他病而离世。

大多传染病都是这样，如某些 COVID-19 患者治了多天后，并不是死于 COVID-19，而是死于原来的基础病，比如说心血管、脑血管、糖尿病，或是肾病。

十、三甲散补虚，启发吴鞠通

对于补虚，吴又可提出来用"三甲散"。

《温疫论·主客交》说："夫痼疾者，所谓客邪胶固于血脉，主客交浑，最难得解，且愈久益固，治法当乘其大肉未消、真元未败，急用三甲散，多有得生者。更附加减法，随其素而调之。"

三甲散：鳖甲、龟甲（并用酥炙黄为末，如无酥，各以醋炙代之）各一钱，穿山甲（土炒黄为末）五分，蝉蜕（洗净炙干）五分，僵蚕（白硬者，切断生用）五分，牡蛎（煅为末）五分，白芍药（酒炒）七分，当归五分，甘草三分，水二盅，煎八分，沥渣温服。咽燥者斟酌用䗪虫三个，干者擘碎，鲜者捣烂和酒少许，取汁入汤药同服，其渣入诸药同煎。

吴又可说："若素有老疟，或瘅疟者，加牛膝一钱，何首乌一钱；胃弱欲作泻者，宜九蒸九晒；若素有郁痰者，加贝母一钱；有老痰者，加瓜蒌霜五分；善呕者，勿用；若咽干作痒者，加天花粉、知母各五分；若素燥咳者，加杏仁（捣烂）一钱五分；若素有内伤瘀血者，倍䗪虫，如无䗪虫，以干漆（炒烟尽为度，研末）五分，及桃仁（捣烂）一钱代之，服后病减半勿服，当尽调理法。"

三甲散作为吴又可非常重要的一个方剂，对后世的吴鞠通有很深的影响。吴又可说，"盖但知其伏邪已溃，表里分传，里证虽除，不知正气衰微，不能托出，表邪留而不去，因与血脉合二为一，结为痼疾也"。正气虚后，邪气从膜原出来，但是没有散尽，在体内长期结聚。如果不将其治好，它就会成为顽疾，根深蒂固，不容易治好。

有时候肢体疼痛，是气血不通。或者有时候，脉是数的，身体反复发热，出现两侧胁肋疼痛。"胁肋疼痛"，按说是肝胆经瘀滞，但他说这是火邪结于胸膈，长时间不愈，是因为疫邪和正气交结在一起。

有的人患病一周，或者近在一七，远在二七，甚至三七，这是说更长时间，总治不好，这就是一种痼疾，即很顽固的病。反复地发低热，还出现了胁痛、脉数的情况，这时病虽然很深，但治疗不能再用泻下的方法。

患者虽然很虚弱，但是真元未败，急用三甲散，多有得生者。三甲散扶正祛邪，有鳖甲、龟甲、穿山甲三甲，还有蝉蜕、僵蚕、牡蛎、䗪虫，这些都属于动物药。我的师父朱良春先生，也特别擅长用虫类药。

三甲散中还加了白芍、当归、甘草。这个方子的一些加减用法，在临床运用效果也非常好。

因此，清代温病学家吴鞠通在《温病条辨》里边，创有一甲、二甲、三甲复脉汤。一甲就是在复脉汤里加上牡蛎；二甲就是在一甲的基础上，再加上鳖甲；三甲就是再加上龟板。所以吴鞠通的一甲、二甲、三甲加减复脉汤，都与吴又可的方子相似。吴又可有三甲，但不是逐渐递进、不断加强的过程。

吴鞠通在《温病条辨》里，复脉汤的基础药是白芍、麦冬、阿胶、麻仁等，这些药物是张仲景的炙甘草汤去人参、桂枝、干姜，加上白芍。而复脉汤再加一甲、二甲、三甲的方法主要是学习了吴又可。

所以说吴又可对后世的影响很大，称其为一位承先启后的医学家，当之无愧。学习吴又可能发展我们中医的学术。

道术并重，能够复兴中医，并且在传染病的治疗过程中，可以大显身手。即使是后期很复杂的病情，我们也能够帮助患者逐渐康复，让患者重新找回健康。

第16讲
瘟疫与伤寒杂病的关系

瘟疫是一个传染病，患病的人群体质不同，有的人体质壮，有的人体质弱。因此，在患病的过程当中，出现的瘟疫症状不一样，后期还可能转化为杂病。有些患者是瘟疫邪气消散后表现出杂病的证候；也有些患者是在患病的过程当中，如内科杂病中，又患了瘟疫，病情就比较复杂。

一、伤寒无补法，不能绝对化

如何处理瘟疫与伤寒杂病关系，吴又可在《温疫论》中做了深入地探索。

吴又可首先说了伤寒和瘟疫之间的关系。"向谓伤寒无补法者，盖伤寒时疫，均是客邪，然伤于寒者，不过风寒，乃天地之正气，尚嫌其填实而不可补。今感疫气者，乃天地之毒气，补之则壅裹其毒，邪火愈炽，是以误补之，为害尤甚于伤寒，此言其常也。"

相对而言，伤寒无补法，治疗多用祛邪的方法。过去有个说法，"饿不死的伤寒，撑不死的痢疾"。有人患了伤寒病后发热，几天不吃饭，也饿不死，甚至十天半个月仅喝点水或汤，也没有生命危险，最后都熬过来了。"痢疾"病只要能吃，就是腹泻也不怕。

"伤寒无补法"，是说伤寒是实证居多。吴又可说："盖伤寒时疫，均为客邪。"患了伤寒病也好，患了瘟疫病也好，或按时得的瘟疫，或按不同季节得的瘟疫，都是外来的邪气中于人体。他说，"伤于寒者，不过风寒，乃天之正气"，是说伤于寒的气，是冬天的正常气候。天气太冷叫寒邪，或者叫寒毒，在春夏秋季很少有，"非时之气"也是一种寒流，也叫寒气。

他说寒气是天地之间的一个气，是正气，正常的气温低一点不要紧。"尚嫌其填实，而不可补"，伤寒没有补法，"今感疫气者，乃天地之毒气"，感染疫气或戾气，这是天地间的毒气，是邪气。"补之则壅裹其毒，邪火愈炽，是以误补之，为害尤甚于伤寒"。这是说瘟疫更不该补，伤寒无补法，瘟疫更没有补法。他说，这是一般情况下，"此言其常也。及言其变，然又有应补者"。

疾病不是都按照一定的常规来的，"凡规矩必有例外"。有的人就是例外，所以不是都不能补。伤寒也有能补的，瘟疫也可以补，有些患者就应该用补。"或日久失下，形神几脱"，形体、神态都受到了伤害，久病形成了亏虚，或者是老人患病，都应当"补泻兼施"。他们有瘟疫，或者有伤寒，既不能够单纯泻，也不能单纯补，因为泻容易伤正气，补容易壅塞气机，让人更不舒服，病就好得更慢。

故他说："设独行而增虚证者，宜急峻补。"这是说用的都是攻邪药物，或用了泻法，增加了患者的虚证，虚损严重了，这时候就应当急补，需要赶紧用补法。

补之虚证稍退，就"切忌再补"，不要一见补有好处，就接二连三地用补药，那就不对了。他说："补后虚证不退，反加变证危。"如果用了补法虚损的证没减轻，反而产生了其他的病，这是一种非常危险的证候，患者有可能因此性命难保。

"下后虚证不见"，用了泻下的方法，没有体虚的情况，"乃臆度其虚"，这是猜疑可能是虚证，但其实不虚，这样用补剂是"法所大忌"。像这样凭猜测就给患者用补法，是一个大忌。这就容易闭门留邪，即余邪还没有清理完全，就用补法，好像抱着柴火去救火一样，适得其反。

吴又可说："凡用补剂，本日不见佳效，即非应补。"一般医生说，补正气慢，不容易见效，泻实容易见效，行霸道容易见效。比如峻下逐水，或者是用大承气汤一泻，有人就舒服了。而补虚效果就很慢，"王道无近功"，得慢慢补才能够壮起来。

但吴又可说得与此正相反，若用补药，尤其是传染病时，当天没见到好转，就不能再补，这说明用补就是错误的。

他说："人参是益元气之极品，开胃气之神丹。"人参是一味好药，可以大补元气，咽下去"其效立见"。喝下去应该马上见效，若用人参之后元气不回，胃气不转，"不转"，就是人的正气不强。这时就要"勿谓人参之功不捷，概因投之不当。"

这并不是说人参不行，而是证不对，应该另做主张。"若恣意投之，必加变证，如加而更投之者死。"用了人参以后，应该立马有效，没效就不该还接着吃人参，否则患者可能就病危了。

这是他的一个经验，很值得我们学习和思考。在传染病的治疗过程中，补虚可以用人参，但是往往是暂时一用，当即有效，有效后就不能继续用了。若没效，就是原来用错了。这是一个该不该用人参的简单判断方法。

二、瘟疫后期，突发浮肿

瘟疫过程当中，也可能出现浮肿。吴又可说，"时疫潮热而渴，舌黄身痛"，潮热就是到一定时候发热。定期来的热叫潮热，像潮水一样。他说这样的发热有时口渴，舌黄身痛。吐出舌头来，舌苔是黄的，浑身还痛。"心下痞满，腹时痛，脉数，此应下之证也"，这时，具备了用下法的指征，又见"通身及面目浮肿，喘急不已，小便不利，此疫兼水肿"。患者具备了下证，再一看庞鼻肿眼，面部浮肿，气短，小便不利，这是"因三焦壅闭，水道不行也，但治在疫，水肿自已，宜小承气汤"。

小承气汤：大黄五钱，厚朴一钱，枳实一钱；水姜煎服。

像这种情况，现在一般认为是肾病综合征，或者是急性肾炎，甚至有可能是肾损害造成的浮肿，脸肿，鼻眼也肿。吴又可说用小承气汤就能够治好，但是现在很多人不敢用小承气汤。所以这个方法，值得大家思考。

小承气汤里有大黄、枳实、厚朴，清热解毒又理气。

"向有单腹胀，而后疫，治在疫"，"向"就是过去，过去只是单纯的腹胀不舒服，后来患了瘟疫，这时就只管治瘟疫，不要管腹胀。

他说，"若先年曾患水肿，因疫而发者，治在疫，水肿自愈"，曾经得过水肿，现在不水肿，却因为患了传染病，水肿又犯了，这时只要治瘟疫，水肿也必然会好。因为这时的水肿是瘟疫导致的。

他说有位患者"通身浮肿，下体益甚"，即下肢脚肿得更厉害，脚面一按一个大坑，或者小腿胫骨前面一按一个坑，"脐凸，阴囊及阴茎，肿大色白，小便不利。此水肿也"。这位患者肿得非常严重，"继又身大热，午后益甚，心下痞闷，喘急，大便不通，此又加疫也"。开始浮肿不发热，继而又身大热，一般来说这属于肾病综合征，或者肾炎，平常不发热，一发热往往是感染了，且是继发感染。但是吴又可说这是瘟疫，"因下之"，因此用了泻下的方法，"下后胀不除，反而加腹满"。用了泻下的方法，肿胀不见轻，反而腹部更胀满。

这时"宜承气加甘遂二分，弱人量减"，吴又可认为是承气汤利水力量不足，要再加上甘遂二分。

大戟、芫花、甘遂，是张仲景"十枣汤"的组成。其中甘遂，是峻下逐水药，一般不溶于水，碾压成末后用，现在是装胶囊服。古人可以用大枣的枣肉将甘遂裹起来服用，这个枣是熟的，枣泥裹上药末吞下去。甘遂刺激食道，有的人喝了就觉得热得慌，甚至要把食道黏膜都吐出来。甘遂研成末往身体上敷，就能够起泡，有些冬病夏治的贴敷药，里面就加了甘遂。甘遂能峻下逐水，吴又可说承气汤再加上甘遂，就能让水通过肠道排出来。

"弱人量减"，虚弱的人，甘遂不要用二分，需要减量。他是根据"盖先肿胀，续得时疫"所说，此水肿兼疫，"大水在表，微疫在里也，故并治之"。这是用承气汤治瘟疫，甘遂治水。

"时疫愈后数日，先自足浮肿"，时疫后脚自己肿起来了，小便也不利。"肿渐至心腹而喘，此水气也，宜治在水"，即时疫已经好了，发热、腹部胀满、呕吐等症状都好了，却又开始肿起来了，像这种情况，"治在水"，即利水，不需要再泻下。

吴又可说瘟疫与浮肿同时存在，到底是该用补，还是用泻，应仔细辨别。所以他进行了讨论，说时疫愈后数日，又开始浮肿，小便正常，虽通身浮肿而不喘，别无所苦，"此气复也"。这不是水肿病，而是血气恢复引起的。先恢复血，还是先恢复气？他说，气容易恢复，血比较难，血少气多，气血不能互相融合在一起，气就跑出来了，人就跟气吹的那样肿起来了。但是这还是血虚，"气先血而生，无所归依，故暂浮肿""但静养节饮食，不药自愈"。像这样的人，只要恢复他的饮食，能吃能喝了，自然就造出气血来了，就不肿了。所以不要着急，不要用药。

他又另外列举了一个情况，"时疫身体羸弱，言不足以听，气不足以息"。患者原来就瘦，或者是得病的过程瘦了，瘦了后出现说话有气无力，旁人无法听清楚他说的什么，气不足以息是指患者呼吸很微弱。"得下证"，有可下的证候，"少与承气汤"，用承气汤，但用的量可以少一些，或者间隔的时间长一些。"下证稍减，更与之，眩晕欲死，盖不胜其攻也。"如果用了后，气短眩晕，几乎要虚脱了，这就说明用泻下药不对。这就应该攻补兼施，不能单纯用攻泻的方法。

还有一种情况，"绝谷期月"，有的患者长达一个月不能吃东西，或者吃不了多少。"稍补则心腹满闷"，用补药就胀满，"攻不可，补不可"。这是说既不能用泻下的方药，也不能用温补的方药，"守之则元气不固，余邪沉匿膜原"。如不治疗，正气就不能得到恢复。"不固"就是不能恢复。"余邪"就是剩下的邪气，还藏在膜原，还没有被完全清理。

"日惟饮水而已"，不能吃东西，每天只是喝点水就算了，所以"以后心腹，忽加肿满、烦冤者，向来沉匿之邪，方悉分传于表里也，宜承气养荣汤"。

承气养荣汤：知母、当归、芍药、生地、大黄、枳实、厚朴；水姜煎服。

"痰涎涌甚，胸膈不清者，宜蒌贝养荣汤。"

蒌贝养荣汤：知母、天花粉、贝母、瓜蒌实、橘红、白芍、当归、紫苏子；水姜煎服。

患者患病一个月，看着很虚弱，每天只喝点水，但忽然腹部肿满憋闷，觉得邪气又出来了，即从膜原发出来了，这时就要用承气养荣汤。

承气养荣汤用了知母、当归、芍药、生地，相当于四物汤去川芎加知母，白虎汤里也用知母养阴清热的作用。又加大黄、枳实、厚朴、姜，这几味药就是承气汤的组成。所以这个方子非常有用，是一个扶正去邪、攻补兼施的方子，把补和攻结合在一起。而仲景的方子攻和补是分开用的，认为补就是补，攻就是攻。

这里又提到了浮肿，他说这个情况出现得比较多。"浮肿一服病已"，浮肿病吃一剂承气养荣汤就好了。"设表肿未除，宜微汗之自愈"，现在不用补法，也不能依靠静养，要用汗法来治疗。

一般上部的水肿，或者在体表的水肿，需要用汗法，以越婢汤或者麻黄汤加减，发汗就能治好。

"时疫得里证失下"，患了传染病有可泻下的证候，但是没有用下法，导致了面部浮肿和肢体微肿，小便还是通利的，他说"此表里气滞，非兼水肿也"。这是表里气滞，表气和里气都不顺畅，所以它不是水肿病，而是虚肿，是气血不通造成的。所以"承气下之，里气一疏，表气亦顺，浮肿顿除"。前面提到用汗法，这里用下法，而不是利尿。下法治水肿也是吴又可的临床经验，或者说是一个创造。

他说："或见绝谷期月，指为脾虚发肿，误补必剧。"他说这样的人不要误认为是虚证，不能看见患者一个月不怎么吃饭就用补药，这是不对的。还是该下就下，该发汗就发汗。

他说："妊娠更多此证，治同前法。"所谓治法同前，就是当泻则泻，"则母子俱安，但当少与，慎无过剂"。他说用承气汤来进行治疗，不能够因为患者怀孕了，在妊娠期间，就说不能用泻下的方法，这是不对的。

《黄帝内经》里就有这样的说法，叫"妇人重身"，患病了之后应该"有故无殒，亦无殒也。"吴又可的认识，跟古人的用药经验，也是相符合的。

三、瘟疫过用寒凉，不能退热

吴又可说，瘟疫本来应该用白虎汤之类的寒凉药来治疗，但用了寒凉药后，热没有退，反而更增加了。这是什么原因呢？他经过仔细地分析，提出了一个法则，认为这是阳气不通造成的瘀滞，所以提出通瘀。

他说："阳气通行，温养百骸，阳气壅闭，郁而为热。"他说身体的气血，能够分布全身，有经有络，所以气血来了人就温暖。如果气血不通达了，有了阻碍，"是知百病发热，皆由于壅郁"。只要发热，就有不通，否则不会发热。气血通了，热气很快就能散出去了。故他说，只要有病发热，"皆由壅郁"。

"然火郁而又根于气，气常灵而火不灵，火不能自运"，火需要气的推动，才能运动，"气升火也升，气降火也降，气行火也行"。气若阻滞，火就在阻碍的地方"屈曲"，瘀积出不来就发热。"今疫邪透出于膜原"，气机不顺畅，阻碍了从膜原出来的邪气，邪气就不能够顺利地到胃，或者到表，"时欲到胃，是求伸而未能遽达也"。邪气想到胃到不了，这时候投寒凉药又抑遏了胃气，让疫气更不能顺畅，更加抑制，于是患者更热了。

"往往服芩、连、知、柏之类，病患自觉反热，其间偶有灵变者，但言我非黄连证，亦不知其何故也。切谓医家，终以寒凉清热，热不能清，竟置弗疑，服之反热，全然不悟，虽至白首，终不究心，悲夫！"

瘟疫邪气从膜原出来，患者服了黄芩、黄连、知母、黄柏之类的药，反而觉着更热了，没有减轻，这就说明不但没有好转，反而更加严重。"切谓医家终以寒凉清热，热不能清，竟置弗疑"，医者一个劲地让患者吃凉药，导致越来越严重。"服之反热，全然不悟，虽至白首，终不究心，悲夫"，他认为这是不对的。

首先应该通气机，这是非常重要的方法，用承气汤叫邪气往下走。这就跟堵车的道理一样，不管是向南的车撞了车，还是向北的车撞了车，把发生交通事故的车处理了，就能够南北通畅。

四、瘟疫虽一样，表现却不同

他说，在同样的气候下，每个人得的病是不一样的。他列举了一些例子。"邪气着人如饮酒然"，瘟疫邪气让人得病，就像喝酒一样，有的人喝了酒不醉，有的人喝了就醉；喝醉后，有的人是脸红、脖子粗，有的人是脸白；有的人喝醉了酒是乱说一气，也有的人呼呼大睡，什么也不说。这就说明即使喝得都是一样酒，醉的情况也不一样，醉态百出。酒醒了以后，不同的状态都消失了。他说只要清醒了，那些由喝酒引起的那些变化，就都没有了。他认为瘟疫跟喝酒的情况有些相似。

他讲瘟疫的变化是非常多的，这也就说明了吴又可非常善于观察，也非常善于总结。他学习了《黄帝内经》里"候之所始，道之所生"。只有认真仔细地观察患者的表现，才能总结它的规律。同样受了温热邪气，或者感受了瘟疫，不同的人表现有所不同，甚至在同一个人身上也可能前后不一样。

吴又可说："凡人受邪，始则昼夜发热，日晡益甚，头疼身痛，舌上白苔，渐加烦渴，乃众人之常也。及言其变，各自不同者，或呕，或吐，或咽喉干燥，或痰涎涌甚，或纯纯发热，或发热而兼凛凛，或先凛凛而后发热，或先恶寒而后发热，或先一日恶寒而后发热，以后即纯纯发热；或先恶寒而后发热，以后渐渐寒少而热多，以至纯热者，或昼夜发热者，或但潮热，余时热稍缓者。"

"凡人受邪，始则昼夜发热"，感染邪气后，会开始不分白天黑夜地发热，有时候到了下午发热更重，还有头痛、身痛、舌上白苔，逐渐就烦躁口渴。他说"乃众人之常也"，这是一般人得瘟疫的情况。

后面他又说了，有不同的变化。"及言其变，各自不同者"。这是说有的人呕，呕是声音，呕可以没有食物，只是干呕；有的人吐，吐得厉害，但是不恶心，不打嗝；有的人嗓子干，又痛又干，但是一点痰也没有；有的人痰涎涌甚，痰很多，嗓子不干，有吐不完的痰；或纯粹发热，或发热而兼凛凛，就是恶寒；或先恶寒，后发热。这些都是不同的转变。总的变化趋势是，恶寒越来越少，发热越来越多，或者纯粹发热而不恶寒。

按照张仲景所说，其实也是这样一个过程。一开始就是伤寒，"或发热，或未发热，必恶寒体痛"。患伤寒以后，逐渐到了阳明阶段，不恶寒反恶热，就是发热严重，不怕冷而怕热的情况。他说有的人只是定时发热的潮热，也有的人是全身、全天不间断发热。

他说，治疗时好转情况也不一样。"有从外解者：或战汗，或狂汗、自汗、盗汗，或发斑；有潜消者；有从内传者；或胸膈痞闷，或心腹胀满，或心痛腹痛，或胸胁痛，或大便不通，或前后癃闭，或协热下利，或热结旁流。有黄苔黑苔者，有口燥舌裂者，有舌生芒刺、舌色紫赤者，有鼻孔如烟煤之黑者，有发黄及蓄血、吐血、衄血、大小便血、汗血、嗽血、齿衄血，有发颐疙瘩疮者，有首尾能食者，有绝谷一两月者，有无故最善反复者，有愈后渐加饮食如旧者，有愈后饮食胜常二三倍者，有愈后退爪脱发者。至论恶证，口噤不能张，昏迷不识人，足屈不能伸，唇口不住牵动，手足不住振战，直视，上视，圆睁，目瞑，口张，声哑，舌强，遗尿，遗粪，项强发痉，手足俱痉，筋惕肉瞤，循衣摸床，撮空理线等证，种种不同，因其气血虚实之不同，脏腑禀赋之有异，更兼感重感轻之别，考其证候，各自不同，至论受邪则一也，及邪尽，一任诸症如失。所谓知其一，万事毕，知其要者，一言而终，不知其要者，流散无穷，此之谓也。"

针对不同的人，有的是正汗而解，自然地出汗就好了；有的是战汗，是先寒战，跟发疟疾一样身上冷，然后忽然发热，热后出大汗；有的出汗很多，止不住的汗，叫狂汗，或者很烦躁而汗出，也叫狂汗。还有的自汗、盗汗，或者发斑，病才能好。睡着了出汗，睡醒睁眼就不出了，就叫盗汗。"斑"是不碍手的，即摸着感觉在皮里边。碍手的是疹。有的患者要发斑、发疹才能好。疫邪有的向内传，有的向外传。战汗、盗汗、发斑、狂汗都是向外走，是从表而解的方法。

有的人需要从里而解。邪气向里传来，会出现一些证候，有的人胸膈痞满、胸胁满，或上腹部满闷，"或心腹胀满"，就是心口往下整个腹部胀满，或"胸胁痛"，就是两肋疼痛。"或大便不通，或前后隆闭，或协热下利，或热结旁流"，有的人是大便干结，排不出来；也有的人是腹泻不止；也有时候是热结旁流，即里有燥屎排不出来，排的都是清水样。

从舌上看，有的舌是黄苔，也有的是黑苔；有的是口燥舌裂、舌生芒刺，或者是舌头发紫、发黑；有的是鼻孔像煤烟熏了一样，是黑的；也有的身上发黄，白眼珠发黄；或有蓄血证。有的患者尿血或小腹痛，神志不清，有的吐血、衄血，即口鼻出血，便血或尿血；也有的患者出汗为红汗，称为"汗血"。有一种马，叫"汗血宝马"，这种马出的汗就是红色的汗。还有人是牙龈出血。也有的不是这些情况，而是两腮发肿"发颐"，是腮腺炎，脖子粗，或者长疙瘩，身有疮。有人从开始到最后都能吃；也有的是不能吃长达一两个月。情况是非常复杂的。

还有的人指甲和头发都脱落了。这是患病的过程中，消耗得太严重了，于是头发一把一把地掉，甚至头发都脱光了。

吴又可讲了这么多的表现，就是感染瘟疫后，因不同的人有不同的体质，邪气是看哪里虚就往哪跑，虚处留邪，所以表现出从头到脚，从里到外不一样的症状。但是它们都叫"瘟疫"。这是需要我们注意的。

五、瘟疫种种恶证，不可掉以轻心

吴又可说："至论恶证，口噤不能张，昏迷不识人，足屈不能伸，唇口不住牵动，手足不住振战，直视，上视，圆睁，目瞑，口张，声哑，舌强，遗尿，遗粪，项强发痉，手足俱痉，筋惕肉瞤，循衣摸床，撮空理线等证，种种不同，因其气血虚实之不同，脏腑禀赋之有异，更兼感重、感轻之别，考其证候，各自不同，至论受邪则一也，及邪尽，一任诸症如失。所谓知其一，万事毕，知其要者，一言而终，不知其要者，流散无穷，此之谓也。"

"至论恶证"，是说瘟疫还有善证。善证就是比较轻的，容易治好的。"恶证"就是不易治好的，甚至有生命危险的。

对于恶证的表现，他举了一些例子。如口噤不能张，这是指牙关紧闭。像狂犬病或破伤风的患者就是口噤不能张；昏迷不识人，昏迷叫不醒，甚至意识模糊，这往往是脑炎或其他影响神志的病，都是比较严重的。

对于传染病，古代不像现在分病种，而是研究共性问题。如清代温病学说的热入营血、热深陷入心包。热进入了营血，影响心神，所以神昏不识人。有的人足屈不能伸，即腿蜷缩着伸不开，一伸就抽筋。或有的人唇口不住颤动，嘴唇或嘴角颤抖不停，这是虚风引起的。足不能伸的，也是风的表现。或者"直视"，看人眼睛都不眨，眼珠不动，这往往也是失神的表现。这都是恶证，或是危险的症状。

除了眼睛有这样的情况，还有嘴张着合不上，或者声音嘶哑、舌头强硬无法弯曲，不能说话，这些都是不好的情况。大小便不知，遗尿、遗粪，即大小便失禁了，床上有时候都湿了，他自己都不知道，这也是神志不清的一种表现，病情比较严重。或者项前发硬、脖子硬往后挺，这是抽风的一种表现。或"手足俱瘛，筋惕肉瞤，循衣摸床，撮空理线，种种不同"，这些情况都属于抽风，神志不好。不能够饮食，大小便不知，这就是瘟疫严重的证候，他称之为"恶证"。

会出现这种情况，是因其气血虚实之不同。这类患者的气血或虚或实，脏腑禀赋有异，即脏腑或强或弱。出现恶证的这些人往往气血不足，脏腑先天禀赋是薄弱的、不足的，更能感受到邪气的轻重。证候有多种不同的情况，而所受的疫邪是一样的，"受邪则一也"。

"及邪尽"，各种证候都消失了。都得一样的病，表现出不一样的证候，治愈后都消失了。

如 COVID-19 的预后，是不一样的。有的人是脑血管、心血管问题，有的人是肾脏问题，有的人是消化道问题。表现不一样，但都是感染的新冠病毒。

所谓"知其一万事毕，知其要者，一言而中；不知其要者，流散无穷，是之谓也"。"知其一"，知道是外来的瘟疫邪气引起不同的证候，就好解决。有的人活了，有的人死了，有的人留下后遗症了，有的人没有后遗症，就是因为每个人的体质不一样，所以病后的表现也不一样。

《黄帝内经》里也说过，"五疫之至，皆相染疫，无问大小，病状相似"。很多人一读这句话，就认为是瘟疫来了以后，不管男女老少得的病一样，临床表现也一样。其实，这是大概言之，像肺炎，都发热，都咳嗽；或肠炎，都有腹泻；或黄疸病，都目黄、身黄、小便黄；或大头瘟病，都腮下肿。这些都是表现一样的症状。

但实际上，"无问大小，病状相似"，并不是说从一开始得病到后期的情况都是一样的。得病后有在表、在里的不同，治疗也不一样。吴又可也是这样认识的，即一个人生病并不是从开始到最后都是一样的证候，也不是说男女老少，都是同一个症状。

一个人生病是分不同的阶段，不同的人更是变化多端。有的人不能吃，有的人不能排，有的是头痛为主，有的是呕吐为主，其表现是不一样的。但都是传染病，都是瘟疫邪气。因此还是强调辨证论治，这样才能够治好病。

古人都是研究共性，不管是《素问》的热论，还是张仲景的伤寒，或是吴又可说的瘟疫，都是讨论传染病的共有规律，而不是像现在按疾病分类。在中西医共存的背景下，现代医学将传染病分为了很多种，有消化道的传染病，呼吸道的传染病，还有蚊子吸血传播的病。

具体而言，像乙型脑炎，或者疟疾，都是通过蚊虫吸血来传染，就是感染的途径不一样，病种不太一样。有的主要是在脑、神经系统发病；有的是在消化道，如在肝，暴发性的、流行性的肝炎，甲肝、乙肝、丙肝；也有的是在肠道；有的是在呼吸道，如肺的炎症，化脓性的扁桃腺炎等。

吴又可对其描述为同一个瘟疫邪气之下，"因人而变"。邪气虽然一样，但是不同的人，变化是不一样的。所以治疗的方法，也应该有所差别，而不能一样。

"至有岁气稍有不同者，有其年，众人皆从自汗而解者；更有其年，众人皆从战汗而解者。"不同的年份，病种也不一样。有一年，很多人都得通过自汗才能好，又有一年，很多人都从战汗而解。这是说的因气候而变，哪怕有其他的证，也是大同小异。都是传染病引起来的，都是"疫气"。

"至又为杂气为病，一气自成一病。"一种邪气引起一种特殊的病来。

他说："每病又各因人而变，统而言之，其变不可胜言也。医者能通其变，方为至善。"不是邪气本身变了，是每个人的体质情况不一样，所以才发生了千差万别的变化。

所有瘟疫病的治疗，总的原则就是内扶正气，外避邪气，或者外驱邪气。但这只是一个总的治疗原则。在临床治疗的时候，每位患者身体的虚弱程度、正气强弱是有差别的。

六、阴阳气血四损，患疫"不可正治"

吴又可说："凡人大劳、大欲、及大病、久病后，气血两虚，阴阳并竭，名为四损。当此之际，忽又加疫，邪气虽轻，并为难治，以正气先亏，邪气自陷，故谚有云：伤寒偏死下虚人，正谓此也。盖正气不胜者，气不足以息，言不足以听，或欲言而不能，感邪虽重，反无胀满痞塞之证，误用承气，不剧即死。以正气愈损，邪气愈伏也。若真血不足者，面色萎黄，唇口刮白，或因吐血崩漏，或因产后亡血过多，或因肠风脏毒所致，感邪虽重，面目反无阳色，误用承气速死，以营血愈消，邪气益加沉匿也。若真阳不足者，或四肢厥逆，或下利清谷，肌体恶寒，恒多泄泻，至夜益甚，或口鼻冷气。感邪虽重，反无发热燥渴苔刺等证，误用承气，阳气愈消，阴凝不化，邪气留而不行，轻则渐加委顿，重则下咽立毙。若真阴不足者，自然五液干枯，肌肤甲错，感邪虽重，应汗无汗，应厥不厥，误用承气，病益加重，以津液枯涸，邪气涩滞，无能输泄也。”

每个人的情况不一样，有气虚的、有血虚的、有阴虚的、有阳虚的，所以治疗不可一概而论。

“凡人大劳、大欲，及大病、久病后”，大劳就是说患者特别劳累，积劳成疾；或者有大的欲望，伤害了自己的身体；或者患了很重的病、很长时间的病，都会造成这四种虚损的情况。

“气血两虚，阴阳并竭，名为四损”，所以气虚了，阴也虚，阳也虚，血也虚，这叫气血阴阳都虚，即四损。“当此之际，忽又加疫”，本来他是一个正气不足的身体，忽然又感受了外来的邪气，“邪气虽轻，并为难治”。虽然来的邪气或者说他感受的邪气并不多么猛烈，但是非常难治，因为他的正气不足。

医生的治疗，无非是帮助患者恢复。患者自身正气不足了，正气垮了，治疗起来就非常困难。

他说“以正气先亏，邪气自陷”，邪气不攻自破，犹如风声鹤唳，一招呼就击垮了，经不起风吹雨打。“故谚有云，伤寒偏死下虚人，正谓此也。”说伤寒病让人死的，都是肾虚的人。“伤寒偏死下虚人”就是《黄帝内经》说的“藏于精者，春不病温，冬伤于寒，春必病温”。若是“藏于精者”，就是肾精不亏虚的人，就不会得温病。

古人认为下虚的人，或者老人，最容易受到邪气伤害，不容易治好。吴又可说：“盖正气不胜者，气不足以息，言不足以听，或欲言而不能。”他说正气不能够战胜邪气，就会出现这些情况。

"感邪虽重，反无胀满痞塞之证，误用承气不剧即死。"像这样的虚证患者，不能用承气汤来治。用承气汤来的话，患者不是加重，就是死亡。死亡比加重还重，都有一个过程。因为正气越虚，邪气愈伏，抗击邪气，靠的还是正气，而不是纯粹靠药物。药物只是借用了身体的正气，因势利导，帮了身体。

吴又可接着说，若真血不足者面色萎黄、唇口刮白，或因吐血崩漏，或因产后亡血过多，或因肠风脏毒致病。面色萎黄、唇口苍白就是没有血色，为血虚。如果吐血失血多，是伤血。崩漏是妇科病，漏是点滴而下，长期好不了；崩就是像雪崩，突然血流量大，或者是产后失血过多。

肠风和脏毒，就是指大便带血。肠风是鲜血，因为它离得近。脏毒的血是深色的，像柏油样大便。脏毒离肛门远，所以是黑色的便。也就是说脏毒相当于上消化道出血，而肠风相当于直肠出血，这是近血、远血的问题。

"感邪虽重，面目反无阳色，误用承气速死"，患者受的邪气虽然很重，但脸面苍白没有血色。这样虚的人，是不能用承气汤来治的。用了承气汤，只会让患者加重病情，甚至迅速死亡。

"以营血愈消，邪气益加沉匿也"，营血不足，没有立即抗击邪气，邪气就深入到里去了，患者就重病不起。

吴又可说："凡遇此等，不可以常法正治，当从其损而调之，调之不愈者，稍以常法治之，治之不及者，损之至也。是故一损二损，轻者或可挽回，重者治之无益，乃至三损四损，虽卢扁，亦无所施矣，更以老少参之；少年遇损，或可调治；老年遇损，多见治之不及者，以枯魄独存，化源已绝，不复滋生也。"

临床上补气用四君子，补血用四物汤，气血双补用八珍汤。四物汤的组成有当归、白芍、熟地和川芎。但吴又可经常不用川芎，因为川芎侧重于理气，补血的力量很小。川芎可以活血，不是主要用来补气补血。四物汤是补血的。四君子汤是补气的，组成为人参、茯苓、白术、甘草。

四君子、四物汤加起来就是"八珍汤"。补中益气有参、术、芪、升麻、柴胡等药。李东垣的补中益气汤，可以抗击邪气。补中益气汤，和张仲景的小建中汤有些相似。小建中汤是桂枝汤倍芍药加饴糖，治在里的腹痛，身体虚寒。桂枝汤本是治外感的，从这个方子可知，外感和内伤是可以相通的。

补中益气汤也是这样，它平时是扶助正气的，不是作为治外感为主的方，但是它有四时加减法。患了传染病以后，在不同季节里，加上一些抗击邪气的药，就可以扶正祛邪，适合于虚人外感，或者是因外感造成的虚证。

吴又可还讨论了阴虚、阳虚的情况。如果虚得很厉害，就要配上合适的药，赶紧扶正，叫"留人治病"。

吴又可说，真阳就是身体里面的肾阳，命门火不足了。"若真阳不足"，出现了四肢厥逆，即四肢冰凉，手凉过肘，足凉过膝，或者是下利清谷，即泻下的是清水，没有臭味。这种肢体寒、经常泄泻甚至日夜不间断，口鼻冷气，就不是真正的热证。热证出的是臭秽的气，气味很难闻。

这类人群"感邪虽重"，外感瘟疫邪气，虽然很严重，但是没有发热燥渴、舌苔起刺这样的证候，就不能够用下法。如果误用了承气汤，"阳气愈消，阴凝不化，邪气留而不行"。这样轻证逐渐加重，就成了重证。然后精神困顿萎靡。服用了承气汤，"重则下咽利弊""承气入胃，阴盛乃亡；桂枝下咽，阳盛乃毙"。张仲景《伤寒杂病论》就有这样的说法，即真阳不足。

下面吴又可又举了一个真阴不足的例子。他说真阴就是肾阴，就是元阴。"真阴不足，自然五液干枯，肌肤甲错。"五液就是人的唾液、眼泪等，各种滋润的液体，减少后皮肤就干枯，没有光泽，这感觉就好像鱼鳞一样。"甲错"就像一块一块的，摸上去手感特别不好。

"感邪虽重，应汗无汗"，受的邪气很重，该出汗，却没有汗。"应厥不厥"，手足冰凉，阳气出不来，就觉得是阴液不足。这样的人，也不能用承气汤。误用承气汤，"病益加重，以津液枯涸，邪气涩滞，无能输泄也"。就像是没有水，船不能行使，就治不好。

"凡遇此等"，遇见这样的证候，"不可以常法正治"。常法就是在表用白虎，在里用承气。"治之不及者，损之至也"，不及时给患者补虚，就会很快造成严重的虚损，甚至损伤性命。

补肾阳有肾气丸，回阳救逆用四逆汤，补阴有六味地黄，救急有大定风珠。大定风珠其实也是补阴为主，在这方子里有很多药味。

大定风珠是《温病条辨》的方子，不是吴又可的。方中用了白芍、生地、麦冬、麻仁，加上龟板、牡蛎、甘草、鳖甲，还有阿胶、鸡子黄。该方就是三甲复脉汤加鸡子黄。

《西游记》里的孙悟空，被芭蕉扇扇了一下就跑了很远，然后他就去求得了定风丹，吃下去后，再用芭蕉扇扇他，也不会被吹跑了。这是吴鞠通借用了《西游记》的故事来命名的。

吴又可还说，"瘟疫有四损"，是源于扁鹊论"损至脉"。吴又可说道："是故一损二损，轻者或可挽回，重者治之无益。"他说一损二损是轻证，可以治好；严重的，即使给他治疗，也治不回来。故说道："乃至三损四损，虽卢扁亦无所施矣。"

损证分成五损：一损、二损、三损、四损、五损，这是扁鹊提出的。他论脉的时候说"脉一息"；论人呼吸时说"一吸脉两动，气行三寸；一呼脉两动，气行三寸"，一呼一吸脉行六寸。扁鹊还说一昼夜脉围着身体要走多少"丈"，要转五十圈，即"昼夜五十度"。

脉太慢的叫"损脉"，心动过缓，即脉搏太慢了，该转圈的时候转圈慢，转得少。脏腑得不到气血的滋润，就容易衰竭死亡。一损二损三损，轻的是一损，重的二损，三损更重，四损五损就治不好了，就病危了。

吴又可说乃至三损四损，即使是卢医扁鹊，也无能为力了。扁鹊在卢这个地方行医的时候，被称为"卢医"。就好像四川的蒲辅周，到北京去后，被称为"北京名医"。

换句话说，我们说北京名医有蒲辅周，实际上他是四川人；"卢扁"指的是扁鹊，司马迁的《史记》记载，"扁鹊者，勃海郡郑人也"。所以这些称谓不一定是指他们的出生地。

吴又可说，"更以老少参之"，是说老人和小孩，更要看看是不是有虚、有损。"少年遇损，或可调治；老年遇损，多见治之不及者。"年轻人患了传染病虚损了，还能够给他治好；老年人患传染病虚损了，往往就病故了，"以枯魄独存，化源已绝，不复滋生也。"这就好像冬天的树枝一样，再下雨也不生叶，也就不行了。这些说法都是非常有道理的，此处不再展开说明

中医要靠理论自信，才能疗效自强。不学吴又可，无法承接张仲景的《伤寒杂病论》，也就不能够理解，或很难理解明清的温病学。因为是明清的温病学告诉我们，"阳明乃温病之渊薮"。想要读懂经典，就得通过理论学习，加上实践检验，才能够真正读懂。

理论是我们的指导思想，方药是我们的实用技术。所以我们要靠传承自觉，来助力体系自立，让中医既能治传染病，也能治各种杂病。

第17讲
温病学的崛起与发展

这一讲是论述温病学的崛起与发展的，非常重要。在中医药历史上，中医与传染病斗争了几千年，为什么到清代才出现温病学？

一、吴又可奠基，温病学崛起

温病学的崛起，不是空穴来风，它继承了前人的很多学术成就，到了时候就应该瓜熟蒂落。也就是说这个学说此时到了一个成熟的阶段，也就逐渐发展起来了，《温疫论》正好是一个桥梁。

《温疫论》在理论上进行了铺垫，它有伟大的发现，也有科学的预见，还有临床路径和诊疗方案。

《温疫论》的伟大发现，是指它发现了致病的途径。过去人们对传染病途径的认识多是风寒伤皮毛，从皮表而入，由太阳到阳明、少阳、太阴、少阴、厥阴这样一个由表入里的过程。到了明朝，吴又可《温疫论》说邪气从口鼻而入，这样对于我们防治传染病，对预防呼吸道的传染病从鼻子进入；预防消化道的传染病从口进入，都是一个伟大的发现。

他的科学预见，说明了很多传染病都是非风非寒非暑非湿，认为天地之间别有一种异气，这概括地说明了病毒和细菌这些微生物的存在。他虽然没有见着，但已经意识到。像吴又可说的，人病鸡不病，或者是鸡病鸭不病，猪病羊不病，都是被某个特殊的微生物所感染，他把这称为一种疫气（异气）。因此说吴又可的"异气"说、戾气说，最接近于微生物致病学说。

也就是说，吴又可在没有显微镜的情况下，预见了伤害人体的外来邪气，包含了微生物致病。所以我们说他有科学的预见，有伟大的发现。

不仅如此，他还有临床路径的详细分析。路径就是邪气从口鼻而入，然后邪伏膜原，后又从膜原出来。邪气进来后"外不在表，内不在里"。"表"就是体表，包括皮脉筋骨肉。"里"就是脏腑，尤其是胃、胃肠。吴又可强调邪气既不在表，又不在里，在的这个地方叫膜原。

邪气还会从膜原出来，出来就有路径，有传变。

按照此前热病学说，《素问·热论》中按照六经的次序传变，张仲景也认为按照六经传变，而吴又可提出不同。他说"疫有九传"，有九种传变方式，有的是向表；有的是向里；有的时候向表和向里同时开展，叫"表里分传"；还有表里分传再分传；还有表而再表；或者是里而再里；还有单表不里，单里不表，一共有九种方式。但是，九种传变方式又都不离表和里。

伤寒病在"六合"之中，而温病学不离阳明。

在表就需要用白虎汤一类的，让邪气从体表，通过自汗、战汗、狂汗等渠道排出去；或者通过发斑，斑有赤斑、有紫斑，还有紫云斑、桃花斑；或者通过发疹使邪气从表往外散，使邪气有出路；或者从里往下走，用承气汤来治疗。

这些理论奠基了温病学，清代的温病学家中有人提出"阳明乃温病之渊薮"，认为温病只局限于阳明，以白虎汤、承气汤这两个方子为主治疗，就能解决温病的基本问题。这是一个概括。

吴又可分析了很多的证候，还讲到了因病致虚、因虚发病，即虚人外感，或在热病过程中，一个本来不虚的人因为不能吃不能喝，还发热，逐渐消耗体质，最后出现虚损的情况。

这是很复杂的过程，外感和内伤不能完全分开。因此，我们说吴又可既有科学预见、伟大发现，还有临床路径，及整套方案。他的《温疫论》为温病学的崛起，奠定了很好的基础。

二、温病学萌芽，伯仲于伤寒

对于温病学，在古代就有相关记载。马王堆汉墓出土的医书里，就有关于温病的内容。江陵张家山汉墓出土的也是西汉时期入葬的，一种与之相似的书，也有相关内容。

马王堆出土的是帛书，里面有画着"引温病"的导引图，用呼吸吐纳表述了温病以后的办法。如患了温病，做全套的华佗五禽戏，一出汗，病就好了，这就叫"引温病"。

在江陵的张家山汉墓出土的《脉书》里就有记载："头身痛，汗不出而渴，为温。"这个温病观点，就是张仲景所说的"太阳病，发热而渴，不恶寒者，为温病"的来源。头也痛、身也痛，汗不出，口渴，不恶寒，就是"温"。这种情况，跟张仲景所说的是一样的。

《素问》里也提到了温病，"冬伤于寒，春必病温"。有些人"凡伤寒而成温者"，就是原来受了寒气，后来变成了温病。这里的温病是按季节划分的。"先夏至日为病温，后夏至日为病暑。"主要以夏至来划分，立春以后夏至之前发病，就叫温病。夏至并不是夏天的第一个节气，立夏了以后，"夏、满、芒、夏"，再经历几个节气，才到夏至，"夏至三庚"以后数伏。夏至以后为病暑，暑必夹湿，所以它除了热外，又有了湿气。

因此张仲景在《伤寒杂病论》里，就给温病下了一个定义："太阳病，发热而渴，不寒者为温病。"恶寒的不叫温病叫伤寒。他说四季里都有伤寒，温病是一个特殊的类型，是不恶寒的病。不恶寒，就说明体表没有怕冷的感觉，或者患者处在一个比较温暖的季节，春天或者是夏天，因此才不恶寒。

张仲景在"伤寒例"里说得更明确，"从立春节后，其中无暴大寒"。这是说立春以后，春暖花开，气温就上升，没有寒流，或没有突然来的大寒流，"又不冰雪"，这时候冰雪已经融化了，这个季节里已经没有冰雪。"然后有人壮热为病"，有人突然就发高热，不恶寒，"此春时阳气发于冬，伏寒变为温病"。

意思是这个季节已经春暖花开，阳气很盛，感受的邪气是潜伏在体内的冬天的寒气，寒气藏的时间长了，郁而化热。所以，这就是一个里热外发的温病，是伏气所致。

之后的很多医学家，对"太阳病，发热而渴，不寒者为温病"中的"太阳病"三个字，并没有解释清楚。金代的成无己作《注解伤寒论》，认为"太阳病"三字错了，这个地方不应该是太阳病，而应该是"阳明病"。因为太阳病的提纲证，为"太阳之为病，脉浮，头项强痛，而恶寒"。张仲景在《伤寒杂病论》里还说"少阳之为病，口苦咽干目眩""阳明之为病，胃家实是也"。书中对每一条经的病，都有一个提纲，都有一个概念。

太阳病"脉浮"，脉一摸是"浮"的。轻取即得，重按则减，就叫脉浮。再加上"头项强痛，而恶寒"，这才是太阳病。所以成无己认为，既然是"太阳病"了，那就得"恶寒"，且后边说的"不恶寒者，为温病"好像与太阳病没有关系。所以成无己说此处应该是"阳明病"，阳明病是"不恶寒，反恶热"的。

我认为成无己说错了。"不恶寒"是因为证本来是里热外发，而不是从表向里，没有太阳病的恶寒，也就不会有张仲景说的太阳病症候。从文词上来说，它是一个错解，不是一个正解。

为什么要说"太阳病"呢？《素问·热论》说："伤寒一日巨阳受之。"巨阳就是太阳，就是伤寒第一天在太阳，第二天到阳明，第三天到少阳，第四天到太阴，第五天到少阴，第六天到厥阴。六天就把三阴三阳都给传遍了，并且强调日期是决定治疗的关键因素。如果这样患者病情没有加重，就不会出现像

COVID-19 那样的"呼吸暴发",即细胞因子突然涌现,造成"大白肺"。"大白肺"就是有炎症了,呼吸衰竭,也就病重了。

如不出现表里同病的"两感伤寒",症状就会慢慢开始减轻,在第七天,太阳病就开始减轻了,第八天阳明病减轻了,逐渐到第十二天的时候,六经都减轻了,这人就要好了。因此《素问·热论》里就说,"其死亡者,皆在六七日之间;其痊愈者,皆在十日之上。"这是说患了"热病",死的人都在六七天就死了,好的人得超过十天。这是根据六经传变,而得出的一个过程。

张仲景也是遵循了《黄帝内经》的思想,他用六经辨证,学的就是《素问·热论》。"热论"就是用六经来分类证候,也有人称之为辨证。我觉得与其说它是辨证,不如说它主要强调的是"日期"。《黄帝内经》里边强调的是发病日期,三天以前要用汗法来治疗,不管是针刺,或者用别的方法,只要三天之前出了汗就好了;三天以后就不能用汗法了,要用泄法。这个泄是疏泄的泄,不是泻下的"泻"。泻下是让人服承气汤等,用大黄、芒硝通过肠道去泻。

张仲景在"伤寒例"里,就把"泄"字,改成了"泻"。而《黄帝内经》用的是疏泄的"泄",是指要扎针,用针刺来泄热,用"五十九刺"。

三、张仲景的温病,不用解表

张仲景在《伤寒杂病论》里,对伤寒和温病的关系做了很好的处理。若是伤寒病,发病就有表证,有恶寒;有恶寒,就可以用麻黄汤、桂枝汤、青龙汤来治疗。而温病,发热而渴不恶寒,不恶寒就不需要使用麻黄汤、桂枝汤。

麻黄汤、桂枝汤是辛温的,可以把毛孔打开,让汗出去,所以认为麻黄汤、桂枝汤"辛散"。因此,张仲景只要见了恶寒的外感热病,不管是哪一种,他肯定会用麻黄汤、桂枝汤。

恶寒了用麻黄汤、桂枝汤开表，或者调和营卫，让其出汗就好；如果不恶寒，他就绝对不会用。没有恶寒证候，里面发热而渴，这时候就该用白虎汤，或用柴胡汤。如再加上呕吐、腹胀腹痛、便秘这些症状，他就用承气汤，或者陷胸汤，让里热从下而走。

因此在张仲景的著作里，不会有混乱。但是后世就乱了，有的人在学习《伤寒杂病论》的时候，又学习了《黄帝内经》，或者学习了华佗，华佗有"六部传变"，不是六经。《汤液经》是"六合辨证"，既不是按六经，也不是按六部。

六合是青龙、白虎、朱雀、玄武、阴旦、阳旦这些辨证的方法。所以，在张仲景之前，就有不同的方法了。温病的概念，也逐渐发生了变化。

我在中国中医基础医学杂志上发表过一篇文章，提出了"广义狭义温病论"，强调"温病"也分广义和狭义。在学伤寒的时候，会发现很多人都提过这个观点。狭义的伤寒，只发生在冬天，而广义的伤寒，四季都有。夏天在空调屋里、电扇底下，也可以受凉。或者古代人，在大树下边，或者开着窗户睡觉，也可以着凉，下雨以后着凉，夏天可以伤寒。所以，四季都可以有伤寒。但是，很多人不知道，温病也有狭义、广义之分。

狭义的温病，只发生在春天，而且没有表证，一来就是口渴，发热。

后来因为温病的概念扩展了，温病概念也就混乱了。人们说温病不再单纯发生在春天，在其他季节也有，冬天有温病，秋天、夏天也有温病，即四季都有温病。并且，温病一来就会恶寒。所以广义温病与伤寒的范围重叠了，证候也重叠了。

我当年在读硕士的时候，写的《宋金元伤寒学术源流》论文，就讨论了这个事。我曾经用过一个题目，"广义温病取代广义伤寒"，对于这个提法，刘渡舟先生不同意，他说不能说"取代"，各是各的概念，各有各的概念演化，仔细思考后，我觉得刘先生的主张是对的。

四、后世谈温病，背离张仲景

温病的概念，是一个逐渐变化的过程，由一个狭隘的，发生在里面的伏气温病概念，逐渐扩展。

后世温的范围，逐渐跟伤寒的概念重叠了。不能说它就是取代了伤寒，它不能取代。两者在历史上不断演化，形成不同的学说。

那么，具体是从什么时候开始，发生了概念的复杂化呢？我想应该是从《肘后方》开始的，葛洪说："伤寒、时行、瘟疫，三名同一种耳，原本小异。"伤寒、时行和瘟疫，本来是一个事情。我觉得从外感病来说，他这样说也没有错，伤寒、时行（时行就是按时流行）、瘟疫，都包括了传染病，"同一种耳"指的就是传染病。葛洪还说了三者又有点不一样，后边的论述就有些自相矛盾。"其冬月伤于寒，或疾行力作，汗出得风冷，至夏发，名为伤寒。"葛洪这样说，我猜测他另有依据，但是这个说法跟《黄帝内经》不一样，与张仲景也不一样。

冬月伤寒到夏天发的时候，勉强可以叫"伏气"伤寒，对这种情况，葛洪说到夏天发病应该叫温病。是他写错了吗？我猜想他是凭记忆写的，记不准确了。

过去没有线装书，都写到竹简上，或者写到白绸子上，翻阅不容易，抄书都是凭印象写。但是将夏天得病，称为伤寒，也没有问题，起码它可以是个广义伤寒，而不是一个狭义伤寒，狭义伤寒应该在冬天。

葛洪说"冬伤于寒"，这是第一句，后面说，"其冬月不甚寒，多暖气及西风，使人骨节缓堕，受病至春发，名为时行"。关于"时行"这个词，他的理解和别人的理解不一样。

当时没有这个气候，也不应该有这个气候，比如春天应该是温气，突然来了点凉气，那就叫"时行"，有一定时期性。这是按季节来说的，四时有常气，非其时而有其气，叫"时行"。在这个季节里，应该有的气，是正气；这个"时行"是邪气，因是不同季节而流行的，且多为寒气。

葛洪说"其年岁中，有疠气，兼挟鬼毒相注，名为温病。"他说的这个概念与张仲景，及在他之前的著作所描述的都不一样。

葛洪是个大学问家，他接着说"如此诊候并相似，又贵胜雅言，总名伤寒。世俗因号为时行，道术符刻言五温，亦复殊，大归终止是共途也。"这就将各病之间的界限模糊了，说的都是传染病，他说就不用分那么细。他说："然自有阳明、少阴、阴毒、阳毒为异耳，少阴病例不发热，而腹满下痢，最难治也。"他说少阴病最难治，张仲景的少阴病要用四逆汤来回阳救逆。因为伤寒阳气衰竭了，就有可能死亡。

葛洪是西晋的人，到了东晋，有一个著名的医学家陈延之，他写的《小品方》就不同意葛洪的这个说法，并且引经据典，加以争鸣。

陈延之说："古今相传，称伤寒为难疗之疾，时行瘟疫是毒病之气，而论治者不判伤寒与时行瘟疫为疫气耳。云伤寒是雅士之辞，天行瘟疫是田舍间号耳，不说病之异同也。考之众经，其实殊矣。所宜不同，方说宜辨，是以略述其要。《经》言：春气温和，夏气暑热，秋气清凉，冬气冰冽，此四时正气之序也。冬时严寒，万类深藏，君子周密，则不伤于寒。或触冒之者，乃为伤寒耳。其伤于四时之气，皆能为病，而以伤寒为毒者，以其最为杀厉之气也。中而即病，名曰伤寒；不即病者，其寒毒藏于肌骨中，至春变为温病，至夏变为暑病。暑病热极，重于温也。是以辛苦之人，春夏多温热病者，皆由冬时触冒寒冷之所致，非时行之气也。凡时行者，是春时应暖，而反大寒；夏时应热，而反大冷；秋时应凉，而反大热；冬时应寒，而反大温。此非其时而有其气，是以一岁之中，长幼之病多相似者，则时行之气也。伤寒之病，逐日深浅，以施方治。今世人得伤寒，或始不早治，或治不主病，或日数久淹，困乃告师。师苟（不）依方次第而疗，则不中病。皆宜临时消息制方，乃有效也。"

陈延之引的"经"是《阴阳大论》，这个著作张仲景也引用过，也用来进行分析。他对葛洪关于温病的概念，表示了不赞同。

温病有恶寒观念的萌芽，是逐渐形成的，是在北宋提出来的。

北宋朱肱著有《南阳活人书》，又叫《类证活人书》。他提出"夏至以前，发热恶寒，头身疼痛，脉浮紧，此名温病也。"首先提出夏天有表证的，且头身痛的，叫温病。

朱肱的观念对后人影响很大。南宋有一位名医叫郭雍，他在《张仲景伤寒补亡论》里说"医家论温病多误者，盖以温病为别一种"，只把温病当成了另外一种，"不思冬伤于寒，至春发者，谓之温病"。这又是说冬天伤了寒，到夏天和春天发出来，叫温病。又说："冬不伤寒，而春自感风寒、温气而病者，亦谓之温。"这就是如果在冬天没有感受伤寒，在春天感风寒了也叫温病。他还说"及春有非常之气，中人为疫者，亦谓之温。三者之温，自有不同也。"

冬天伤了寒，到春天发的无表证的叫温病；春天感受风寒，有表证的也叫温病；春天流行的疫气，这些非时之气（"时行"）导致的疾病也叫温病。

所以郭雍的这一学说，把温病的范围扩展了。张仲景所说的"太阳病，发热而渴，不恶寒者，为温病"，也就逐渐演变了，被后人模糊了。这一模糊，就造成了寒温之间的关系复杂了。

张仲景提的温病概念，在江陵张家山汉墓有根据。我不是说一定要贯彻张仲景的概念，只是要弄清张仲景说的温病是什么，不要误解了张仲景。

张仲景的本意是太阳病发热而渴，不恶寒叫温病；恶寒的不叫温病。所以张仲景是辨证论治，不管什么季节，只要发热口渴不恶寒就是温病。

温病不能用辛温解表的那些方子来治，这是一个非常重要的原则。很多人没有明白"太阳病"的含义，它不是提纲证，而是发病第一天，还有几条可以作为证据。

如张仲景说："阳明病，脉迟，汗出多，微恶寒者，表未解也。可发汗，宜桂枝汤。"阳明病的提纲证叫"胃家实是也"。阳明病就是发热口渴，不恶寒，反恶热。有恶寒，就不是阳明病，就不能用桂枝汤，桂枝汤证也不是阳明病。其实，这个"阳明病"，就是发病第二天的意思，是得病第二天了，还微恶寒，表也没有解。阳明病本来就是入里了，表在太阳，阳明是里，这时候再用桂枝汤，这就不对了。所以，这里的阳明病不是证。

又说："阳明病脉浮，无汗而喘者，发汗则愈，宜麻黄汤。"太阳病有麻黄汤，到了阳明病，并没有麻黄汤证了。同样的道理，这个"阳明病"指的就是"发病第二天"。

《黄帝内经》说，"一日太阳，二日阳明"，而张仲景是按照证候来治的，说"观其脉证，知犯何逆，随证治之"。张仲景不强调是第几天，强调的是证候，有这个证，就用这个药，不管是第几天有这病。张仲景的做法，按《黄帝内经》来理解是不行的。

《黄帝内经》说三天之前用汗法，三天以后用泄法，是根据发病日期决定治法，这是一个不能够逾越的鸿沟。《黄帝内经》里特别强调的，就是日期。"一日巨阳，二日阳明，三日少阳"，严格按着日期操作，不可商量，即第一天走到哪儿，第二天走到哪儿，是固定不变的。

张仲景不是这样认为的，他在经文里，经常说"伤寒三四日""四五日""五六日""七八日""十日以上""十三日"……他并没有具体到哪一天，对日期是一个"或然"之词，不是必定的。而《黄帝内经》里边是必定的。所以"阳明"，即发病第二天，不是"胃家实"，不是阳明病的"提纲证"。

还有的人说太阳有表有里，阳明也有表有里，阳明的表就是桂枝汤证，或者叫阳明的伤寒，即"阳明经伤寒证"。但是这样就乱了套了，越说越乱。

又说"六经都有表里"，说表是经脉，里是脏腑，不是六经都有恶寒表证。这样说混淆了表证与里证、经脉与脏腑的概念，是不容易讲通的。

病是一个过程，疾病在过程中，到底是在表还是在里？张仲景特别强调表里，说"急当救表，急当救里"。认为病在表、在里，表不解的不能攻里。

他特别讲究表里，是因为受了《素问·热论》的影响，一个人不能够脱离时代，他说话的时代。当时，人们都知道《素问》说的一日太阳，二日阳明，所以他的书里，也有一些遗留下来的痕迹。

五、清代广义温病，需要发汗解表

清代温病学诞生的时候，吴鞠通把张仲景所说的概念否定了。

吴鞠通《温病条辨·下焦》说："温病者，有风温，有温热，有温疫，有温毒，有暑温，有湿温，有秋燥，有冬温，有温疟。"他说了九种温病。

吴鞠通所说的九种温病，几乎把张仲景时代所说的伤寒全给概括了，剩下的只有一个狭义伤寒。

张仲景的"伤寒例"里边，说了十多种传染病都属于伤寒，吴鞠通说九种温病都属于"温病"，所以他说的温病覆盖的面非常宽。

对于"伤寒例"的论述，吴鞠通说，"此九条温病，见于王叔和伤寒例中居多"。他认为"伤寒例"不是张仲景的，是王叔和加上的。"叔和又牵引《难经》之文，以神其说"。《难经》之文就是"伤寒有五"，那时候的广义伤寒学说。"伤寒有几？""伤寒有五。"

广义伤寒里，有伤寒，有中风，有温病，有热病，有湿温，所以伤寒有五种。广义伤寒包括了四季的外感热病。广义伤寒中，伤寒是冬天的，中风是春天的，热病是夏天的，还有湿温是秋天的。所以基本上是把春夏秋冬的传染病，全都包括到伤寒里了。

《难经》是这样说的，吴鞠通说王叔和把《难经》的文字扩展了。他说"按时推病"，按时代来说，"实有是证"，王叔和说不同季节都有疫病，那是对的，不能说没有，"叔和治病时，亦实遇是证"。王叔和治病的时候，也确实遇到了那么多的外感病、四季的传染病，"但叔和不能别立治法，而叙于'伤寒例'中，实属蒙混"。

吴鞠通说王叔和这种做法是一种蒙混，把张仲景的方子给弄乱套了。"以《伤寒杂病论》为外感之妙法，遂将一切外感，悉收入'伤寒例'中，而悉以治伤寒之法治之"，都用伤寒的法来治温病，把温病、热病全都治了，将它装到"伤寒例"里。吴鞠通说这是错误的，他是不同意的。

叶天士著有《温热论》和《三时伏气外感篇》，将春温、风温、暑温、湿温、秋燥四季的热病，都归为温病，就成了一个广义的温病，温病就"扩军"了。这就等于四季都有温病。

随着广义温病与广义伤寒的重叠，所覆盖的病症重叠了，他们有了一套新的辨证方法。现在温病学教材认为，温病与伤寒，均有恶寒的表证，区别在于温病恶寒轻，热重；而伤寒是恶寒重，而发热轻。

其实，光靠发热的轻重，是无法区别伤寒和温病的，从临床上也是区别不了的。在证候上说，伤寒不比温病恶寒重，温病的"恶寒轻"，不可能轻于伤寒的恶风。恶寒是没有风的时候还觉得冷，盖被子、穿厚衣服，也解决不了这个冷，在火边上烤着身上还是冷。因为毛孔是闭塞的，汗出不来，就觉着冷，觉得外面跟有风似的。

恶风就是刮风的时候觉得冷，小风一吹有点冷；若不刮风则没事，就叫恶风。所以"恶寒轻"，不可能轻于伤寒的恶风，这两个是无法区别谁轻谁重。

"发热重"，也达不到壮热烦渴的气分证，不到阳明阶段，没有壮热。既然是温病的卫分证，就不可能有那么高的热。而且，桂枝汤证，可见鼻鸣、干呕这样的症状。鼻子不通气，还有胃气上逆，说明肺气不利很严重。

麻黄汤证是"无汗而喘"。麻黄汤、桂枝汤所治疗的病，里热也不是很轻，不是光打个喷嚏，身上一冷就结束了。寒邪束表，肺气不利，不能宣发，病情还是很重的。并且麻黄汤、桂枝汤，都可以用于"脉浮数"。

张仲景说，"脉浮而数，可发汗，宜桂枝汤"，所以桂枝汤可以用于"脉浮而数"，可发汗；"服桂枝汤，大汗出，脉洪大者，与桂枝汤如前法"。这都是张仲景的话，在用药上可以看出来，麻黄汤、桂枝汤治疗的热，并不是低热，也可以是相对比较重的热。

叶天士和吴鞠通的认识不是直接来自吴又可，还有其他一些人给他们做铺垫。就比如杨栗山的升降散，以及其他一些人和观点，都对他们有启发。

六、喻嘉言论温病，类编仲景方剂

喻嘉言也是温病学发展中的一位奠基人，是清初的一位医学家，著有《尚论张仲景伤寒论三百九十七法》。他说："仲景书详于治伤寒，略于治温暑。"他根据自己的研究，把张仲景的著作中伤寒与温病的证候，作了对比总结。

对此，喻嘉言展开了论述。

喻嘉言认为温病、热病的成因，一为冬伤于寒，二是肾不藏精，三是伤于寒与不藏精同时存在。关于这一观点，我师父邓铁涛先生非常欣赏，他说喻嘉言所说的冬伤于寒不藏精者春得温病，"肾不藏精"是非常重要的，强调了内在正气的重要性。"冬伤于寒"是外因，还是指的邪气。肾脏不藏精是发病的关键，喻嘉言强调了这一点。

若伤寒和不藏精同时存在，这个人就特别容易发病。一个人如果肾藏精，即肾精不虚，冬伤于寒时，他就得病轻；如果肾不藏精，得病就重。

喻嘉言说："以故温病之人，邪退而阴气犹存一线者，方可得生。"邪气退了，要固护阴液。这就同温病学家提出的"有一份阴液，便有一份生机"说法一样。喻嘉言也继承了吴又可"邪气从口鼻而入"的主张，但是他对吴又可的学说有许多不同的说法。吴又可说："有谓疫邪无形象，声臭定时，定方可言，是以一岁之中长幼莫不病此，至于伤寒者百无一二。"他说："治法非疏里则表不透，非战汗则病不解，愈暮愈远。"他对吴又可的有些治法是不赞成的，说道："究竟所指之疫，仍为伤寒、伤温、伤暑热之正病，疏里，则下早可知。"他认为用承气汤用得有点早，这是不对的。"战汗，则失表可知"，患者需要"战汗"来解决的时候，实际上是该发表的时候没发表，所以才走到了这一步，"只足自呈败阙耳"。

学术创新推广不易，不同的医学家互相争鸣，是"有论必争"。所以他们之间有继承，也有一些不同的观点。

喻嘉言论温病，提出了三焦辨证，他是受到了《伤寒杂病论·平脉法》的启发，如"清邪中于上焦，浊邪中于下焦。清邪中上，名曰洁也。浊邪中下，名曰浑也。""赤文绿字，开天辟地之宝符，人自不识耳"，他从字里行间体会到微言大义，可以从上焦、下焦、中焦解决问题。

喻嘉言在有些地方，也引用了吴又可的观点，他说："谓人之鼻气通于天，故阳中雾露之邪者为清邪，从鼻息而上入于阳，入则发热头痛、项强颈挛，正与俗称大头瘟、虾蟆瘟之说符也。"这样的学说与吴又可的说法是符合的。他接着说："人之口气通于地，故阴中水土之邪者，为饮食浊味，从口舌而下入于阴。""从口鼻而入"的传播途径是吴又可提出来的，说邪气不是从体表进来，而是从口鼻而入，伏于膜原。

这也就是说，喻嘉言虽然对吴又可有微词，有批评，但还有认可，也是用了他的一些观点。这个传播途径学说影响了很多人，后来的温病学家也是采纳了这个观点。如叶天士说的"温邪上受首先犯肺"，然后"逆传心包"，也是学习了吴又可。

喻嘉言在吴又可的基础上说，"从鼻从口所入之邪，必先注中焦"，即从口鼻进入的邪气，到了中焦，然后"依次分布上下"。其实这到了中焦再依次分布上下，就是吴又可说的"邪出膜原"后，向上向下传播的过程。喻嘉言又说："故中焦受邪，因而不治。中焦不治，则胃中为浊，营卫不通，血凝不流，其酿变，即现中焦。"邪气传变后，表现在中焦的，有瓜瓤瘟、疙瘩瘟等证。

他说的这些病症，都是学的吴又可的"邪气从口鼻而入"观点。喻嘉言非常重视临床，提出用三焦辨证，在治法上他说"未病前""预饮芳香正气药，则邪不能入，此为上也"。这就是"治未病"，即预防为先。

他提出要用芳香避秽的药来预防，这类药能够避免邪气，"邪既入，急以逐秽为第一义"。感染了邪气后，赶紧用芳香药物逐秽，就可以起到效果。达原饮也是这样的作用。达原饮中的槟榔、厚朴、草果，都能够逐邪。

喻嘉言说："上焦如雾，升而逐之，兼以解毒；中焦如沤，疏而逐之，兼以解毒；下焦如渎，决而逐之，兼以解毒。""解毒"的这个思想，喻嘉言解释得很好。他说上焦像雾气缭绕的一个环境，所以要升散，通过解表、升提的方法而逐邪气。升是升提，辛温解表、辛凉解表都是向上向外，所以叫升。让邪气"升"，达到驱逐邪气、从表而解的目的。

"中焦如沤"，中焦就好像一个沤麻的地方，又像腐熟水谷的地方，在这个地方，就要通过承气汤泻下的方法，即"疏而逐之，兼以解毒"。

"下焦如渎"，下焦就像水沟水渠一样，这时给它一个决口，就能够解决问题，即可以通过利小便来解毒。

"解毒以后，营卫既通，乘势追拔，勿使潜滋"，这就是喻嘉言提出的一个治法。喻嘉言在书里还提到了"解肌法"，解肌法的方子有桂枝汤、桂枝加葛根汤、升麻葛根汤、葛根柴胡汤、葛根葱白汤、葛根黄芩黄连汤，这些方子都是运用的"解肌法"。

"解肌以后病不去，反而恶寒者"，要用芍药甘草附子汤，他说"脉细身倦者方可服"。即喝这个方子的患者有少阴病的特点。"解肌后身痛者，用桂枝加芍药人参新加汤"；解肌以后出汗过多的，要用桂枝甘草汤；"脐下悸"的，要用茯苓桂枝甘草大枣汤。这些都是张仲景的方子。解肌发汗后还会有些变证，他也都一一将方子罗列下来。在"吐法"里，用瓜蒂散；在"清热方"里，用白虎汤、白虎加人参汤、白虎加苍术汤、白虎加桂枝汤，以及玄参升麻汤、升麻栀子汤、竹叶石膏汤、竹叶汤等。由此可见，喻嘉言把张仲景的这些方药，都用来治温病了。

张仲景《伤寒杂病论》中的这些药方本来是治伤寒的，喻嘉言将它们重新排列，用来治温病，这个温病治法就像葛又文发明的清肺排毒汤一样。

COVID-19到底是温病，还是伤寒呢？若说它是伤寒，那么葛又文的方子就是源于伤寒；若说它是温病，葛又文确实又把原来的方药改了。张仲景的方子都是药味少，用量重。而葛又文的清肺排毒汤，没有用张仲景《伤寒杂病论》处方的名字，用药的特点是"药味多、用量轻"，这是温病学所强调的特点。它与辛凉解表药有些相似，麻杏甘石汤就用了石膏。在当代，葛又文也很善于化裁使用张仲景的方子，像这样的经验，葛又文还有。

喻嘉言实际上也是化裁了经方，来治温病，就是把张仲景的这些方子，加减变化，就能够在当时取得疗效。所以喻嘉言为后世的温病学，提供了一系列方药。如和解方有小柴胡汤、小柴胡加桂枝汤、柴胡去半夏加人参瓜蒌汤、小柴胡去人参加五味子汤、小柴胡加芒硝汤。

疏风方有荆芥散、独活汤，这都是后世的方子，不是张仲景的了，还有《金匮》风引汤、续命汤，这些是唐朝的《千金方》的方子。

"分利"诸方有五苓散、猪苓散、天水散（天水散是后世的）、辰砂天水散、牡蛎泽泻散。还有"开结诸方"，三物小陷胸汤、三物白散，这是张仲景的方。

"下方"里边，用的是大承气汤、调胃承气汤、大柴胡汤。

"解毒诸方"，有很多，有黄连解毒汤、黄连汤、黄连阿胶汤、黄连泻心汤、黄连龙骨汤、黄连犀角汤、黄连橘皮汤、黑膏等。

"补法"里有黄芪建中汤、小建中汤、理中汤、温中汤、治中汤。

他运用的方还有"养血生津"的酸枣仁汤、芍药甘草汤、阿胶散、大青龙汤、炙甘草汤、五味子汤等；"养血滋阴"的犀角地黄汤。书里边还有一些其他内容，也被吴鞠通《温病条辨》吸收了。

所以可以说温病学家治温病的，都离不开这些方子，这些方子也为后世的温病学既提供了法则（三焦辨证），也提供了系列的方药。

七、周扬俊谈温病，温热暑疫成全书

清代早期，温病学几乎就要呼之欲出了，这也就是到了温病学出现的时候了。周扬俊在清朝建立十多年的时候出了一本书，叫《温热暑疫全书》，其中也转引了喻嘉言的瘟疫学说。他说，"后世治疫之法，未有定见"，如上焦如雾，上中下三焦辨证，是非常重要的，应该重视。

"凡病伤寒最重，温热尤烈，伤寒仅在一时，温热暑疫，每发三季，为时既久，病者益多。"这本书应该是综合起来论述的，弥补《伤寒杂病论》的不足。

他认为《伤寒杂病论》只适合在冬天用，其他季节要用他总结的《温热暑疫全书》。这种说法把张仲景"靠边化"了，仿佛是在说，张仲景只能在冬天"有活干"，其他三季"就别出来了"。我们有这么多书，温病、热病、暑病、疫病都全了。这就是学说的慢慢改变。把张仲景的内容，悄悄地运过来，然后贴上新的标签，不再用他的著作了。

周扬俊也是大力反对用温热药治温病，他举了一个例子，如仍用温热药"圣散子"治温病。"圣散子"是苏东坡送给庞安常的一个方子。庞安常在《伤寒总病论》里记载了苏东坡当时特别推崇的"圣散子"，它里边就用了一些热药。后世有的人就学习它，朱肱也用过圣散子。

实际上，苏东坡送给庞安常的"圣散子"，不光朱肱用，后世人们也用。赶上传染病来了，很多人吃了，也许有作用，但是没有记载，不管用的却很多，甚至还死了很多人。所以很多人就说，苏东坡不是医生，只是业余爱好者，大家吃了他弄的秘方，结果都没治好，就批评他。

苏轼云："昔览《千金方》三建散，于病无所不治，而孙思邈特为著论，以谓此方用药节度不近人情，至于救急，其特验异，乃知神物，效灵不拘常治。至理所感，智不能知。今余所得圣散子，殆类此也欤？自古论病，唯伤寒至危急，表里虚实，日数证候，应汗应下之法，差之毫厘，辄至不救。而用圣散子者，一切不问阴阳、二感，或额微汗，正尔无虑，药性小热，而阳毒发狂之类，入口即觉清凉，此殆不可以常理诘也。时疫流行，平日辄煮一釜，不问老少良贱，各饮一大盏，则其气不入其门。平居无病，能空腹一服，则饮食快美，百疾不生。真济世卫家之宝也！其方不知所从来，而故人巢君，毂世宝之。以此治疾，百不失一二。余既得之，谪居黄州，适发大疫，所全活至不可数。巢君初甚惜此方，指江水为盟，约不传人。余窃隘之，乃以传蕲水人庞君安常。庞以医闻于世，又善著书，故以授之。且使巢君之名，与此方同不朽也。其用药如下：肉豆蔻十个、木猪苓、石菖蒲、茯苓、高良姜、独活、柴胡、吴茱萸、炮附子、麻黄、厚朴、藁本、芍药、枳壳、白术、泽泻、藿香、苍术、防风、细辛、姜半夏各半两，甘草一两。"

《伤寒杂病论》对此方没有多加评论，而是将其归于"时行寒疫治法"中，后人不察，误用于一切时行热病，致蒙害者不可胜计。

这也从反面说明，治外感热病，特别是里热外发的时行疫病，当用清解凉药，误用温热则后果堪虞。

其实，大家对苏东坡也有误解，他当时就指明圣散子"药性小热"，治的就是"寒疫"、寒湿疫，是治疗传染病里边偏于寒湿的证候。所以圣散子里有一些温热药，就相当于一个解表药，也相当于清肺排毒汤之类的方子。清肺排毒汤也不能够从一开始就用，想要所有的证候都合适，我认为需要加减，不辨证就将它广覆盖，并不能解决所有的问题。

周扬俊批评了一系列的医学家，他赞成的只有张仲景、李东垣、张凤逵（著《伤暑全书》）、吴又可、喻嘉言等几人。他对喻嘉言关于温病少阴证的治疗，也持批评意见，"所伤者寒也，所病者温也"，受的邪气是寒邪，所得的病症叫温病；"所伏者少阴也，所发者少阳也"，他认为虽伏少阴，但是从少阳发出来的。他强调还是要辨证，认为喻嘉言辨得不准确。

当然在温病四大家之前，还有比较有名的医学家郭志遂，他在 1675 年出版了《痧胀玉衡》。还有一个人叫戴天章，他出版了《瘟疫明辨》，既学习了吴又可，又给温病学做了铺垫。

因此，叶天士在清朝中期，提出的卫气营血辨证理论非常重要。他说温病也是分阶段的，刚开始的时候，叫卫分证，然后为气分证，再往后发展就成了营分证，到最后为血分证，称为卫气营血辨证，分四阶段论治。

八、温病四大家，承先启后集大成

叶天士在《温热论》里说："大凡看法，卫之后，方言气；营之后，方言血。""在卫汗之可也"，在卫分的时候需要发汗；到了气分后，才能够用清热的药，白虎汤用于气分。"入营犹可透热转气"，到了营分，出现了神昏谵语、斑疹隐隐，还没发出来的时候，仍然可以用透热转气，可以用犀角、玄参、羚羊角等药物。"入血就恐耗血动血，直须凉血散血。"入血分后表现为出血，鼻衄或是齿衄，或者是斑疹透露，即斑疹发出来了，这时候就要凉血散血，用犀角地黄汤，如生地、牡丹皮、阿胶、赤芍等药。

"否则前后不循缓急之法，虑其动手便错，反致慌张矣。"因此可以看到，叶天士所说的卫分证，就是需要解表，需要发汗的。这也就是张仲景所说的太阳病，只是说的词不一样。当然叶天士也有自己的说法，"伤寒之邪，流连在表，然后化热入里。温邪则热变最速，未传心包，邪尚在肺，肺主气，其合皮毛，故云在表。"

叶天士把吴又可"邪气从口鼻而入"的观点，和张仲景的观点进行了融合。他说在表，就是在体表，不是说在"膜原"，不用膜原学说，而用卫气营血来论述疾病逐渐发展变化的过程。

吴鞠通又在叶天士的后面继续了温病学的发展，他紧接着叶天士的《叶氏医案》，撰写了《温病条辨》。

《温病条辨·杂说》说道："治上焦如羽，非轻不举；治中焦如衡，非平不安；治下焦如权，非重不沉。"吴鞠通提出用三焦辨证治疗温病，疾病从上焦开始，然后到下焦结束。"始上焦，终下焦"，这是吴鞠通的一个论点。

还有薛生白，著有《湿温条辨》，注重治疗湿热。

王孟英，著有《温热经纬》。叶天士、吴鞠通、薛生白、王孟英四人，被称为"温病四大家"。至此，温病学就建立了，他们的学说与伤寒的区别，其一主要是在解表的差异，是用辛温，还是用辛凉解表。其二就是热病的后期，是阳气衰竭，还是阴气衰竭。

除了这些不同，伤寒和温病互相还有联系。但是到后世，又出现了一些新的治法，像解毒和养阴，都是不一样的。因此，在中医学逐渐发展的过程，诊治传染病的模式，也在不断地变化，后面我们还要进行讨论。

温病学的崛起和发展，就是这样一个过程，承接了《黄帝内经》《难经》《伤寒杂病论》，然后把吴又可的《温疫论》发挥到极致。

吴又可奠立了基础，才逐渐有了清代的温病学。所以温病学是一个逐渐发展的过程，是一个承前启后的过程。

第18讲
新中国成立后中医救治传染病

一、新中国成立前后治疗传染病可圈可点

新中国成立之前中医治疗传染病，也有很多可圈可点的事迹。当时在上海，很多人治传染病用的都是叶天士的经验，以"轻剂"著称，但是轻剂有时候治不好重症。甚至有的医生自己的孩子就因为传染病而夭折了。然后再有危重症，很多人就请祝味菊先生去诊治。

祝味菊先生善用附子，救了很多患者的命。当时的传染病，很多人认为就是温病。对于温病，有的人一治就好了，有的人到了危重阶段，尤其是到了疫病后期，正气衰竭就需要用附子，不用附子可能就救不回来。因此，祝味菊先生得了"祝附子"的雅号。

章次公先生在上海的时候，也治了很多传染病患者。他吸收了一些现代医学的知识，用的也是扶正强心的中药。章次公先生虽用现代医学"强心"一词，其实也是用的一些中药，是能够回阳救逆的药物，像人参、附子，或者是黄芪，认为这些药物能益气强心，解救危困。

我的师父朱良春先生，在南通治疗了很多斑疹伤寒，还有霍乱，用"表里和解丹"和"三黄丸"治疗登革热。他还在震旦医院治疗过霍乱，也取得了很好的效果。

中医学发展的道路有一些曲折，但新中国成立后，党领导

鼓励西医学习中医，办中医研究院，建立中医学院。我国中医研究院在 1955 年 12 月成立，最早的四所中医学院在 1956 年建立。这种改革逐步推进中医走进医院，这些年来，人们逐渐思考中医是不是科学，是不是有效，到底是一个没落的、腐朽的学术体系还是一个非常先进的、有实用价值的学术体系。中医药经历了大规模的社会实践检验，尤其是石家庄中医郭可明治乙脑的事情，让中医药的有效性得到了证实，这是一个令人振奋的证据。

二、路志正先生调研郭可明治乙脑

郭可明老先生在 1954 年积极响应政府的号召，放弃了私人诊所，进入了石家庄市传染医院参加工作，当时传染病很多，尤其是乙脑。

当时石家庄市卫生局的局长袁以群组织了乙脑治疗组，一共七个人，有中医也有西医。以郭可明为代表的医生们在石家庄市传染病医院，开展救治工作，成功救治了很多的乙脑患者，效果非常好。

当时乙型脑炎病死率在 30% 左右。很多人即使病好了，其中还有 10% 的人有精神失常、失语、痴呆、偏瘫、智力减退等后遗症。

乙型脑炎多是通过蚊虫吸血的途径传染的，急性期过去之后，很多人会留下一些后遗症。因该病急性期主要是高热，颅内压高造成了一些不可逆的损害。1952 年，原卫生部规定流行性乙型脑炎是 22 种传染病之一，一旦发现该病，需要到公立医院去治疗；私人开业的医生和普通群众，接触或感染后必须报告行政机关，进行隔离治疗，进行消毒，防止蔓延。

郭可明先生如果不进入传染病医院，就没有机会参与乙脑的治疗。当时不允许个体诊所和医生治疗乙脑，患者必须到医院里进行诊治。所以，医院也是一个平台，医生没有平台，也是很难发挥所长的。

郭可明先生到传染医院后，加入了治乙脑的小组。他在小组里边尽心尽力，当时治疗了几十位患者，全部痊愈，无一例死亡，疗效百分之百。因此，石家庄市卫生局的局长袁以群就把郭可明的经验报给了卫生厅。

当时河北省的省政府在保定，石家庄是一个专区，传染病医院就是一个地市级医院。袁以群把郭可明的经验报给河北省卫生厅，然后该报告又从省卫生厅报告到北京的卫生部。

路志正先生是 1952 年进的卫生部，在此之前，他在北京参加了中医进修学校，学习了一些西医知识。更早之前，路老在卢沟桥事变后，结束了学习中医的过程，开始了自己行医之路。也就是说，到新中国成立，路老已经行医十年之久。新中国成立后，政府办中医进修班，他就到了北京去学习，学习完后，才进的卫生部。

原卫生部当时没有中医司，路老在医政司中医技术指导科工作。后来，中医司成立，薛和昉被任命中医司的司长。薛和昉就派路志正先生到石家庄进行实地调查，看袁以群局长报上来的经验是否可信。

郭可明先生治好了乙脑患者的经验，并不是自己报到中央卫生部去，而是因为有卫生局的局长帮助，材料才被送往了北京。

我们也说了很多中医治疗传染病的经验，但是，他们几乎没有留下一个具体的病例，不能够让世人见证整个诊治过程。而郭可明先生的治疗过程，就是解毒、养阴、清热。他说忌发汗，忌泻下。对于吴又可清里的方法，他用得比较少，或者不用。他还说忌利尿，忌心脏兴奋刺激。

关于忌泻下，有人解释脑炎患者颅内压高，泻下的时候有可能造成脑疝，这也是当时有的医生担心的一个问题。为了降低颅内压，医生们常采取用冰袋冷敷。当时退热缺乏手段，一般就让人在腋下，或者在头上，放着冰袋来降温，甚至有的人是用电风扇吹，进行物理降温。

郭可明用的方药，主要以白虎汤为主。重要的药物有石膏、全蝎、蜈蚣、犀角、羚羊角，中成药有安宫牛黄丸。一般的患者服药后，都在短期内退热，一周到两周痊愈出院，很少留有后遗症。半数以上属于急重型的病例，表现为昏迷，不能吃饭。这样的患者有 34 例患者，经中医治疗，竟全部获愈。所以在乙脑病死率高达 30% 的情况下，这一消息，对整个医学界犹如一声春雷。因此，卫生部薛和昉司长就派路志正先生等三人，到石家庄进行实地调查。

薛和昉先生出生在陕西韩城县。他在老家的时候学过中医，后来又到北京辅仁大学医学部，学过一些西医，在 20 世纪 30 年代参加了革命。从参加革命到新中国成立，薛和昉先生在中医药事业奋斗了几十年。新中国成立后，薛和昉先生开始在西北局工作。后来习仲勋先生从西北局调到中央来工作的时候，就带了薛和昉做助手。

薛和昉提出了建议，让国家建"一司两院"，一司就是中医司，他担任了首任的中医司司长。1956 年底，吕炳奎先生担任了第二任中医司长。后来薛和昉到中医研究院任常务副院长，主持工作。"一司两院"的两院，指的就是中医研究院和中医学院。这些机构筹备成立的时候，薛和昉先生做出了非常大的贡献。

薛和昉司长派路志正先生等三人前往石家庄实地调查。

这三人中，一位中医，一位西医，还有一位中西医。回去以后，三人汇报的意见不一致。路志正先生说，这就是中医药发挥作用了；另一位西医说，是西医药发挥了作用，这时候青霉素用得好，消毒做得好，其他药品也发挥了作用。路志正先生坚持认为是中医药发挥作用，青霉素治不了病毒感染。另一位医生就说，他俩说的都有道理。

他们三人给薛和舫司长汇报后，薛司长又派了几个人来调查，回去后仍然是定不了到底是中医好还是西医好。然后，薛司长就从北京等城市，选派了17名医生，都是有多年传染病工作经验的西医，到石家庄传染病医院进修学习，一边调查，一边学习。这样一来，卫生部很快认定了，治疗乙脑是中医药取得了非常好的效果。

因为前两次主要是回顾性的调查，这次是随时收患者，随时治疗，将两种方法作比较，也将治病情况和其他各地作比较。甚至把原始病例，装了一麻袋，调到北京去，就这么来分析。所以卫生部当时认定结果的时候，是非常认真的，然后开始推广。原卫生部在1955年就提倡，凡是有乙型脑炎的地方，都要学习石家庄的经验。

三、推广中医经验的曲折

说到推广中医药，还有很多曲折。1955年，北京卫生部表彰了郭可明，1956年的7—8月，北京又开始流行乙脑。一有乙脑流行，路志正先生就特别担心。这一次疫情到了北京了，就是考验郭可明的时候，中医到底行还是不行？结果，8月前北京儿童医院对乙脑患者用石家庄的方法，用白虎汤为主医治效果挺好；但后来到了8月后，雨水变多了，湿气上来了，再以白虎汤为主就效果不好了。

中医治疗效果不理想后，有的人就认为石家庄的经验就是个假经验，这次不行了，失灵了。按照现代医学的理论，这方子要有效，什么时候都应该有效，他们认为，不可能不同季节吃这药就没效了。

但是中医学确实是跟现代医学不一样。也就是说，北京儿童医院在8月之前治疗的有效，9月后发病的患者数骤然增多，且2/3以上的都是儿童，大多数在10岁以下，病情比较严重，而且，生搬硬套用白虎汤效果不好。知道这个情况后，北京市卫生局和卫生部、中医研究院共同就组织了一个专家组，让蒲辅周先生、赵心波先生等中医专家会诊。

当时为了组建中医研究院，党中央从全国各地调了一些专家进京，举全国之力创办一所中医研究院。

新中国成立前蒲辅周先生在四川当过县长，后来开始看病当中医。他治病的效果非常好，很有权威，所以当了专家组的负责人，相当于组长的职务。他就用辨证论治的方法，用了一系列的方子，主要的法则就是不能够单纯用白虎汤来治疗了，而是在这基础上加利湿的药物。

蒲辅周先生事后总结说，虽然是在白虎汤的基础上，加了苍术等药物，但是一系列的方子，又不是一个方。他开出来了多个处方，效果很好，治愈率达到了 90% 以上，甚至有的医院百分之百的治愈率。他为了分享这个经验，在中医杂志上发表了文章，他说有人忽视了"随证治之"的原则。

这是在 1956 年他提出的观点"随证治之"，当时还不叫"辨证论治"。"辨证论治"这个词是后来出现的。

"随证治之"是张仲景提出来的。《伤寒杂病论》说："观其脉证，知犯何逆，随证治之。"

蒲辅周先生说："生搬硬套石家庄经验，结果治疗效果差，有些患者服药后高热不退，甚至病势加重，或产生腹泻症状。"湿气比较重的时候，用白虎汤治疗，用凉药就容易腹泻。这就像前文所说，张元素给刘元素看病那样，刘元素是寒凉派的祖师，自己病了七八天，用自己的方药退不了热，然后让张元素治疗。张元素说他的某味药属阴，"走太阴"，药太凉了，应该是益气解表，或者加上一点温热药，表证才能解除。

蒲辅周先生提出的这个问题，虽然是根据乙脑提出来的，但是涉及中医的共性问题，即传染病过程之中产生了腹泻，如何辨证治疗。有些患者患 COVID-19，也是以腹泻为主的表现；"非典"在香港暴发的时候，陶大花园的患者就是以腹泻为主，而不是肺炎为主。

蒲辅周先生说，有些人对中医治疗乙脑的方法发生怀疑，甚至说"石家庄经验不灵了"，对其又产生了束手无策之感，都是因为忽视了"随证治之"的原则。蒲辅周先生说："这两三年来，中医对于流行性乙型脑炎，已经有了一定的认识，也能够掌握在治疗上的一些基本方法，即是了解了脑炎是一种热性病，属于中医温病的范畴，运用中医治疗温病的方法来治疗脑炎，就能够取得效果。"

蒲辅周先生还提到吴鞠通的《温病条辨》，说"是书着眼处，全在认证无差，用药先后缓急得宜。"吴鞠通的《温病条辨》与张仲景的《伤寒杂病论》、吴又可《温疫论》都应该是"认证无差"，辨证要准确，然后再用药，用药还得分先后缓急，确定先用什么后用什么，这样才合适，而不是一个方治到底。从一开始用白虎汤，到最后还是用白虎汤，那就是就背离了中医治病的原则。

四、流行性出血热，中医疗效突出

流行性出血热也是一个很严重的病，它是由病毒引起的一种传染病，临床上有发热、出血、低血压、肾损害等主要表现。鼠类是流行出血热的一个重要的传播载体。

流行性出血热是一个人畜共患的疾病，于 20 世纪流行。国医大师周仲瑛先生从南京深入疫区，对上千例的流行出血热患者进行探索治疗，积累了非常好的经验。对于疗效，中医和西医作为对照组，中医怎么治，西医怎么治，都有统计资料。江西的万友生先生，也是用中医的方法来治疗流行性出血热，并且与西医组进行了对照。

周仲瑛先生提出"三毒学说"，即热毒、瘀毒和水毒，它们是治疗的关键，他说要解决热毒、瘀毒和水毒的问题。针对不同时期的病症，他制定了相应的治法和系列专方，充分发挥中医辨治急重症的优势，使出血热从当时的病死率7.66%降低到1.11%。对死亡率比较高的出血热少尿期，有急性肾衰的患者，通过采用泻下通瘀，来提高疗效。

泻下通瘀就是吴又可非常强调的治里证的一个方法。他还用滋阴利水的方，使病死率逐渐下降。少尿期肾衰的患者病死率下降为4%，明显优于西医对照组的22%。所以足见中医药的效果。

江西万友生先生用的方法，是以清热解毒治法为主。清瘟败毒饮以大量的石膏为主，是余师愚《疫疹一得》中的方子。总结说，具有抗病原微生物的作用，能弥补西医学的不足，对急性传染病，尤其是病毒性的有良好的效果，因而被广范用于临床。由他治疗的中药组，治疗了273例，病死率是3.7%。而西医对照组治疗了140例，病死率10.7%，所以这个疗效对比，中医治疗组明显的优于西医对照组。这是对比流行出血热不同治疗方法的一个情况。

在"非典"之前。上海甲肝合并乙肝暴发，是因有人吃毛蚶引发的。当时用中医药治疗，也获得了非常好的疗效。

五、非典疫情暴发，需要中医争取机会

中医对于非典治疗的作用更加突出，2002年12月初，在广东佛山发现1例非典患者，2003年的2月1日是春节，2月3日至14日广东的发病进入高发期。在广东的中医治疗效果很好，才有了初步的经验。在四月的时候邓老呼吁给中医一个机会。这时候"给中医争取机会"，就是中医治疗非典。当时并不确定中医的治疗效果，中医要参与进去治疗是很不容易的。当时提出来的两个口号，一是"用科学战胜非典"；二是"用《传染病防治法》战胜非典"。

有的人说中医不科学，中医是个问号、一个问题医学。用《传染病防治法》治疗非典，就是要定点医疗，定点传染病医院里的中医力量很薄弱，即使是后面的小汤山医院，或者各个地方的定点医院，中医占比小。比如北京中医药大学的东方医院，或者中国中医科学院的广安门医院，虽然有些中医院被抽调的是中医的医护人员，但是到了定点医院后，是被当作西医在使用，而不是当中医用。

非典定点机构一开始不让用中药，或者根本没有中药储备，也没有可以使用的中药，让人喝中药的这些配套设施都没有。所以，有的中医人参与非典工作，实际上并没有用上所学。

中医参与救治，发挥中医作用，得需要有人出来呼吁，而不是说在制度上有保障。

当时有了传染病，并不能第一时间想到中医。这跟现在治COVID-19不一样。

现在治COVID-19，已经是第一时间就想到了中医；只要一个地方有疫情了，首先要配中医专家组去，或者专家组里边必须有中医，第一时间用中药，第一时间想到中医。

这是不容易的。通过非典，中医才有了这样的机会。

邓老为中医呐喊、呼吁，在北京的吕炳奎先生、路志正先生也是这样，焦树德先生也在呼吁。因此，后来才有了5月8日的知名专家座谈。

座谈强调中医是抗击非典的一支重要力量，要充分认识中医药的科学价值，积极利用中医药资源，发挥广大医务人员的作用，中西结合，共同完成防治非典的这个使命。从此，中医的才步入了主战场。

之后才出现了小汤山人人喝汤药的局面，并很快地就降低了病死率，部分患者也得到了救治。

六、收获世卫专家认可，科研数据很重要

我曾于 2006 年出版过一本 50 万字的《中医群英战 SARS》。2005 年的春天，邓铁涛先生为这本书题词："历经突发的 SARS 之战后，世人开始正确认识中医。"中医战胜"非典"中，邓老发挥了重要作用，且中医抗击"非典"这件事，对于中医复兴和振兴的意义，他总结得很到位。通过这件事，"世人才开始正确认识中医"。中医的现实作用和未来价值，通过这次大规模瘟疫防治，初步展现给了世界。后有一些具体的事实，证明中医大获全胜。

2003 年 4 月国家中医药管理局启动了课题研究，紧急启动对于非典诊治的科研课题。其中广州中医药大学第一、第二附属医院两项科研研究，是以回顾性病例研究为主。同时有中日友好医院、北京中医药大学东方医院、东直门医院、北京地坛医院、北京市中西结合医院做小样本的前瞻性研究，以不同的方式进行 440 个病例随机、同期对照研究。

"非典"的患者在全球一共 8000 多例，我国大陆 5326 例，中医治疗 3104 例，科研观察的不到总病例的 10%。现在治疗传染病，中医参与率是 90% 以上，某些地区达到百分之百的参与率。过去中医参与率不到 70%，就是因为有了战胜"非典"的事情作铺垫。所以 COVID-19 防治的时候，就有了数据的支持。

中医科研组出具对比数据，这些中医中其实除了科研观察组的成员，很多医生虽没有进入课题研究，但是也都参与了治疗。中医参与率后来越来越高了。

中国中医科学院（原中国中医研究院），下设中医临床科研评价中心，做了数据分析。2004 年 1 月 19 日，中国中医药报刊登了记者马骏访问中国中医研究院首席研究员翁维良教授的一篇

文章《中医临床科研设计距国际水平有多远》。

文章说这个特别专项的课题参加人员有 86 人，17 名国际专家听取了中医药参与防治"非典"的科研报告，经过两天紧张的评估答辩和充分讨论，最后与会专家一致认为，中医药防治SARS 是安全的，在诸多方面具有潜在效益。

世卫组织专家听了两天的汇报，进行了广泛地讨论后，得出了两条结论。第一，"中医药是安全的"，安全性是中医药立于不败之地的基础。第二，"在诸多方面具有潜在效益"，没有直接说中医有多么好，或是说跟西药相比的优点。不像前面说的流行出血热，有具体的数据证明有效性，也就体现不出来具有统计学意义。这是说具体数据没有在世卫组织专家的总结报告里反映出来。

全球一共 8000 多病例，全球的病死率是 11.7%；我国大陆5000 多病例，病死率是 7.1%。其中广州患者最多，广东病死率是3.7% 或 3.4%，而香港的病死率是 17%，台湾是 27%。

因此，抗击"非典"这件事在中医史上非常重要。

七、中医支援香港，意义非同一般

2003 年 5 月 9 日，中国中医药报刊登了记者周颖、胡延滨的报道："广东省中医院专家赴港交流抗非典方法，共同研究制订香港中西医结合治疗非典临床规范。"

他们报道说，广东省中医院的专家到香港交流抗非典的方法，共同制定中西医结合的方案。派去的专家有林琳和杨志敏，她们是广东省中医院的年轻专家，当时才 40 来岁，是比较年轻的中医专家。文章说"5 月 3 日，应香港医管局的邀请"，实际上是香港医馆局通过中央卫生部提出申请。然后，这个消息又到了广东，请广东省派中医去协助他们去治疗，香港的西医力量比广州强。广东省中医院呼吸内科主任林琳副教授和中医内科专家杨志敏副教授前往香港，与香港专家进行讨论，指导他们怎么治疗。

2003 年 6 月 16 日，中国中医药报报道："香港越来越多的患者，要求接受中医治疗。"2003 年 5 月 3 日至 6 月 16 日，经过治疗，彰显了中医药的不俗表现，这是非常优秀的成就。因此，才有越来越多的患者，"要求接受中医药治疗"。中医有了那么多好的经验，才有了今天的基础，在 COVID-19 暴发的时候，我们才能够做出成果。所以，中医药治疗 COVID-19，是中医药再创新的过程。

八、走过非典，收获新冠

在 2020 年 1 月前后，湖北武汉暴发了由新型冠状病毒引发的肺炎，出现大量患者后，国家迅速启动了防治策略，中医药人员第一时间奔赴武汉，即全国的医护人员都来武汉参与支援，研究武汉地区防治瘟疫的战略决策。2020 年 1 月 5 日（正月初一），国家表示要用中西医合作的方式来进行救治。

在这样的情况下，1 月 26 日黄璐琦院士带着中医的国家队，到达武汉的金银潭医院。过去一看，发现中药储备不足。药房里只有血必净一种中药注射液，没有其他的中药，中成药和饮片都是没有的。这种情况下，中医药无法发挥作用。

因此，在早期治疗中，中医药发挥作用比较弱。后来经过张伯礼院士、刘清泉院长等人的努力，尤其是张伯礼院士，利用自身影响力，让制药企业给抗疫一线配送汤剂，每天要保证大量的汤剂，供上万人服用。这些企业也非常有奉献精神，才有了汤药。当地有中医去了，却没有"武器"可用，后来有了制药厂给熬饮片，还用上了颗粒剂。有些单位制好的中药成方煎剂，也从不同渠道，陆续运到了武汉抗疫第一线。

国家中医药管理局推广使用葛又文提出的清肺排毒汤，在河北、山西、黑龙江、陕西等省经过初步观察，很快就确定了效果，并第一时间推向全国。中医药就这样发挥了重要的作用。

2020年3月，湖北使用中医药救治率才30%左右，而全国各省用中医药参与率90%以上，显然湖北是不够的。后来经过大家的努力，从政府到中医药专家组的讨论，中医药应用才扩展了，也让中医药的参与率提高了。

当时，除了湖北，其他省份的中医药参与率都比较高。清肺排毒汤的有效性早早地得到了证实，促进了中医药参与治疗在90%左右。像山西、河北，还有很多地方用得比较早，参与率比较高。后来，国家局有了三方三药的这么一个创新，开了多次的世界抗疫经验分享的视频会议，向世界介绍中国的经验。

九、向世界分享中医经验，也不容易

中医不同于西医的技术，有独特的理论。中医的优秀特质，落在西医的目光之外，是因为很多人对于中医不太了解，或者他们一心想着把中药变成西药。如清肺排毒汤有效，他们就希望从里边提炼出，能够抗病毒的成分，只有这样，他们才承认其疗效。如果在此过程中未发现哪个化学物质对病毒有抑制作用，他们就不承认疗效。

中药汤剂成分复杂，不容易得到实验室的化学分析验证，很多方药就是因为没有实验室数据，不被承认。因此，张伯礼院士就说了"三无"的现象。

所谓"三无"，其一指的是世卫组织专家组里，除了到中国来调查的外国人，中国专家也参与到其中，共同组成了专家组，但是组里没有中医。其二就是专家组没有将方仓医院之类中医救治单位的数据拿去调查，中医治疗的这些好成绩，专家们也没看到。其三，"调查报告"，虽然篇幅很长，但是没有一句提到中医。这是张伯礼院士说的"三无"。

张伯礼院士说："希望疫情过去以后，大家不要忘了中医。"现在看来，这还是世界观的问题。也可以说这是用西医的评价标准，对中医进行评价，或者就用"没有数据"，免予评价，故意视而不见。

中医治疗的理论就如打移动靶，瘟疫病一开始怎么样，然后发生变化了又怎么样，中医是辨证论治，而不是专门针对病毒用药。

中医抗病毒，提高免疫力，或者其他治疗措施，都不是单一的、一成不变的治疗措施。中医随时根据人的证候，来调整自己的方药，可以用不同的辨证方法。

《黄帝内经》说，三天前后分汗法和泻法。华佗提出汗吐下三法，即华佗主张到了第四天用吐法，到第六天才用下法，所以，华佗是"三法治伤寒"。

张仲景汗、吐、下、和、温、清、消、补"八法治伤寒"，也有人说这是"八纲辨证"，也有人叫"六经辨证"。

中医是把疾病当成一个过程，随时都可能改变。在不同的时段上，要采取不同的措施。

西医就像打一个固定靶，就是瞄准了目标，两点一线，扣动扳机，确认结果。其衡量的标准就是对病毒有没有抑制作用。所以，两者评价标准不一样。

西医用一个固定靶的标准，来评价中医的移动靶。打移动靶的时候，不能瞄准一个地方不动，是证候动，治疗也动的一个治疗过程。中医学理论与西医的认识也是不一样的。

因此，用西医的理论，难以解释中医药的成果。对于中医药原创性的外感热病理论，人们试图用西医的免疫和抗病毒来解释，这样做虽然有一定的道理，但容易把中医简单化、庸俗化。这样做并不能够发展中医。

邓铁涛先生在《正确认识中医》的文章中提到，20世纪天津市传染病医院的院长，学习了中医后，某地白喉开始流行，急需白喉免疫血清，有地方向他求助。他估算了该地要接种血清的量，集中半个中国的存货都不够用。于是他便运用所学中医中治白喉的方法，用养阴清肺汤治疗，并且只用了四味药制成水剂，发往该地，就这样把白喉控制住了。邓老说："每一病例治疗成本，才一块五。而且，免除了今后用血清时有血清反应之弊。这是一个继承于创新的好例子，但是这样优秀的成果，没人继续再加以研究发扬。在上世纪的年代没有再继续发扬，多可惜。'重西轻中'这一顽疾若不得到根治，中医的发明与创造推广难矣！"

邓老的这个看法，就是对用西医来评价中医的方法，持否定观点。所以，邓铁涛先生很早就主张，用发展的眼光来看待伤寒与温病的关系，知其长也知其短。

十、"寒温统一"，是中医的重要任务

邓铁涛先生主张将伤寒与温病统一起来。并且，他不断探索，一次一次地把他探索"寒温统一"的途径，寻求的具体方案发表出来，在《邓铁涛医集》里，《实用中医诊断学》里都有记录。

我是邓铁涛先生的徒弟，邓老希望我也要做这些事情。所以，我就一直在做有关探索，我在《热病新论》和《中医群英战SARS》里边提到了一些，进行了一些理论探索。

理论自信，为的是促进疗效增强。所以，中医的理论进步，多是诊治模式的转化。

传染病诊治模式，就是从《黄帝内经》到《难经》，到《伤寒杂病论》，再到吴又可，甚至到温病学，都是诊疗模式的转化。

这个模式转化，是理论指导临床的，是理论进步的一个方式。所以，道术并重为的就是复兴中医。我们一步步探索，不能光重术而轻道，应该道术并重。

重术就是只重视某个方，某个药，不去了解源流，不知道体

系，只说某个方药。如果只说清肺排毒汤这个方很重要，而不说指导理论重要，那就是片面的。

这个方子是受理论指导的，将来使用这个方，仍然是要受中医理论指导，而不是用西医的理论来指导。所以，道术并重，才能够复兴中医。我们要回归中医的原创优势，才能够发展中医！

第19讲
寒温统一的探索

一、伤寒、温病都是研究共有规律

我们上一讲已经说到了，邓铁涛先生致力于寒温统一的研究。而在他在他之前之后也有人这样做。

为什么要进行寒温统一？因为《黄帝内经》的热病，《难经》和张仲景的伤寒，吴又可说的瘟疫，清代温病学家所说的温病，都是论述了很多的传染病，而不是单指某个病，即不单纯指流感、肺炎、脑炎、流行性出血热等。古人把众多的传染病放在一起研究，吴又可虽然是提出来了"鸡病鸭不病，牛病羊不病"，即每种传染病都是有特异性的，感受疫气或者邪气所引发，但在治疗的时候，并没有分开说治羊瘟，治牛瘟，治鸡瘟，治鸭瘟，或者治人的蛤蟆瘟、大头瘟。他不是这样治的，还是将他们放到一起来说的。他提出了"邪伏膜原"，邪从膜原出来，然后再清在表的邪气，通下在里的郁热。所以他是根据"在表""在里"来研究的。

它们的共有规律，就是不论是什么邪气引起的，只要有了这个证候，就照着证候解决。治疗是辨证论治的，而不是针对某个病原。像现在针对新冠病毒德尔塔、奥密克戎等，单一抗病原就很难做到。

中医学不是"针对"病原，中医学研究共有规律，尤其研究邪气作用于人体，人体反应出来的证候。中医学认为："候之所始，道之所生。"而我也一直在研究，在探索。

我在注解吴又可的《温疫论》，和《外感热病学史》《热病新论》等书中，都提到了这个问题，即研究伤寒、温病的共有规律。外感热病是一大类的病症，包括了现代医学所说的大部分传染病和感染性疾病，比如感冒、扁桃体炎；流行性脑脊髓膜炎是细菌感染，病原是脑膜炎双球菌；流行性乙型脑炎是病毒感染，这两者是不一样的。脑膜炎在冬春发生比较多，乙脑只发生在夏、秋，因为没有蚊子的时候，也就缺乏传播链。肺炎也有细菌性肺炎，病毒性肺炎，如肺炎链球菌肺炎、COVID-19。传染病还有白喉、猩红热、脊髓灰质炎等。

白喉又叫锁喉风，指嗓子哑了说不出话来，或者有的人咳嗽的声音特殊，因为喉室有了病变，有伪膜，阻碍了呼吸，憋得难受，导致出气声音都变了。

猩红热，脸红得跟红布一样，浑身都是红的。猩红热有杨梅舌，伸出舌头有红点。皮疹为猩红热最重要的症状之一，多数从耳后，颈底及上胸部开始，一天内蔓延及胸、背、上肢，最后及于下肢，少数需经数天才蔓延及全身。

脊髓灰质炎，又叫小儿麻痹症，有双峰热的典型症状。

传染病还有麻疹，一般先发热三天，出皮疹三四天，消退三天。从发热算，七天左右疹子才出全，从脖子、耳后开始出，然后有口腔黏膜斑，最后出到手心、脚心就出透了。出疹子的时候，有人眼泪汪汪的，不想吃饭。

与麻疹不同的有天花，天花病毒目前基本灭绝了。还有水痘，前后胸出，清代温病学家说的"辨斑疹、白痦"，有些辨的就是水痘。水痘刚出皮疹时，疹内就有液体，麻疹病情很轻时，也会出来皮疹，所以并不是热到营血才出皮疹。

也并不是所有传染病都要出皮疹。比如风疹，本来孩子又蹦又跳，很欢乐，在外头玩，饮食、睡眠没有影响，只是稍微有点热，不能说是营血证，它的病情没有特别重。所以卫气营血辨证也有它的局限性。病毒性肝炎、痢疾、肠炎、阑尾炎、胆囊炎、胸膜炎、流行性出血热、鼠疫、霍乱、疟疾等病，它们共有的症状，都是发热。

除了发热，其他的症状，是"或然"的，即有时候有，有时候没有，但共有症状之一就是发热。另外，还常见到影响消化道，出现呕吐、腹泻、便秘、不想吃饭；或者影响到呼吸道而咳嗽。虽然传染病有共同的证候，但它们的转归和治疗上都不尽相同。

古人对它们总结了总体规律，即在进行治疗时遵循总的共性规律。放到现在来看，这仍然是非常重要的，并不是明白"炎"就可以了。

有的人说，病原体在肺叫肺炎，在肠叫肠炎，在脑叫脑炎。虽然都叫"炎"，但同样的气管炎，可以有不同的病原微生物，发病也不一定是某一个微生物引起的。

二、伤寒、温病学派各有优劣

张仲景《伤寒杂病论》，没有囊括中医学所有的方法。很多人称张仲景为医圣，《伤寒杂病论》是经方，认为《伤寒杂病论》完美无缺，可以"半部《伤寒》治天下"了。

这句话源自半部《论语》治天下的典故，就是说半部《伤寒》也能治天下说所有的病。这样说虽然有一定道理，但是并不全面。

《伤寒杂病论》概括得非常宽广，除了传染病，还有内伤杂病。从其书名《伤寒杂病论》就可以看出，它既在前面说了伤寒病，又在后面说了一些内科的杂病，妇儿科也有涉及。

张仲景将六经辨证用的非常好，六经里又暗含着八纲。提到三阳经证主要是在表，属热，属实，即证属表、热、实，这是三阳经的共有特征。那么三阴经证，主要就是里、虚、寒。一个人的病，无非就是在表，或是在里；是属阴，或是属阳；是实，或是虚；是热，或是寒。这在《伤寒杂病论》里基本上都概括了。

六经辨证是个大框架，用框往里面一套，所有的病都跳不出这个圈。描述一种疾病，我们既不会说它既不阴也不阳，也不会说既不在表，也不在阴。张仲景还说了"半表半里"，即六经里还有半在表半在里，虚实夹杂，所以六经里边就有了八纲。

八纲辨证这个词是从元朝才开始有，到了明朝就确定了八纲辨证。

八纲辨证较张仲景的六经辨证晚出，六经辨证是在汉朝就确立了的，若说有什么缺点，那就是它是一个封闭的体系。

张仲景是圣人，其方是经方。就算后世有再好的方子，再好的治疗方法，但是也进入不了经典。比如后世的清营汤、安宫牛黄丸、犀角地黄汤等好方，在六经辨证里就没有体现，因其不是经方。就比如清肺排毒汤，不是张仲景所创，就不被称为经方。

因此六经是一个封闭的体系。一个封闭的体系，不开放的体系，就容易受很多人的不理解。用得这么好的清肺排毒汤，为什么会被有些人说是旁门左道？大家就认为得找个依据，从经典里找。

后来的温病学之所以另立门户，就是因为张仲景六经辨证，是个封闭的体系，后世的很多新的方法，容纳不进来。不能随时吸纳新成果进来的体系，就不是个开放的系统，这就造成了后世必须另立新说。

道术并重，用他的道来控制他的术，温病学卫气营血辨证、三焦辨证或者膜原辨证等，吴又可总结的"疫有九传"，不用这些理论无法连接自己的经验，必须有一个体系。

所以学中医，要懂源流、知体系、会妙用。只会妙用，是不行的。只会用一个方，那水平就是有点差，在中医学里就不是一个大家，或不是一个高水平的人。

前文反映了它们有共性，都是外感热病，由表入里，由轻而重的变化过程，有其合理的因素。

吴又可的理论也是由表入里的。邪气从口鼻而入到膜原，膜原就是吴又可所说的瘟疫的第一站。有了第一站，就有第二站、第三站，于是提出从膜原出来，然后向表传，或向里传；表而再表，里而再里，表里分传，再分传，单表不里，单里不表。

总的来说，先到第一站膜原，即开始在膜原的时候，肯定还是轻证，这时候正气不虚，是一个早期的表现。后来逐渐加重，甚至到后期，寒热错杂，虚实夹杂，就比较难治了。就像前文说的那样，像下一盘残棋一样，越下越不容易，吴又可吸收了《伤寒杂病论》的内容，同时把《伤寒杂病论》简单化了，将其进行归类，所以吴又可所说的也是一个由表入里，由轻而重的发展过程。从膜原开始，是在"表"，出了膜原以后，后续还有变化。

而变化无非就是他说的表里，"表"是较轻，从表而出的，是三斑四汗的过程。或者是入里，从阳明而出，给予通下。这就是"阳明乃温病之渊薮"的来源。

这句话实际上是吴又可有其实，而无其名；后世温病学才有其"名"，但借了吴又可的"实"。

因此说他们有共性，又有区别。六经辨证重在经络，大多数病症集中在足三阳的三阳阶段，所以到了三阴阶段主要是虚，往往是伤寒病的后期出现了一些阳气衰竭，比如脾肾和心的阴阳虚损情况。

六腑是传化物而不藏，在表的时候用白虎汤清在表的热，是指病在体表、肌表，即病在皮脉筋骨肉阶段，未进脏腑，这时需要用白虎汤。入里，到了胃或胃肠道，就需要用承气汤。

这些内容，吴又可、叶天士、吴鞠通，都是学习了张仲景的方法。

张仲景的方法也不是他自己原创的，他是把《汤液经》的内容和六合辨证进行改造，即把"六合"嫁接到《素问·热论》的六经，由此创造了很多内容。比如表里概念，半表半里，三阴死证，属于外感热病的最后阶段，往往采用回阳救逆的方法，具有独特之处。

三阴证里，"自利不渴属太阴"。太阴病可以理解为一个胃肠炎，即胃肠道的一个病，它可以"首发"，从口而入，吃了不洁之物，就腹泻，这个时候用理中汤、附子理中丸可以取得一定效果。这是一个特殊发病类型，也可以叫胃肠型的感冒，或者胃肠型的疾病，这个阶段是比较轻的。但是到"少阴篇"中"脉微细，但欲寐，少阴之为病"，脉是微弱的、很细的，就是有生命危险。这时候精神是不足的，迷糊，想要睡觉，这就是个信号，衰弱暴露出来了。三阴死证就是脏气衰竭，血容量不足，有可能到了休克前期，手脚冰凉、四肢厥逆，不用回阳救逆的方法，就有可能造成死亡。

所以卫气营血辨证，强调了外感热病的四个阶段，主要是强调阳、热、实的阶段，也可以说概括了温病大部分证候。但是对最后阳气衰竭而死，出现虚寒证的认识是不足的。这也和吴又可有关系，《温疫论》里虽然有具体病例，也分析了很多，认为后期必须用大补、急补的方法，不补就不行了。他提过这个方法，但在理论上没有留下痕迹。

吴又可说在"里"就通下，并没有说"里"需要补。补法在他这本书里，可以说用得很少。

叶天士关于卫气营血阶段性的一些论述也不严密，有"语病"，比如"肺主气属卫，心主血属营"，既然说卫气营血是四个阶段，肺是主气的，它怎么就属"卫"了呢？这个"卫"如果说是皮毛，再到气就"卫气不分"了，不能分开，就失去了界限。

他说在肺的病变，既有卫分证，也有气分证，但肺还有营分证，还有血分证。"心主血属营"，这个论述上也有"语病"，就是分不清楚自己说的层次。层次不清楚，就容易有毛病。

温热邪气陷入营血，出现神志昏迷时，他往往使用清心开窍，而弃用或者少用三承气汤，这是温病学的一个缺陷。

患者神志昏迷了，或神昏谵语，到底是用清营汤、犀角地黄汤，还是用承气汤？临床上，往往用承气汤一泻，患者神志就清楚了，并不是非用清营汤不可。使用清宫汤、清营汤、犀角地黄汤，有时候是受了理论的约束，捆住了自己的手脚。所以温病学也有局限性。

三、关于辨证分类的分歧

叶天士论述卫气营血辨证，他有一些说法不是那么完美，有很多不恰当的地方。

他说："再论三焦不得从外解，必成里结，里结于何？在阳明胃与肠也，亦须用下法，不可以气血之分，就不可下也。"卫气营血先按阶段分证，再辨证论治，他说的"在卫汗之可也，到气才可清气，入营犹可透热转气，入血直须凉血散血"，没有明确使用泻下的法则。但是邪气结在胃肠了，这时候也得用，但他没说。卫气营血分证似乎在经而不在腑，就不能用下法，所以他自己觉得这个体系不是那么完美。

叶天士说湿温的时候，提到"其病有类伤寒，其验之之法，伤寒多有变证，温热虽久，在一经不移，以此为辨"。这里面也有很多理论不清晰的地方。卫气营血辨证"在一经不移"，在哪个经不移？他说在中焦应该是湿温病的重心，分为热重于湿、湿重于热。邪在脾胃时，偏于胃的是热重于湿，偏于脾的是湿重于热。湿热有时候并重，有时候有所偏，他应该是想这样说，但记载下来是"在一经不移"。这个说法用词上是不当的。

他还说："辨卫气营血虽与伤寒同，若论治法，则与伤寒大异也。"这个讲法也不严密，"辨卫气营血"与伤寒是不同的，伤寒是六经辨证，而且说治法"与伤寒大异"，不同在哪里呢，不用伤寒的解表吗？不用伤寒的清里吗？不用伤寒的攻下吗？都得用啊！所以"大异"也没有什么大异。

《温热论》词不达意的地方非常多，比不上张仲景的《伤寒杂病论》，《伤寒杂病论》就没有这些毛病。之所以这样，是因后世为了张扬自己的学术，他们的著作远远没有达到张仲景那么严密的水平。

陆九芝《世补斋医书》说："夫病人之热，惟胃为甚，胃热之甚，神为之昏。从来神昏之类属胃家。"这是说这时用承气汤一泻，神昏就清楚了，何必非要辨卫气营血。陆九芝不同意温病学家所说的。

四、传染病危重症的归属问题

叶天士的卫气营血辨证，论述了温病后期的变化，强调了热入营血，见到斑疹隐隐，斑疹透露，就是最严重的、最后的阶段。其实很多病，比如说 COVID-19，它到死都不出斑疹，"非典"也不出斑疹，难道病情不重吗？

温病学的卫气营血辨证忽略了外感病的共性危机，也就是多脏器衰竭，即休克、DIC 所出现的四肢厥逆、循环障碍的危害。另外也不是所有的病都要到营血，很多传染病不一定到营血阶段。"非典"有时候到死，神志都是清楚的，没有出现神昏谵语、斑疹透露。所以卫气营血辨证有一定的毛病。

柳宝诒说："叶香岩之辛凉清解，则失之肤浅。"

在中西医共存的时代，可以看到很多传染病、外感热病，到最后出现呼吸衰竭、循环衰竭。综合现代医学来说，患者出现了 DIC，或是休克，就会手脚冰凉、四肢厥逆，这时候必须回阳救逆。再用清营凉血的方法，是救不活人的。救不活人就是学术出了问题。

五、关于温病三焦辨证的争议

关于三焦辨证，吴鞠通所说的"始上焦终下焦"，受到王孟英和叶子雨的严厉批评，柳宝诒《温热逢原》，也持否定观点。

王孟英云："嘻！岂其（吴鞠通）未读《黄帝内经》耶。伏气为病，自内而发，惟冬春风温、夏暍、秋燥，皆始于上焦。若此等界限不清，而强欲划界以限病，未免动手即错矣。夫温热犯三焦者，非谓病必上焦始，而渐及于中下也。伏气自内而发，则病起于下者有之；胃为藏垢纳污之所，湿温疫毒，病起于中者有之；暑邪挟湿者，亦犯中焦；又暑属火，而心为火脏，同气相求，邪极易犯，虽始上焦，亦不能必其在手太阴一经也。"

叶霖（叶子雨）也云："此节言'凡病温者，始于上焦，在手太阴'，赅第一节之九种温病，皆当从手太阴治。真属医道罪人。姑不论温疫、温毒、温疟、湿温等证，伏气各有不同，即春日温热，冬至之后之阳热伏藏少阴，岂手太阴上焦表药可治？所以必主以葱豉汤者，豆豉能起发肾气，俾少阴伏邪从皮毛汗解，由肾达肺，非翘、薄、芥、桔清肃上焦所能解。然而豆豉虽能起发肾中伏邪，非假葱之力升提，童子小便之咸降，上下分消，不中为功。鞠通不能明伏气为何气，加豆豉于银翘散中，其实无用。近世不明制方之义，用葱豉而不用童便，云畏其补阴，更有用豉而去葱，谓是上焦表剂者，此等不识医理，妄自立方之庸工，皆鞠通有以教之也。"

柳宝诒《温热逢原》也批评说："试观温邪初发者，其果悉见上焦肺经之见证乎？即或见上焦之证，其果中下焦能丝毫无病乎？鞠通苟虚心诊视，应亦自知其说之不可通矣。"

对于吴鞠通的观点，应该一分为二，善于继承其优点，虽然他说的只是温病传变的大概，但也有一定的符合率。

尽管说温病"始上焦，终下焦"，从上焦肺开始，到下焦肝肾结束的这个传变路径不一定完全对，如 COVID-19 始终在肺，没有上下焦，有些温病也未必按照他说的来变化。但是作为传染病共有规律，即按照三焦和脏腑辨证，也有其可取之处。关于三焦辨证的这个传变，在此不再展开。

六、统一热病理论具有临床优势

想要对寒温统一探索，就必须面对历史过程。

既然伤寒、温病，都包括了同一类传染性疾病，那就存在着统一起来的基础。国医大师邓铁涛先生，在 2004 年版《实用中医诊断学》就收载了六经、卫气营血、三焦"病机比较图"，和"外感病综合辨证示意图"。

邓老解释："过去多认为伤寒与温病犹如水火之不同，两种辨证方法是不能统一的。其实《难经》说'伤寒有五'，已经把温病归属于伤寒，张仲景继承《素问·热论》及《难经》之精神而作《伤寒杂病论》。所以《伤寒杂病论》中有'太阳病，发热而渴，不恶寒者，为温病。若发汗已，身灼热者，为风温'等有关温病的论述。但是由于时代所限，仲景之论确实详于伤寒而略于温热，温热病的辨证论治确为后世温病学家之所长。过去两派论争不息，实际上他们各有所长，所以把两派之所长，首先结合临床实际，在外感病的范围，从辨证上加以统一，实属必要。"

"过去认为，伤寒与温病犹如水火之不同"，主要是温病学家为了推行本学派的治法而强调伤寒与温病病因不同、病机不同、治疗方法各异，所以在这种环境下，这两种辨证方法是不能统一的。邓铁涛学术追本溯源，他说《难经》之"伤寒有五"，已经把温病归属于伤寒。并且"张仲景继承《素问·热论》及《难经》之精神而作《伤寒杂病论》，所以《伤寒杂病论》中有'太阳病，发热而渴，不恶寒者，为温病'。"张仲景还有"若发汗已，身灼热者为风温"等有关温病的论述。在张仲景的书中，有必要分清伤寒与温病的概念，但是治疗上又放在一起"辨证论治"，不再强调病名的差异。

然而"由于时代所限，仲景之论确实详于伤寒而略于温热。温热病的辨证论治，确为后世温病学家之所长"，邓老用继承与发展的关系论述了两者的学术渊源。邓老的父亲就说过，只要能熟读《温病条辨》，就能在社会上行医了。《温病条辨》背熟了，就可当一个好大夫。

所以邓老受家学的影响，深研温病学，又吸收了张仲景的学术观点。他不是用温病来排斥伤寒，而是用发展的眼光继承，认为伤寒和温病应该统一起来。

1. 万友生曾主张八纲统寒温

万友生先生主张要用八纲来统一，就是用八纲辨证来把寒温统一在一起。这样的说法也比较好，这也是一种探索，是可行的一种方法。就是不论什么病，都用八纲辨证，表里寒热虚实阴阳。但是这些做法，实际操作起来是不容易的。

伤寒和温病并没有统一，仍然是"面和心不和"，在理论上还不是一个体系，还是有各自的理论。因此这样的伤寒和温病，是平级的，是对等的，没有主次之分，就跟现在的中医和西医一样，中西医是并重的，并不是谁来统一谁。

这两个不是一个体系，所以想要统一是不容易的，只可以互相参考。寒温统一的时候会用到八纲，但是不能用八纲简单统一，不能说寒温学派已经统一了，即还没有从辨证上统一。

万友生先生说："民国以后主张寒温合论渐多。新中国成立以来，寒温统一的趋势，已日渐成为中医学界的主要动向之一。不少中医学者认为，伤寒六经体系和温病的三焦、卫气营血体系，虽各有其特点，但都属于外感病辨证论治的范畴，应该冶于一炉，熔为一体。但是怎么个统一法？我之所以主张用八纲来统伤寒六经，和温病三焦卫气营血，是因为八纲乃中医对于疾病，尤其是外感病，辨证论治的总纲。"

他是这样进行探索的，在《寒温统一论》里，设有太阳表寒实证治，太阳表寒虚证治，卫分表热实证治，卫分表虚证治等，似乎不偏不倚，融寒温于一炉，建立一个统一战线。但是这种说法，很难把它看成一个统一的体系。传染病发展有不同的阶段，这样辨证是不容易体现的，这就很难统一。

2. 杨麦青希望用伤寒统温病

1992 年杨麦青先生出了一本书，叫《伤寒论现代临床研究》。他跟我也有过多次的讨论，1960—1961 年，他在中国医科大学儿科病房，用《伤寒杂病论》方治疗小儿肺炎 116 例，同时以温病法治疗了 25 例做对照，都取得了很好的疗效，"然而伤寒法更突出"。1983 年，他又在沈阳市传染病医院，治疗流行性出血热，仍然是用伤寒法，效果更好。所以他在 2004 年出版了《杨麦青伤寒金匮教学文集》，他坚信《伤寒杂病论》不可偏废，张仲景之方未过时。治疗"非典"时，他认为也应该用伤寒的方法。

杨麦青先生的这些论述很重要，他尝试用伤寒来统温病，探索伤寒、温病的方子如何进入温病体系里，而不是说温病不用这些伤寒方。他也思考温病的方子怎么进伤寒体系，比如银翘散、桑菊饮，和后世的凉膈散等，这些方剂放在伤寒的什么地方，在六经里边占什么位置，有它的位置吗？如果没有，怎么统一？

这就是探索张仲景的《伤寒杂病论》六经体系。医圣张仲景是不是穷尽了所有的方药？不管是什么病来了以后，《伤寒杂病论》的方子就都能解决，后世的方子不用看，是这么一个现象吗？

我觉得这也是不容易做到的。

3. 邓铁涛倡导先实现寒温统一辨证

邓铁涛先生长期致力于外感热病学说的研究，20 世纪，他就主张寒温统一，后来提出了统一辨证方案，再后来又提出了伤寒和温病逐渐融合为外感热病。

我觉得这个战略思想是好的，是值得我们借鉴的。

首先"热病"一词，就跳出了伤寒和温病的圈子，我们不再争论是温病统伤寒，还是伤寒统温病。这就相当于给它们建了一个上一级的机构。这个机构在伤寒和温病之上，是热病。

热病是《黄帝内经》提出的。《黄帝内经》叫热病，既不叫伤寒，也不叫温病，"今夫热病者，皆伤寒之类也。"

我认为在中西医并存的时代下，伤寒与温病的区别，不是最重要的，它们都是研究共有规律的，比较不出谁的学说更好，更完美。我们应该在一个平台上，建立一个开放的体系。

邓老的著作里有一些外感热病统一辨证纲要示意图，即按照卫气营血把方药病症做了一个图表，且做得很详细，被放到《中医诊断学》里，容纳了现有伤寒温病的主要学术内容。

七、病症结合的分级诊治体系

我结合邓老的观点，认为这应该是一个"病症结合分级诊疗体系"。

我想，在现代中西医共存的背景下，如何统一，就应该突出中医的"分级诊疗体系"，即病症相结合，然后进行分层，分不同级别，来融合古今。

关于为何要分级，如何来分级，我有过一些探索。

我在《热病新论》和《中医群英战 SARS》里都提到了分级诊疗。中医第一级叫热病，热病下面分伤寒、温病、瘟疫，就是不同的层次。然后伤寒下面也再分六经，温病下面分卫气营血辨证和三焦辨证等，采用这样的方法。

这样分是因为中医关于病的名字，就像套娃一样，是分不同层级的，必须得有层次，就是"病下面还有病"。

现代医学是分到病，就不再分了。现代医学中，腮腺炎、脑炎、流行性出血热，或者 COVID-19，它们下面就不再有病名了。这就是现代医学"分类不分层"，中医学"分层不分类"的特点。

中医里不说流行性出血热、麻疹、脑炎、肠炎等，因为中医不是这样区分疾病的。比如仅判断是伤寒病，还不能开方子，这就说光知道是什么病还不行，还得接着看是伤寒病的什么证。

再细分出是伤寒病的"太阳病"，也不能开方。

在伤寒病里，知道了"太阳病"，还得接着往下辨。"辨太阳病脉证并治"篇中，病还要再分病，六经都是"病"。六经病的"阳明病"是病，"少阳病"是病，"太阴病"也是病。即"伤寒病"下，本身就分了六经的病。

分到这一层了还不行，还得接着往下分。太阳病是表病，又分"经病""腑病"。

"太阳经证"只是病，还不是一个具体的证，经证里还分表实无汗，表虚有汗，甚至还有很多兼夹证。比如外寒内饮、外寒内热，就是小青龙、大青龙证。

也就是"表证"还要往下分，就有了经证、腑证；再往下分表实、表虚。这就是从伤寒，到太阳，再到经，到表虚、表实，最后分到方子就不分了。伤寒病本身就已经分了四级或者五级。

温病学也是这样，先确定患者"是温病"，还是"气分证"，但仅分出这个，开不出方子来。温病是病，卫分、气分也是病，而不是中医学所说的证候。

卫分证（病）是这样，气分证（病）也是这样。"温病"或"卫分证"都不是对应的一个方，所以卫分证下还要往下分。需要分清卫分证是春温的，还是风温的，或是秋燥的，或是湿温等。需要分出这个卫分证具体是什么，然后再决定方药。有了方子后就不需要分了。因此温病也是一层一层往下分的。

方下无证，方下不能再分了。方是不变的，而证是不断变化的。如何处理好方与证的关系，这是理论上必须要明确。

中医临床治疗，一旦到了方子，就到了底线了。它是用证候托起来的，上边是病，一级一级的病。

所以我认为要建立"病症结合、分级诊疗"模式，中医是分层不分类，现代医学是分类不分层。西医诊断一个病后就治，并不会在"病"下继续往下分。

中医一定要分层，不能只说一个病，一定要一层层地往下分，分到方，才不分了。

所以中医需要辨证、辨病相结合，通常是先辨病，辨了病以后辨证，辨证以后用方。

八、诊治模式转化，是理论进步的形式

诊疗体系一步步地往前走，尤其是现在中西医共存的时代背景下，向外界介绍中医的经验，就需要用理论指导。

比如 COVID-19，在中医学中属于什么病？有没有特定的名称？

这就涉及向外界介绍，需要一个规范化的东西。所以我主张叫它热病，《中医外感热病学史》《热病新论》把传染病都叫热病。

叫它"热病"是因为这个名词非常"经典"，是从《黄帝内经》而来。"热"既是患者的主诉，也是医生的客观依据。中西医与大众首先关心的就是"发不发热"。如果"发热了"，一摸烫手，就可以称为热病，不烫的不算热病，即不发热就不是热病。

在防治期间，不论去哪，都需要量体温，查出发热就需要进一步筛查、诊治，因此中医把传染病统称热病。

中医学"热病"内部还有不同分类，但对外说的时候，有一个共有的名称，是很有必要的。

中医叫热病，不说瘟疫，不说伤寒，也不说温病。是因为如果这样说，就需要向别人解释这个病例底是什么，有时候解释半

天，也不一定能说清楚。

而把所有的传染病都叫热病，以发热为主的疾病，统称为热病，这样对西医及大众一说，他们就不会有疑问。

细说起来，热病还可以再往下分。对热病，中医学内部有不同的说法。

其实这些内部的不同，就是在治疗的时候，需要病症结合、分级诊疗。有人用伤寒的理论来治，有人用温病的理论来治，也有人用瘟疫的理论来治。这都没关系，都是内部技术层面的东西。对外来说，有一个共同的名称，叫热病就好。

热病的诊治，总体是"病症结合分级诊疗"，这个模式是我们的临床路径。第一级为热病，第二级为伤寒、温病、瘟疫，下面再细分层次，只要证候辨别无误，用哪一个都能达到目的。我们治疗的手段就是方剂，条条大路都能解决，都能治疗疾病。

我们做这些探索，进行理论研究，为的就是给我们诊治提供理论指导，提供方法，而不是捆住人们的手脚。比如COVID–19，有人说它是伤寒，不能按温病说；也有人说它是温病，温病跟伤寒不是一码事。这样一来，中医还没出发，还没参加打仗，内部就打起来了。此说"是温病"，彼说"是伤寒"，互相争论，没有一个共同的纲领，没有统一的东西是不对的。温病学家、伤寒学家，他们处在不同的时代，有他们的知识范畴，故有一定的局限。

我们现在建的热病，不光层级高，而且它还是一个开放体系，能够把古代的伤寒、温病都请进来，也可以容纳现在的经验进来。

我们用的新药，血必净注射液、清开灵注射液、丹参注射液等，它们属于中医吗？属于中医的哪个体系？难道它们只是孤零零的药吗？不把它们纳入体系，它们怎么能够帮你？让中药制剂游离在体系之外是不对的。我们要让大家知道，属于血瘀证，我们用丹参注射液可行；血压下降太多，可以用参麦注射液。所以，这些制剂也要在体系里才行，否则它们仍然是无家可归的角色，所以我们一定要病症结合，建立一个开放的体系，容纳古代的经验、后世的经验。

针对解决这些问题，我提出了"河舟码头学说"，它是诊治模式的一种转化。它是用《黄帝内经》的热病模式来指导诊疗，《难经》和张仲景《伤寒杂病论》用的是伤寒的模式，《黄帝内经》重视的是发热的"热"；《难经》《伤寒杂病论》《阴阳大论》，重视的是诱因，即"受寒"；吴又可《温疫论》强调的是疫病的传染性。温病学家在继承张仲景的思想之上，又有一些新的创造。

我们现在建一个大的体系，把它们都容纳进来，不管后世有多少创新，都在这个体系里，在热病理论体系指导下，都能进行学术的创新。只有这样，才能行稳致远。

因此，中医学要有学术创新，一定是像我的师父邓铁涛国医大师所说的，"根基牢固才能千年不倒"。不是说，我这个观点是空前绝后，天上飘来一个东西，我把它发明了。不是这样的，一定根基牢固，深结在历史深处，这样才能够面向未来。否则，就没有理论自信，也就没有道路自信。我们中医药只有道术并重，才能够复兴中医。

第 20 讲
寒温统一的河舟码头学说

新中国成立后，有人提出寒温统一。但关于如何统一，大家提出不同的方法。万友生先生提出用八纲辨证，杨麦青先生提出来用伤寒统一温病，邓铁涛先生主张寒温统一辨证，他主张用热病来统寒温，我觉得这一思想是非常可贵的。

我们也介绍了用热病进行统一，具体为"病症结合，分级诊疗"，或称分层诊疗。中西医具有西医学"分类不分层"，中医学"分层不分类"，中医辨证"病下还要有病"的不同特点。

中医与传染病斗争了几千年，到《温疫论》时，确实有非常不一样的发展。《温疫论》的突出成就是因既承接了前人的经验，又启迪了后来清代的温病学，有伟大的发现，有科学的预见，有临床路径，有诊疗方案，故非常重要。

一、中医药走向世界，需要大道从简

我在《外感热病学史》《热病新论》以及《温疫论译注》里都提出了寒温统一，对《温疫论》的成就也进行了一系列的探索。

现在是一个中西医共存的时代，COVID-19 防治就是中西医协作、结合诊治，所以中医不能关起门来自说自话，一定要向世界展示中医药的魅力。对于中医药如何能战胜疫病，一定得说清楚、讲明白。

我们要想说清楚，就要有自己的理论和技术，用中医学理论来指导临床实践。在中西医共存的背景下，做好中医诊治，展示中医的优秀特质，深入研究、充分呈现、广泛传播，才能走向世界。

当今世界的病毒性、流行性疾病，一波又一波地暴发，中医药在救治中一次次脱颖而出，从原来的"备选之一"，到后来的"必选"。

经历 COVID-19 后，中医药有了长足进步，地位也在稳步提高。疫情暴发后，人们首先想到的就是中医药。中医药发挥了重要作用，一波一波地"清零"，靠的就是中医药。接种疫苗后又有了突破性的感染，就需要中医药来弥补漏洞。

中医药既能预防，又能治疗。所以中医药将来要走向世界，靠的是我们的道术并重。

我认为，中医之道，应该是让人容易了解的大道，也有一个大道从简的过程。我们应该建成一个包容古今的开放系统。只有这样，才能行稳致远。

在《黄帝内经》的时代，对传染病的诊治，既不说它是瘟疫，也不说它是伤寒，也不说是温病了，就叫热病，是用突出的证候命名的。它下边可以有不同学派，不同的体系，但是，对外对内应该有一个共同的名称。

中医的热病学，就是发热病学。只要发热了，我们都用这一套体系来指导治疗。

二、发热是患者、医者的客观依据

热病，突出"发热"主症，可以是患者最早的感觉，也可以是患者和医者的客观依据。患者很可能是以它为主诉，前来就诊，即发热就是他对主观感觉的描述；医生一摸患者发热，那么发热就是一个非常重要的体征，也可以是一个证候。

《素问·热论》、张仲景、其他温病学家以及吴又可等，都是讨论了外感热病所共有的规律，分别提出了自己诊疗的方案和措施，只是有不同的临床路径而已。所以，尽管他们有所不同，但是能够统一起来，就是统一于发热。

发热有时候来得早，有时候来得晚，有时候持续的时间长，有时候持续的时间短，或者引起了次发的一些症状。但是，"发热"依旧是一个主症，它能够统一中医内部的学术分歧，也能够向西医，向同道，向世界来介绍我们中医药的成就、特点。

三、伤寒强调病因，六经体系封闭

中医治疗传染病，是按照热病理论指导的体系来进行辨证治疗的，"伤寒"强调了外感热病的致病因素，即把传染病受寒的因素重点突出，认为很多传染病都容易发生在冬春季节。

甲骨文时代就说过"祸风有疾"，祸风就是让人生病，造成了一种祸患，它也是患病的一种因素，就是我们现在说的风寒。"祸风有疾"，在现有的甲骨文里出现了四次，且都是在冬季，即在一二月份或十一二月。这几个月容易出现这种情况，所以伤寒（伤于寒）是比较容易被人认识的因素。比如一个人外出着凉了，回来就发热了。很多人都有这个生活经验，所以发热是一个客观指征。伤寒往往是一个病因，它比较容易被人认识，也是最早被中医认识的病因。

在这个认识的过程中，张仲景的六经辨证体系就做的非常好，它吸收了《素问·热论》的"六经分证"，将它改了"六经辨证"。

因为《黄帝内经》里没有虚寒证，从太阳到阳明、少阳、太阴、少阴、厥阴都是热证，一派火热，没有一个是虚寒的。张仲景把虚寒的概念提出来，建立了表里、半表半里等这些概念，这些理论对后世的发展都有指导意义。

我们读《伤寒杂病论》，最复杂的就是"太阳病篇"。太阳病里内容太多，相比较下，少阳篇才十几个条文，就很好学，容易吸收。

"太阳病篇"就犹如吴又可说的"疫有九传"。张仲景的"太阳病篇"，后人又叫"太阳六传"。从太阳开始，可以传阳明，可以传少阳，太阳还可以传少阴，传太阴，传厥阴，所以难学。

朱肱是北宋医家，他在《南阳活人书》里说，"病不必起于太阳"，即发病的时候，未必就在太阳。虽然太阳有六传，但他说有时候发病，不一定是从太阳发病，比如胃肠道的传染病，它来的时候就是腹泻，而不是从太阳起病。不同的人，可以是不一样的表现，所以它有"不必起于太阳"的现象。

王好古和尚从善认为，伤寒病"太阳有六传"，这是他们的概括。

张仲景对于温病也有一些认识，香港陶大花园的"非典"是以腹泻为主的，就是病邪好像直中三阴，直接就到了太阴，没有经过三阳的阶段。发病以后腹泻，之后才发热。

尽管如此，整个的病情还是一个热病，由不同的阶段构成。

四、《温疫论》与"阳明为温病之渊薮"

《温疫论》突出的成就，是有科学的预见、伟大的发现、临床路径和诊疗方案。吴又可提出疾病传播，有一个传变的过程。

总的来说为邪伏膜原和邪出膜原，邪出膜原又有九种传变。吴又可认为邪气是从口鼻进入体内，进入体内的地方，既不在表，也不在里，是在表里之间的膜原。

邪伏膜原，吴又可发明了达原饮来解决临床治疗问题。

达原饮还有加减法，太阳经证为主，就要加羌活；阳明经证为主，就要加葛根；少阳经证就加柴胡；有时候邪气在三阳经，就把这三味药都加上，甚至还可以加大黄。

因此，达原饮的应用范围很宽泛。为了防止邪气在体内到处乱窜，把邪气尽早解决了，吴又可就把达原饮这个方剂，逐渐加味使用，扩大应用范围，覆盖更多的证候。

邪气从膜原出来后，或者向表，或者向里这两个方向传，九种传变都不离表里。吴又可吸收了大量张仲景的经验，把《伤寒杂病论》的白虎汤和承气汤用到了极致，如程咬金用斧子一样，非常娴熟。程咬金的斧子既能砍，也能切，又能锤，他这三板斧，用得特别棒。

所以，他在临床实践上，把瘟疫局限在阳明阶段，认为太阳病并不重要，摆脱了张仲景辛温解表的束缚。

张仲景的《伤寒杂病论》不好读，"太阳病篇"内容太多、太繁杂，证候类型特别多。内容那么多的原因，张仲景当时并没有说。经过我们的分析研究，认为它概括了"因病致虚"，和"因虚患病"的复杂情况。

因为有虚损，体质虚才得病。他和正常人证候是不一样的，表现的就不一样，转变的后果也不一样；或者经过治疗，甚至是错误的治疗后，出现正气损伤的一些复杂证候，所以"太阳病篇"就比较复杂，张仲景在此篇说的内容特别丰富。

吴又可的设想很简单，他这个"表"，就是邪气"在表"、在肌肤血脉，需要通过三斑四汗"出表"；这个"里"，是在胃肠，在脏腑，通过用承气汤来解决"在里"的证候，消除邪气入胃的问题。所以"三斑四汗"的出表，不等同于发汗解表。

发汗有辛温解表和辛凉解表。但是在吴又可的时代，还没有银翘散，也没有桑菊饮，那是清朝吴鞠通《温病条辨》里面才有的。所以明朝及以前，即在吴又可之前的方中的发汗，指的是辛温发汗，往往指的是麻黄汤、桂枝汤，或者九味羌活汤这一类的方。

吴又可在"三斑四汗"中用的三消丹、白虎汤都是为了散邪清热，治疗在表的情况。虚的人要加上人参，或者再加上四物汤和增液的中药。通过养阴生津，然后助力出汗。他通过三斑四汗来解决"在表"的问题。

在"里"的时候，《温疫论》主张是邪实在胃，用承气汤泻下，给邪气一个出路。有的时候，用下法后，也会出汗，也可以表现为战汗、自汗、狂汗、盗汗。出汗是邪气散出去的一个途径，不一定都要通过"发汗"来出汗。

张仲景用小柴胡汤的时候，也提过喝了小柴胡汤以后，有可能这人会出汗，一出汗就好了。"体若燔炭，汗出而散"是临床的规律，是非常重要的理性认识。汗出不来，往往有原因，有的人需要益气养阴以扶正，扶正以后就好得快。

五、温病扩展为广义

温病学继承了《黄帝内经》的学术，也继承了《伤寒杂病论》的思想。但是《伤寒杂病论》的治疗是一个封闭的体系。如果把伤寒六经辨证，作为一个框架，作为指导理论，那是没问题的。有三阳表热实，又有三阴里虚寒，可以有八纲辨证，还可以用汗吐下和温清补消八法，或者397条治法。

张仲景伤寒的治疗方药体系是封闭的，容不下后世创新的成果，因此，温病学才另起炉灶。

温病学就是把张仲景的经验也吸纳过来，同时又"另立新说"。温病学和《伤寒杂病论》不一样的地方是，突出辛凉解表。辛凉解表与辛温解表不同，咱们前文已经提过。叶天士说"在卫汗之可也"，到气才可清气，不到气分的时候，不能用凉药。他说，不能一开始就吃板蓝根、大青叶之类，若一来就用白虎汤，那是不对的，这在历史上是有教训的。

像刘完素和张元素的故事，就是因为一开始用了凉药，或者说用了泻下的药，泻早了导致"表闭不解"，关门留寇，就是留邪的意思。这样就解决不了发热的问题。必须出汗，不出汗热退不了。

温病突出的是辛凉解表，因为辛凉解表与热病的属性比较一致，它比起辛温解表好用。因为伤寒毕竟是一个热病热证，伤寒不是寒病。治伤寒的时候，用麻黄汤、桂枝汤，并不是散自然界的寒。大冬天服用麻黄汤、桂枝汤，外头就热了吗？就不冷了吗？就没有寒风了吗？这是不可能的，还是有寒。

我们用麻黄、桂枝就是为了把毛孔打开，把里面的郁热散出去，辛温解表不是为了散寒，而是为了除热。"发表不远热，攻里不远寒"，就是这个道理。因为古人的生活条件比较差，不像现在，有暖气屋，非常热，回家把外套一脱，穿一个小褂就行。古人那时候，冬天多数是外面寒风刺骨，战乱又引起人们饥荒。所以这时候人体正气不足，外面又有寒风，毛孔就特别容易闭塞，想让患者出汗非常难，就要用一些热药"开表"。

现在看到的传染病，往往都是患者经常出汗，还反复发热。这时再给用辛热药是不行的，用热药发表的机会也是不多的。时代变了，证候也不一样了。过去吃不饱，现在是强壮者居多，甚至营养过剩引起肥胖，或者有的患者吃麻辣的东西多。所以这病与过去也不一样。

温病学家对于疾病后期，提出来的重要法则有清热解毒。《伤寒杂病论》没有提及，但有一些清热的方和药，也是能解毒的，温病学把它当成一个法则。还有中药法则，就是清热凉血，开窍息风、养阴息风止痉等，这些都是温病学的贡献。

温病学的这些成绩，尽管它进不了张仲景的《伤寒杂病论》，也应该吸收在热病学的范围里。

六、外感学家对"病"的认识

我们目前做的，就是把传染病的防治，用热病学统一起来，建成一个"病症结合，分层诊疗"的体系。这是一个开放性的体系，包容古今。

外感热病学说很早就有了,《素问·热论》"日传一经",说的是疾病发展的一个过程;张仲景的《伤寒杂病论》重点讲的,也是一个过程;叶天士提出的卫气营血辨证,还是这个过程;吴鞠通《温病条辨》说道,从上焦开始到下焦结束,以及吴又可说道邪从口鼻而入伏膜原,向表里来传变,再到把邪气治好,他们说的都是一个过程。

按过程论述,所以我们就提出来一个学说——"河舟码头学说"。这个学说全名又叫"病像河流,证如舟,系列方药似码头",我们用这个来表示病症和方药的关系。

传染病有开头,也有结束或结尾。不管它的情况多么复杂和曲折,就像我国的河流,大部分从青藏高原发出,然后流向大海(东海)。这个过程就如传染病的过程。

张仲景把它分成了六段,从河的开头,到最后的部分,分得比较全面。从表证的太阳,到阳明、少阳、太阴、少阴、厥阴,相当于整条河的六段他都看到了。

吴鞠通和叶天士,就没有把这个过程都包括,没有那么全。他们说,很多人得病的时候是从恶风寒开始,有发热,有恶风寒,所以就提出伤寒和温病都有表证。温病有表证,就说明看到了疾病的开头,但是没看到东海,就不往前走了,或者看到了三峡、比较大的黄河瀑布,也就是到了热病的急期,但对终末期观察的少。

对于那些终末期的病情,比如阳气衰竭,具体来说,如休克、血管内弥漫性的凝血,即 DIC 阶段,人衰竭了,出现菌毒症、菌血症、毒血症,这些都会造成患者终末期血容量不足。患者还有酸中毒、脱水等一系列临床的复杂变化。对多脏器衰竭,他们就考虑得少。也就是实际上,他们是把阳明病看成病的极期。

吴又可也是这样,要么通过三斑四汗,要么通里泻下。所以,"阳明乃温病之渊薮"这一说法,是只截了病情最重的一段。

张仲景所论述的阳明病，这一段最复杂，是比较严重的，有时候是经证，有时候是腑证。按照张仲景说的，邪气是先有太阳，往里传到阳明，再到少阳、太阴、少阴、厥阴。

但是现在的《温病学》，是不太重视阳明病之后的发展，把阳明阶段看得特别重要，甚至把少阳证的方，即小柴胡汤拿过来用。他们把小柴胡、大柴胡汤包括在一个"扩大的阳明病"里，但没有把"回阳救逆"的四逆汤、通脉四逆汤包括在内。也就是说，四逆汤等在温病的体系里没有存在的地位。这一点就是温病学的一个缺点，有不全面的缺憾。

七、热病需要病症结合、分层诊疗

我们现在说中医治疗传染病，是要病症结合，分层诊疗的。张仲景所说的伤寒病，还要分下一级的病。伤寒病底下，有太阳病、阳明病，它们也是病。到了太阳阶段，确定这个人是太阳病，但这时还不知道怎么治，开不出方子来。必须再往下分，即太阳病底下，得有经证、腑证。经证"表实无汗"，用麻黄汤；"表虚有汗"，用桂枝汤。腑证有蓄水、蓄血的不同病情。所以，只有到分方子的阶段，才不能再分了。方子底下就不会再有"病"。

从伤寒到六经，六经下又分经证、腑证，再到实和虚，然后才可以说怎么治，所以这是一个"病症结合，分层诊疗"的过程。

用"河舟码头学说"来说，"证"就相当于河流里的小船。一个人要过河，他可以从任何地方到船上去。这个小船，也可以从任何码头，靠到对岸去。小船在河里，水流得很急，这小船可能就顺流而下。患者找你看病的时候，是太阳病，等开了药回家后，就变成了阳明病，或者是变成了少阳病，或者变成了太阴病，原来的药就不能喝了。

因此古人治病，不能一开就是七天的药。开药时一看有点感冒发热，或者是恶寒又有点发热，"脉浮数""脉浮紧"或"脉浮缓"，如果开麻黄汤七剂，让患者回去喝吧，那就坏事了。古人不是这样治的。

如果患者来看病的时候是太阳病，回家熬药的时候就变成阳明病了，麻黄汤就得扔了，得要白虎汤。有的人舍不得这点钱，证候变了仍然用这个方子，所以就治坏了。

过去之所以误汗、误下的情况很多，就是因为求医不方便，请一回大夫挺难，往往是证候变了，方药还没变。但中医的特点就是辨证论治，没变就出错了，必须是病症结合，如这小船，不能刻舟求剑，认为这是剑掉下去的地方，一定得从这捞。我们都知道，刻舟求剑是错误的。

病的证，就像小船，一直在变。在河里的小船，可能往上走，可能往下走；可能不慢，也不快，就在河里游荡；或者船不走了，抛锚了，一直歇着，两三天不走。

比如说我们游长江三峡，一到四川万县的小三峡，想在这看看万县的景点。一停就可以停好几天。这个证也可以不发展，只要证在，"码头"就在，方药就似"码头"。"病像河流，证如舟，系列方药似码头"，"像""如""似"，都是打个比方，而不是说"证是什么""病是什么""方是什么"。这不是判断句，不完全对等。

病就像一条河一样，有开始，有结束，有一个发展的过程。证就像一条船，可以在河的源头阶段，也可以走到水流最急的地方，也可能都快到东海（结尾阶段）了。当水流得慢了，想从船上岸，就得看船容易靠哪个码头，这就如同就近上岸。

医生的责任，就是不管患者从哪里上的船，都可以叫他就近上岸。张仲景是沿岸设码头，他设了112个码头（方剂），即从青藏高原到东海一共设了112个码头。沿途的患者船离哪个码头近，就借码头上岸就行。吴鞠通在沿岸也设了很多码头，叶天士在沿岸也设了很多码头，我们现在仍然可以修码头。葛又文的清肺排毒汤，也是一个码头。

有了码头（方），就能够让船只（证）靠岸，所以有了这些码头就比较方便。对新型的制剂药，如清开灵注射液、双黄连注射液、鱼腥草注射液、生脉散、生脉饮、黄芪注射液、丹参注射液，只要有效，都可以纳入到这个体系里来。

古人修了一些码头，我们仍然可以修码头。修的码头多，为的是患者可以就近上岸。所以"河舟码头"又相当于线段和点的关系。线段是由无数个点组成的，码头不怕多，线段上的点也不怕多。点越多，离得越近、越密，这事做起来就越方便。这就是说，沿岸即使是一个码头挨着一个码头，也不要紧，并且是最方便的。

就是说看病要知道船（证）在哪，不能离码头（方）距离太远。比如患者的小船该从这个码头上（用这个方子），但是没上去（没用这个方子），过了几里地（证变了），方药随之加减，再上去就行了。上岸以后，虽离目的地稍微远一点，但毕竟是上岸了。如果是从西安上岸，然后目的地是石家庄，这就差太远了。你离开了河流，再走过去，就不方便了。

这就是说小船在哪一段（证候），就得在哪一段上岸（用相应的方药）。中医学讲的就是一个辨证论治过程，讲的是一个"过程流"，一个"发生流"。这就是我所说的一个学说。

我们提出来的这个学说，讲究过程控制，对这个过程，我们用"河舟码头学说"加以概括。舟和码头对应得越准越好。那么"河舟码头"，与张仲景的《伤寒杂病论》，或者跟历代医家是什么关系呢？

这相当于张仲景《伤寒杂病论》的六经辨证。张仲景说的三阳经的证，是以"阳热实"为主，三阴证是以"里虚寒"为主。到底热占了多少，寒占了多少，阴阳有多少，都是从全过程来看。"河舟码头"就相当于六经的"分证"和"辨证"，也与有阴有阳的太极图，是完全一样的。

　　这个变化过程，很可能不是一条直线，不是打靶那样的靶点治疗，对准了靶子，我就一定能赢。它不是一个简单的重复，而是一个由时空组成的图像。

　　对于时空整体，《素问·热论》里提出，一日太阳，二日阳明，三日少阳，有时间，也有空间。一日二日三日，"其死亡者皆六七日之间"，其痊愈者皆十日之上，讲的都是时间。太阳、阳明、少阳，就相当于空间。所以这是一个时间空间组合在一起的整体。张仲景的《伤寒杂病论》、吴又可的《温疫论》也有时间和空间。疫气来的时候从口鼻而入，这就是时间的开始，到了膜原，相对来说，是比较早期的时候，从膜原出来，那就晚了，或是向表，或者向里传变。这个过程也是一个既有时间，又有空间的过程。所以我们建立的热病统寒温，病症结合分层诊疗的体系，就能够面向未来，能够包容古今。

　　我们不是取消经典，而是想让这个体系在理论指导下，更容易学好，更容易看清。热病统寒温，就相当于包括了六经辨证的优点和缺点，卫气营血辨证的优点和缺点。这就好像建了一个大房子，把张仲景请过来，把吴鞠通和叶天士请过来，把吴又可也请过来，大家一块商量，对于COVID-19，需要出什么方，按什么证来治疗。需要大家一起会诊治疗，根据患者的表现，再根据各自的理论，拿出各自最优势的方案，然后商量一个综合方案。尤其是对于上着呼吸机，插着管，喝汤药不方便的患者，静脉可以给药，就可以与注射液结合起来治疗。

　　这就是说，不一定要限定在某个具体的东西。我们需要根据病情需要，根据当前所具备的条件，病症结合，分层诊疗，建立外感热病的五级病症结合的诊疗体系。

　　如果说"不是五级行吗"，我们说"也可以"。只要有体系，有理论指导，到了这个方子，对应好这个证就行了，方证对应就可以。

我们学习外感热病，一定要知道它的源流，知道它的体系，也必须会妙用、灵活运用方子。我们要知道中医辨证论治是一个动态的过程，而不是要学一个死方子，也不是学一个化学成分。如果按照一个化学成分、一个死方子来学古人的东西，永远也是学不会的。或者这一次碰上了，只是守株待兔，下一次疾病再来，可能就不行了。如果认为只用一个方就能够解决所有问题，说它什么病都治，那肯定是错误的。

我们讲热病底下分层，热病统寒温，病症结合分层诊疗，并形象地比喻，"病像河流，证如舟，系列方药似码头"。患者可以从任何地方下河，也可以从任何码头上岸，主要看他的船在哪里。

医生的责任是不能让这船沉了，也不能让这个小船靠不了岸。患者病一直好不了，反复发热，那也不行。我们要想办法，让它尽快"上码头"，即用一个方减轻或消除患者的痛苦，这就行了。

中医药治病就是这么一个"活法巧治"的过程，就是帮助患者尽快恢复。所以我们说，热病是"最高层的疾病名称"。

"河舟码头学说"，就是热病统寒温的方案。这是我在 2004 年出版的《中医外感热病学史》，向世界介绍中医外感热病学的时候，对西医、对世界提到的一个方案。可以说，我们是用中医的热病理论，指导着我们的实践，治愈了 COVID-19 患者。

用热病理论是因为用这个理论，既能对外解释，又能对内统一。中医内部还有一些不同学派的学说，但是条条大路都能通向我们的目的地。我们对热病，可以用不同的方证，有这个证候就用这个方，就能够治好。可以用古方，也可以用时方，我们还可以有新的创造。热病统寒温就是这样的一个体系。这个体系是开放的，是包容古今的。它不局限在某一个方，或者某一个证，这个认识就是"守正创新"。

热病分层诊疗，便于走向经典，看清热病的历史和体系。建立外感热病（发热类疾病）的病症结合、分级诊疗的体系，既可以包容古人的认识经验，也为后来的探索，留下足够的空间，使人类对于外感热病的认识不断深化，治疗措施不断完善，而不是永远停留在某一水平上。

所以新的外感热病理论体系，是一个开放系统，一个不断发展完善的系统。有的人认为创新，就必然要背叛古人似的，我觉得不是这样。

它不是取消经典，而是让人们站在一个全新的立场上，重新认识经典。把它放到一个历史发展脉络里来看中医学术，是发展经典需要的。

生命是分层次的，治疗也有层级，这就是我们在《热病新论》里提出来的一个观点，即"河舟码头学说"。《热病新论》也出版了十几年了，学术创新不会停止在一个水平上。

八、学术创新，不会停止

COVID-19 治疗中，葛又文先生创造了清肺排毒汤。它是根据张仲景的《伤寒杂病论》，把几个方剂组合起来的。但是，它又有不同于张仲景原方的特点，虽然用的方源于张仲景，但是不属于"原方、原药、原剂量"用经方。

张仲景是"小方大量"，像麻黄汤里用麻黄三两、桂枝三两，这三两相当于现在四五十克。清肺排毒汤里的药，只是用了几克，以九克为多，有的药是六克，超过十克的药很少，所以它是一个"大方小量""组合效应"的方，共有二十一味药。张仲景的方子里超过十味的很少，都是小方，而清肺排毒汤大方小量，明显是一样的。他起的方名叫清肺排毒汤，如果是张仲景的话，他不会用清肺排毒汤来命名，《伤寒杂病论》中一个这样特点的方子都没有。

"清肺"就是为治疗肺炎,"排毒"就是跟新冠病毒有一定联系,所以这个方是当代背景下的"时方"。它的理论是,减少发病,让轻证不变成重证,没有重证就没有死亡。因此,清肺排毒汤的发明,也是伤寒与温病学融合的一个典范,是一个"集成创新"的典范。

我觉得葛又文先生在中医治疗 COVID–19 上立了大功,值得我们大家学习和敬仰。这个创新证明了中医药确实能够弥补西医药的不足。对于疫苗,前文也有提到,打疫苗其实是西医学的中医。疫苗的学术理论,跟西医思想是不一样的。西医过去讲的是,隔离和消毒,是把健康的人和病毒分开,两者不要互相影响。

疫苗的理论是把患者的痘疮痂取下来,做成疫苗,用干苗法、湿苗法把它接种到健康的人体内,让健康的人产生免疫力。其实这还是中医"化毒为药"的一个"本事"。它不是不接触,如果有病的人与没病的人永远不接触,就不可能有疫苗的发明和产生。

咱们现在打的疫苗,仍然是病毒身上的东西,它是毒,本身不是好东西,但它可以让人身体里产生抗体和抗病能力。这种抗体是自身产生的,是借力打力,所以疫苗就是中医"化毒为药"的转化技术。免疫力有细胞免疫、体液免疫,疫苗就可以让自身的抗病能力激发出来。换句话说,就是用一个有毒的因素,让自身对抗疾病的能力增强。这是通过外因让内因发生变化,把内在的卫生资源最大化,把免疫的范围扩展起来。所以疫苗的理论仍然是中医学的理论,跟现代医学的理论是不一样的。

现代医学的理论就是,通过手术或放疗、化疗等,把体内的有害因素都杀死,即靠外力直接干预身体,而不是让身体里面激发出能量,发挥自身的能力。疫苗是通过一个手段,让有毒、有害的东西刺激健康人的身体,让健康人抗病能力更强。这就是中医学"化毒为药，变废为宝"的大智慧。所以疫苗实际上是中医学的产物。

现在，有了疫苗后，如果仍然有"突破性感染"，再请中医，也能够给出解决方案。2021年6月1日，国家中医药管理局在官网上发布了一则消息，表彰了一支医疗队，16名队员出国以后胜利归来，治疗了821位患者。患者们都是接种疫苗后，在海外又感染了。于是国家派有16名组员的中医医疗队到海外去治疗，实现了零转重，零病亡，医务人员零感染，取得了优秀的成果。这就证明中医药走出国门后，仍然是很优秀的。不是说中医药只适合中国这个地方，只适合于中国人。过去有人说汤药不适合于欧美，外传到欧美就不适用，现在看来，在海外照样能够起作用。

在治疗COVID-19期间，我也给意大利和美国的一些患者诊病开方，均取得较好的效果。在意大利、美国、英国的一些中医学者，也用他们掌握的中医药，治愈了当地的患者，对白人也有很好的疗效，对黑人也可以取得了很好的疗效，他们都接受了中医药的帮助。中医药不只适合于国内，其具有普世性。因此，学术创新能走向世界，造福于人类。

我们一直在强调，只有理论自信，才能提高疗效。中医的方法和学术理论不同于现代医学，不能用西医观点来衡量中医。

中医解决的是移动靶点，是随时在变化的目标。我们只有掌握了这套理论，就知道它变到哪里，了解得很清楚，而西医发现不了，是因为他们不知道这是什么证，该用什么方法，没有中医思维体系。现代医学注重研究化学成分，或者说关注抗病毒的化学成分，这样就无法找到中医战胜传染病的"武器库"。理论自信，才能提高疗效。有了疗效后，中医还需要传承。

讲述《温疫论》，就是讲学术的传承。张仲景集成创新，善于传承，不仅继承了《黄帝内经》《难经》《阴阳大论》，还有《汤液经》的内容，并进行了改造。他治疗这些病的方药，被应用了几千年，到现在仍然有效。葛又文将张仲景的方子改造后，变成了清肺排毒汤，也是传承。

只有传承自觉，才能保持体系自立，能够自立于世界之林，保持"立于不败之地"，一直向前发展。我想说，这是非常重要的事，是我于 2015 年 4 月 15 日在中国中医药报发表的文章提出的。

传承自觉助力"体系自立""道术并重"是非常重要的。我的师父朱良春先生说："术无道不远，道无术不行。"这就是《素问·气交变大论》所谓"夫道者，上知天文，下知地理，中知人事，可以长久，此之谓也。"

如果仅仅有术，往往传播不"久"，就容易丢了或变味了，那就不会长久。中医就像一棵大树根基牢固，千年不倒，郁郁葱葱地立于天地之间。

关于承先启后《温疫论》的讲解已经结束。如有不妥的地方，可以提出，大家一起探讨。"有论必争"，通过学术争鸣促进其发展。一起学习，共同努力，不断提高中医药的发展，是中医人的使命。

中医经典科普读本

《医学三字经》科普解读

　　本书撷选了清代著名医家陈修园先生《医学三字经》中的部分常见病，如中风、暑症、咳嗽、眩晕、泄泻、消渴、心腹疼痛等，以及小儿常见病和妇科经、带、胎、产的相关疾病，结合西医对相应症状的可能诊断，分析相应的脑血管意外、中暑、肺系感染、高血压和耳源性头晕、胃肠道感染、糖尿病、心肌梗死等疾病的中医认识。著者以通俗易懂的语言，从中西医两方面进行了介绍，既讲述了西医相关疾病的常规治疗，又重点分析了这些常见病的中医辨识、治疗，并增加生活预防的小技巧，力图让大众能充分理解，并有助于日常生活健康，恢复中医为人类健康服务的生活属性。中医就是一种健康生活的学问，希望本书能给大家带来自然且健康的生活。

趣解《药性歌括四百味》非药食同源卷

　　《药性歌括四百味》为明代医家龚廷贤所撰，在医药界流传颇广，影响很大，是一部深受读者欢迎的中医阐释性读物。该书以四言韵语文体，介绍了四百余味常用中药的功效和应用。

　　本书摘取《药性歌括四百味》书中 381 味常用中药，分为药食同源卷和非药食同源卷，包含药食同源药物 111 味、非药食同源药物 270 味，覆盖了植物、动物、矿物、菌类等多种自然界药物。编者以原著为依托，通过药物故事、文化典故、名人轶事等形式，从药名、药性、药物功效、药物形态等多角度，突出每味中药的典型特点，部分中药增加了日常保健使用方法和注意事项。

　　本书内容简单有趣，语言通俗易懂，力求简单明了地介绍中药，提高大众对中药文化的兴趣，助力中医药文化科普宣传。

中医经典科普读本

趣说千古流"方"

　　编者在广泛调查和收集当代校园学生常见疾病的基础上，以古今记载的常用方剂为依托，对常用方剂的组成、功效、主治、方解、临床应用和方歌等内容进行了系统整合，以故事对话的形式进行编写，以期让方剂阐释更加生动、形象、简单、实用。

　　全书共分为十三类常见病症，涉及感冒发热、咳嗽咯痰、头痛牙痛、胃痛胃胀、腹痛泄泻、腰酸腿痛、二便不利、疮疡痒疹、气血亏虚、夏季中暑、月经不调、失眠健忘、抑郁焦虑的常用方剂，不仅专注于方剂专业知识的传播，同时也蕴含了大医精诚、医者仁心的中医药文化价值理念。本书内容简明扼要，故事生动形象，联系临床，注重实用，可作为中医、中西医临床专业医学生学习方剂时的辅助资料，亦可作为中医药爱好者学习中医方药知识的参考读物。

趣解《药性歌括四百味》药食同源卷

　　《药性歌括四百味》为明代医家龚廷贤所撰，在医药界流传颇广，影响很大，是一部深受读者欢迎的中医阐释性读物。该书以四言韵语文体，介绍了四百余味常用中药的功效和应用。

　　本书摘取《药性歌括四百味》书中381味常用中药，分为药食同源卷和非药食同源卷，包含药食同源药物111味、非药食同源药物270味，覆盖了植物、动物、矿物、菌类等多种自然界药物。编者以原著为依托，通过药物故事、文化典故、名人轶事等形式，从药名、药性、药物功效、药物形态等多角度，突出每味中药的典型特点，部分中药增加了日常保健使用方法和注意事项。

　　本书内容简单有趣，语言通俗易懂，力求简单明了地介绍中药，提高大众对中药文化的兴趣，助力中医药文化科普宣传。